Public Health

개정판

공중보건학

머 리 말

평균수명의 증가로 건강하게 장수하기를 바라는 현상이 일반화되면서 질병의 치료보다는 예방에 초점을 맞추는 것이 세계적 추세이다. 그러나 이러한 바람과는 달리 인구의 증가, 산업의 발달, 지구환경의 변화는 대기, 수질, 토양의 오염을 초래하고 같은 생활 공간 안에서 집단급식 등을 통해 음식을 섭취하는 경우가 많아지면서 식중독이나 감염병이 증가하고 있어 국가적인 문제로 대두되고 있다. 이 같은 시대적 요구에 따라 국내의 보건과 환경 관련 업무를 담당하는 국가기관도 국민의 건강과 삶의 질 향상을 위해 정보 제공과 정책 및 제도 마련에 다각적 노력을 기울이고 있다.

2012년 초판을 내면서 공중보건학의 개요, 환경위생, 환경오염과 환경보전, 식품위생, 역학과 감염병, 기생충, 인구와 보건, 보건영양, 학교보건과 보건교육, 모자보건과 노인보건, 산업보건과 정신보건, 보건통계, 보건행정과 사회보장 등 모두 13장으로 구성하였다. 식품영양학이나 보건 관련 분야를 전공하는 학생뿐만 아니라 일반인도 위생사 국가시험에 관심이 높아지고 있는 요즘, 특히 수험생들이 관련 시험을 준비하면서 학습에 어려움을 느끼는 환경위생과 환경보전 분야를 좀 더 이해하기 쉽게 서술하였다.

국가기관은 질병과 장애 등 사회적 위험으로부터 국민을 보호하고 보다 나은 복지를 제공하기 위해 각종 제도와 법규를 새로 만들거나 개정하고 있다. 최근 급격한 지구환경의 변화와 자유로운 해외여행으로 인하여 전염성이 강한 신종 감염병에 대한 위험이 증가하고 있어 국민 건강을 위한 새로운 제도가 만들어지고 있으며, 출산률 감소와 노인인구의 빠른 증가에 대비하기 위한 새로운 국가 정책이 발표되고 있다. 개정판에서는 2장의 수질기준과 3장의 환경 및 시설기준치를 최신 법령을 기준으로 수정하였다. 5장은 변화된 지정감염병의 종류와 내용으로 수정하고, 9장은 교실 공기질 부분의 정보를 추가하였다. 8장은 개정된 영양소 용어를 사용하고 국민건강영양조사 결과를 제시하였으며 최근 보건영양사업들로 수정하였다. 10장에서는 '2020 한국인 영양소 섭취기준'을 토대로 자료를 수정하고 최근 발표된 노인 치매정책에 대한 자료를 추가하였다. 그 외에 책 전반에 걸쳐 오타를 바로 잡았고, 통계수치와 행정체계도 최신 자료로 수정하였다. 개정판은 가장 최근의 법령과 보건정책을 토대로 집필하고자 하였으며, 앞으로도 새로 도입되거나 개정된 내용은 지속적으로 수정·보완해 나가도록 하겠다.

끝으로 이 책이 출간되기까지 많은 도움을 주신 파워북 관계자 여러분께 감사의 뜻을 전한다.

저자 일동

차 례

CHAPTER

01

공중보건학의 개요

1. 공중보건학의 정의 | 2. 공중보건학의 목표 | 3. 공중보건학의 기능
4. 공중보건학의 범위 | 5. 공중보건학의 과제

C H A P T E R

01

생 각 해 보 기

과학의 발달과 사회의 다변화로 공중보건과 위생에 대한 관심이 더욱 높아지고 있다. 해마다 증가하는 보건과 위생 관련 사고는 우리나라뿐 아니라 세계 모든 나라에서 국가 차원의 정책과 사회 구성원의 노력을 필요로 하는 분야가 되었다.

1. 공중보건학의 정의

공중보건학은 여러 가지로 정의할 수 있으나 윈슬로우E.A. Winslow의 정의가 가장 일반적으로 통용된다. 윈슬로우는 공중보건학을 '조직적인 지역사회의 노력에 의해 질병을 예방하고 생명을 연장시키며 신체적·정신적 효율을 증진시키는 기술과 과학이다.'라고 정의하고 있다. 즉 공중보건학의 목적은 질병예방, 생명연장, 신체적·정신적 효율의 증진에 있으며 이는 조직적인 지역사회의 노력을 통해 달성된다는 것이다. 이와 함께 공중보건의 최소단위는 지역사회이고 사업대상은 개인이 아닌 지역사회 전체이며 자치조직을 통해 사회 구성원이 공동으로 노력해야 한다고 강조하였다. 우리나라의 보건복지부에서는 공중보건을 '사회의 조직적인 노력을 통해 건강을 증진하고 질병을 예방하며 생명을 연장하는 과학이자 기술'로 규정하고 있다.

2. 공중보건학의 목표

공중보건학의 가장 중요한 목적은 건강과 장수라는 생득권 실현에 있다.

1) 건강과 장수

세계보건기구World Health Organization, WHO는 보건현장에서 건강을 '단지 질병이 없는 상태뿐 아니라 신체적·정신적·사회적으로 완전히 안녕한 상태'라고 정의하였으며, 최근에는 영적 개념도 도입해야 한다고 주장하고 있다. 즉 건강은 질병이 없고 육체적·정신적으로 완전하며 복잡한 사회환경 속에서 각 개인이 주어진 역할과 기능을 충실히 수행할 수 있는 상태로서 사회적 안녕을 강조하였다.

미국의 사회학자 파슨스T. Parsons는 '건강이란 각 개인이 사회적인 역할과 임무를 효과적으로 수행할 수 있는 최적의 상태'라고 정의하였다. 이처럼 건강은 시대와 학자에 따라 다양하게 정의되고 있다. 건강을 나타내는 보건지표로는 조사망률, 영아사망률, 유아사망률, 모성사망률, 평균여명, 비례사망지수 등이 있다. 세계보건기구는 국가의 보건수준을 비교하는 척도로 비례사망지수, 평균여명, 조사망률, 유아사망률, 사인별 사망률을 사용하고 있다.

인간의 평균수명은 석기시대에 31세, 청동기시대에는 36세였으나 현재는 70세가 넘는 나라도 많다. 우리나라의 평균수명도 점점 증가하여 2001년에 76.4세였으며, 현재는 80세를 넘은 상태이다. 이대로 증가 추세가 이어진다면 2040년에는 90~100세를 바라볼 것으로 추정된다.

(1) 수명 자료

그림 1-1은 통계청의 생명표 보고자료로 우리나라 국민의 기대여명은 점점 증가하고 있다.

- 평균수명 : 0세의 출생자가 향후 생존할 것으로 기대되는 평균생존연수 = 0세의 기대여명
- 기대여명 : 어느 연령에 도달한 사람이 그 후 몇 년 동안 생존할 수 있는가를 계산한 평균생존연수
- 건강수명 : 전체 수명에서 질병이나 부상으로 고통받는 기간을 제외한 건강한 삶을 유지하는 기간

평균수명 = 출생 시 기대수명 = 출생 시 기대여명

2021년 출생아(남녀 전체)의 기대수명(출생 시 기대여명)은 83.6년이었다. 이것은 전년 대비 0.1년, 10년 전 대비 3.0년 증가한 것이다.

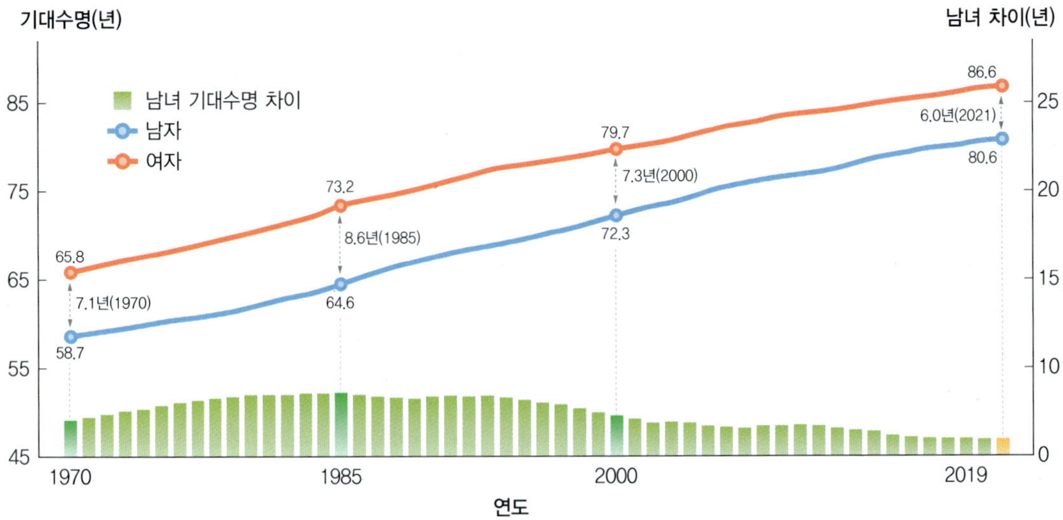

그림 1-1 성별 기대수명 및 남녀 기대수명의 차이, 1970~2021년
출처 : 통계청. 2021년 생명표, 2022

성별로 보면, 2021년 출생한 남자의 기대수명은 80.6년, 여자는 86.6년으로 전년 대비 남녀 모두 0.1년 증가하였고 10년 전 대비 남자는 3.4년, 여자는 2.6년 증가하였다.

2021년 출생아의 남녀 기대수명 간 격차는 6.0년으로 전년과 유사하며, 10년 전 대비 0.7년 감소하였다. 남녀 기대수명 격차는 1970년부터 1985년까지 증가하다 이후 감소하는 경향을 보였다('70년: 7.1년 → '85년: 8.6년 → '00년: 7.3년 → '11년: 6.7년→ '21년: 6.0년) 그림 1-1.

(2) 국제 비교

우리나라 남자의 기대수명(80.6년)은 OECD 평균(77.7년)보다 2.9년, 여자의 기대수명(86.6년)은 OECD 평균(83.1년)보다 3.5년 높았고 남자의 기대수명이 가장 높은 국가는 스위스(81.9년)로 우리나라보다 1.3년 높았다. 여자의 기대수명이 가장 높은 국가는 일본(87.7년)으로 우리나라보다 1.1년 높았다.

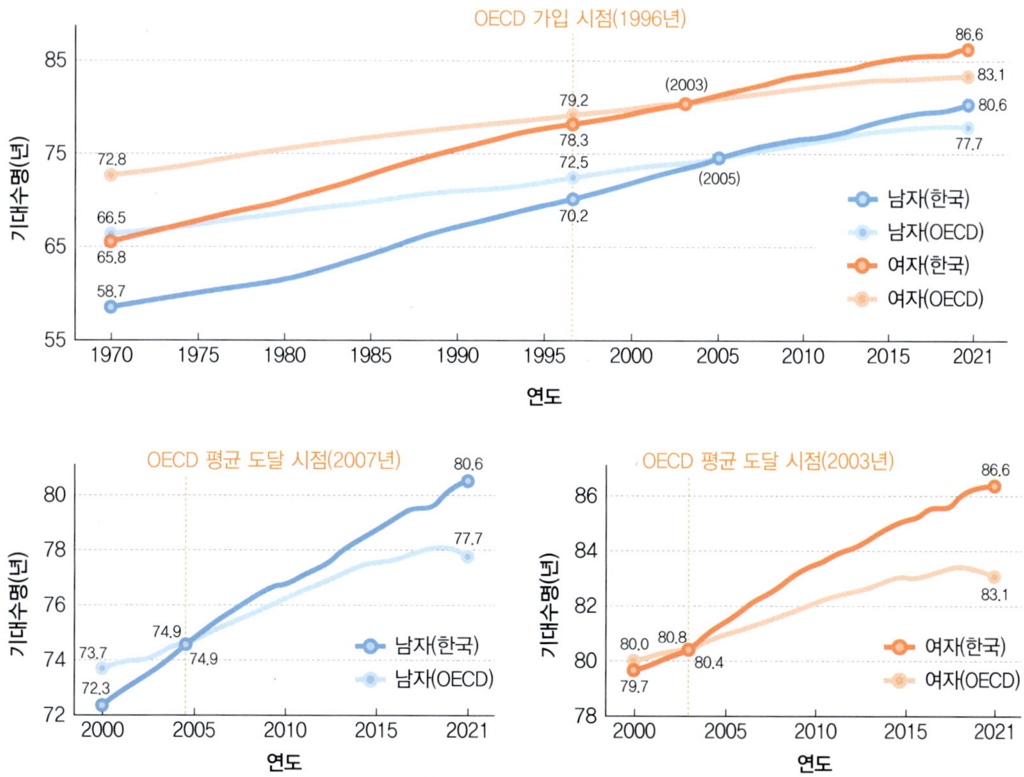

그림 1-2 OECD 평균과 한국의 기대수명 추이, 1970~2021년

출처 : 통계청. 2021년 생명표, 2022

남녀 간 기대수명 차이(6.0년)는 OECD 평균(5.4년)보다 0.6년 높았으며 차이가 가장 작은 나라는 아이슬란드(2.7년), 가장 큰 나라는 라트비아(9.6년)였다 그림 1-2.

(3) 향후 전망

의료기술의 발달과 풍부한 영양 섭취로 평균수명은 계속 증가할 것으로 전망된다. 따라서 국가는 관련 분야의 투자를 통해 국민의 건강수준 향상을 위한 정책을 제시하고 인프라를 확충하기 위해 노력해야 할 것이다. 아울러 평균수명이 증가하면서 노인인구 또한 증가할 것으로 예상된다. 우리나라는 합계출산율은 감소하고 있으나, 평균수명의 연장으로 노인이 증가하면서 급속한 초고령사회 진입이 예상됨에 따라 저출산 고령사회를 준비하는 노후보장 정책을 수립해야 할 것이다.

2) 질병의 예방

질병의 예방은 예방, 치료, 재활 모두를 포함한다. 질병이란 세포, 조직, 기관 등 생체기능이나 구조의 장애로 신체의 항상성이 파괴된 상태이며, 환자의 개인적인 원인 외에도 환경을 비롯한 다양한 요인으로 발병한다. 이러한 질병의 예방은 1차적으로 생활개선, 안전관리, 예방접종으로 가능하며, 2차 예방은 질병의 조기발견과 조기치료 등으로, 3차 예방은 질병의 악화 방지와 재활 등을 통해 가능하다.

과거 우리나라는 폐결핵이나 폐렴 등이 주요 사망원인이었으나 요즘은 감염병 예방의 강화, 방역사업, 예방접종, 집단검진, 보건교육, 정확한 진단, 치료사업의 확충, 과학의 발달 등으로 그 사망률이 감소하고 있다.

현재의 사망원인별 사망수준이 유지된다면, 2021년 출생아가 장차 3대 사인(암, 심장 질환, 폐렴)으로 사망할 확률은 남자 44.8%, 여자 35.9%였다.

악성신생물(암)로 출생아가 장차 사망할 확률은 남자 25.4%, 여자 15.6%였으며 심장 질환으로 출생아가 장차 사망할 확률은 남자 9.5%, 여자 12.3%였고 폐렴으로 출생아가 장차 사망할 확률은 남자 10.0%, 여자 8.1%였다.

뇌혈관 질환으로 출생아가 장차 사망할 확률은 남자 6.6%, 여자 7.7%였다.

남자는 장차 악성신생물(암), 폐렴, 심장 질환 순으로, 여자는 장차 악성신생물(암), 심장

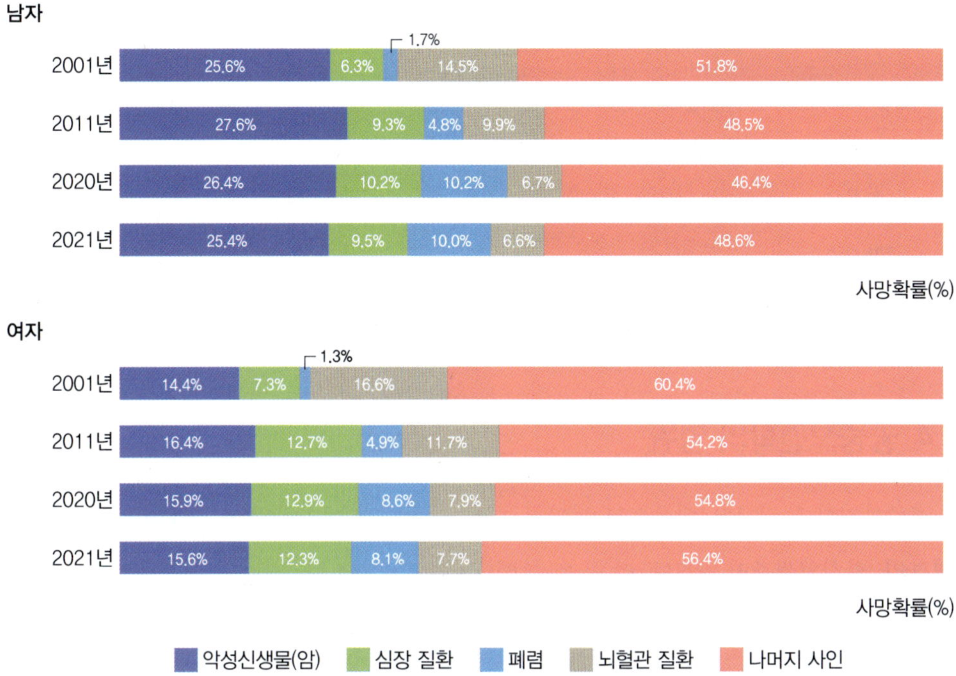

그림 1-3 장차 주요 사망원인으로 사망할 확률 추이, 2001-2021년
출처 : 통계청. 2021년 생명표, 2022

질환, 폐렴 순으로 사망할 확률이 높은 것으로 나타났다.

3. 공중보건학의 기능

공중보건사업의 수행에는 보건행정, 보건교육, 보건관계법규의 3요소가 필요하며 이 중 보건교육이 가장 중요하다. 공중보건의 기능은 ① 환경위생관리, ② 전염병관리, ③ 개인위생에 관한 보건교육, ④ 질병의 조기발견과 예방적 치료를 위한 의료 및 간호사업의 체계화, ⑤ 건강유지에 적합한 생활수준을 보장받기 위한 사회제도의 발전에 있다. 이러한 기능이 적용되는 공중보건의 최소단위는 지역사회이며 그 대상은 지역사회 전체 주민이다. 공중보건학은 전통적인 의학이라는 학문과 연구대상이나 목표질병의 진단 측면에서 다르다고 할 수 있다. 공중보건학과 의학의 차이는 표 1-1과 같다.

표 1-1 **공중보건학과 의학의 차이**

구분	공중보건학	전통의학
연구대상(최소단위)	지역사회 전체 주민	개인
연구방향	사회적·환경적 요인	병인의 생물학적 요인 추구
목표	포괄적 보건의료의 실현	질병의 치료
질병관리	보건교육을 통해 실시(환경위생시설과 안전망 구축 등)	투약을 통해 실시
질병진단	통계적 방법	임상적 진단

4. 공중보건학의 범위

공중보건학은 집단을 대상으로 사망률, 이환율 등의 통계자료를 조사하여 보건교육, 질병관리, 환경위생관리, 영양관리 등을 통해 건강을 관리한다. 환경위생과 감염병 예방에 국한시켰던 범위는 환경 관련 분야, 질병관리 분야, 보건관리 분야로 확대하여 환경위생, 식품위생, 역학, 감염병관리, 보건교육, 인구보건, 정신보건 등을 다루고 있다 표 1-2.

표 1-2 **공중보건학 관련 분야**

구분	내용
환경 관련 분야	환경위생, 식품위생, 환경보건, 산업보건
질병 관련 분야	역학, 감염병관리, 기생충질환 관리, 비감염성 질환 관리
보건 관련 분야	보건교육, 보건행정, 보건영양, 보건통계, 의료보장, 가족계획, 인구보건, 모자보건, 성인보건, 노인보건, 학교보건, 정신보건

5. 공중보건학의 과제

국민의 건강과 장수 그리고 질병예방을 목표로 하는 공중보건학의 과제는 1차적으로 질병의 예방과 보건수준의 향상(영아사망률과 조사망률 등의 감소)에 있다. 2차 과제는 환경위생(무의지역無醫地域 해소, 의학 편중 해소, 공해·성인병·정신보건 해결)이며 3차 과제는 투자확대(사회보장과 지역의 자치능력 배양을 위한 투자)이다. 다른 의미로 본다면 3P, 즉 population(인구), pollution(공해), poverty(빈곤)를 해결하고 3M, 즉 malnutrition(영양실조), mortality(사망률), mobility(이환율)를 향상 및 개선하는 것이 과제라고 할 수 있다.

이를 바탕으로 한국의 보건의료를 전망해 보면 의학의 발달과 경제력의 향상으로 노령화사회가 계속되면서 의료수요도 지속적으로 증가하리라는 것을 쉽게 알 수 있다. 즉 건강과 질병예방을 위해 국민의료비가 꾸준히 증가할 것이며 이로 인해 국민건강의 질적 향상이 가능할 것으로 예측된다. 이와 함께 공중보건학적 과제를 해결하려면 ① 도농 간 질적 격차 해소를 위한 제도적 장치, ② 공해와 직업병 해결 및 생활습관병관리와 사회보장 투자, ③ 지역사회 주민의 적극적인 참여, ④ 적극적인 보건교육활동 등이 선행되어야 하며, 이를 통해 국가 차원의 공중보건을 달성할 수 있을 것이다.

CHAPTER

02

환경위생

1. 공기 ı 2. 기후 ı 3. 일광(광선) ı 4. 상수 ı 5. 하수 ı 6. 분뇨
7. 폐기물 ı 8. 주택 ı 9. 의복 ı 10. 위생동물과 해충 ı 11. 소독

CHAPTER

02

생각해보기

인간은 건강하게 장수하길 원하기에 질병을 예방하고 쾌적한 환경 속에서 삶을 영위하려는 노력을 계속하고 있다. 세계보건기구의 환경전문위원회 규정에 따르면 환경위생이란 인간의 신체발육, 건강, 생존에 유해한 영향을 미치거나 미칠 수 있는 모든 환경요소를 관리하는 것을 의미한다. 인간의 삶에 영향을 주는 환경요소로는 공기, 기후, 일광, 상수, 하수, 분뇨, 폐기물, 해충, 주택, 의복 등이 있다.

1. 공기

1) 호흡respiration

건강한 성인은 안정 시에 1시간당 500~600L의 공기를 호흡한다. 호흡은 공기를 구성하는 화학성분의 분압에 의해 폐포에서 일어난다. 흡입한 공기(흡기) 중의 산소는 헤모글로빈hemoglobin, Hb과 결합하여 산소헤모글로빈oxyhemoglobin, HbO_2으로 각 조직세포에 운반되고, 조직에서 생성된 이산화탄소와 수증기는 내보낸 공기(호기) 중으로 배출된다. 흡기와 호기의 공기조성은 표 2-1과 같다.

표 2-1 **흡기와 호기의 공기조성** (단위 : %)

구분	산소	이산화탄소	질소
흡기	20.93	0.03	78.10
호기	17.00	4.00	79.00

2) 정상공기의 조성

공기는 무색 투명의 기체로 대기권의 하부층인 대류권에 많이 존재한다. 정상 공기에는 질소가 78%로 가장 많으며 산소 21%, 아르곤 0.9%, 이산화탄소 0.03%, 미량의 네온, 헬륨, 크립톤, 수소, 크세논, 오존 등이 함유되어 있다.

(1) 산소oxygen, O_2

대기 중의 산소는 21%이며 인간이 감당할 수 있는 산소의 변동 범위는 15~50%이다. 공기 중의 산소농도가 14~15%이면 호흡과 맥박 증가, 10~11%이면 호흡곤란, 7%이면 정신착란·질식·혼수상태, 4%에서는 1분 이내에 졸도한다.

(2) 질소nitrogen, N_2

질소는 대기 중에 78%가 함유되어 있으나 불활성 기체이므로 정상 기압에서는 인체에 직접적인 피해가 없다. 고기압이나 감압상태는 인체에 영향을 주는데 4기압 이상에서는 마취작용, 10기압 이상에서는 의식상실을 초래한다.

미잠함병 caisson disease(**감압병** decompression sickness, DCS : diver's disease)

고압 환경인 잠수나 잠함작업 시에 중추신경계의 마비증상이 나타나며, 고압에서 정상 기압으로 급격히 감압될 경우 체액이나 지방조직 속의 질소가 기포를 만들어 모세혈관에 혈전을 일으키는 현상을 말한다. 잠수부나 항공기 조종사 등에게 발생하며 심한 경우 사지관절통, 현기증, 시력장애, 가슴통증, 호흡곤란 등의 증상이 나타난다.

(3) 이산화탄소 carbon dioxide, CO_2

이산화탄소는 대기 중에 0.03% 함유되어 있는 무색, 무취, 약산성의 비독성 가스이다. 성인은 안정한 상태에서 호기 중에 4%의 이산화탄소를 배출한다. 실내 공기 중 이산화탄소의 농도가 6%이면 호흡곤란, 8~10%이면 호흡정지와 사망에 이른다. 실내 공기오염 판정기준으로 이산화탄소의 농도를 사용하며 그 서한량(허용농도)은 0.1%(1,000ppm)이다.

(4) 오존 ozone, O_3

해상이나 삼림의 공기 중에는 오존이 70ppm 정도 존재한다. 강한 산화작용으로 자극이 커서 1ppm에서도 기침과 권태를 유발하나 오존을 극미량 함유하고 있는 공기는 청량감을 느끼게 한다.

(5) 일산화탄소 carbon monoxide, CO

일산화탄소는 무색, 무취, 무미의 맹독성 기체이다. 탄소의 불완전연소나 메탄 methane, CH_4의 산화작용으로 발생하는데, 자동차 배기가스와 연탄의 연소 시에 많이 생긴다. 호흡을 통해 혈액에 흡수되면 헤모글로빈과 결합하여 일산화탄소 중독이 된다. 일산화탄소는 헤모글로빈과의 결합력이 산소의 약 200~300배나 되므로 미량으로도 혈중 산소의 농도를 저하시켜 건강장애를 초래한다. 혈중 일산화탄소 헤모글로빈 carboxyhemoglobin, HbCO 농도가 6%이면 판단력 저하와 시력장애, 15%이면 두통과 현기증, 32%이면 두통 및 현기증과 보행장애, 60%이면 두통과 호흡곤란, 의식상실과 혼수상태에서 수시간 내에 사망에 이른다.

(6) 이산화황 sulfur dioxide, SO_2(아황산가스)

이산화황은 냄새가 있는 가스로 아황산가스라고도 하며 점막염증, 흉통, 호흡곤란 등을 유발한다. 석유가 연소될 때 많이 생기고 공업지대의 대기와 기차가 통과하는 터널에 많다. 경유를 사용하는 교통기관에서 다량으로 발생하여 공해의 원인이 된다. 이산화황과 삼산화황sulfur trioxide, SO_3의 농도를 산출하여 0.03ppm 이하일 때 스모그 경보를 발령한다.

표 2-2 **실내공기질 권고기준 - 2018년 1월 1일부터 적용되는 기준 : 실내공기질 관리법 시행규칙 제4조 (2016. 12.22)**

오염물질 항목 / 다중이용시설	이산화질소 (ppm)	라돈 (Bq/m³)	총휘발성 유기화합물 (㎍/m³)	미세먼지 (PM-2.5) (㎍/m³)	곰팡이 (CFU/m³)
지하역사, 지하도상가, 철도역사의 대합실, 여객자동차터미널의 대합실, 항만시설 중 대합실, 공항시설 중 여객터미널, 도서관·박물관 및 미술관, 대규모점포, 장례식장, 영화상영관, 학원, 전시시설, 인터넷컴퓨터게임시설제공업의 영업시설, 목욕장업의 영업시설	0.05 이하	148 이하	500 이하	-	-
의료기관, 어린이집, 노인요양시설, 산후조리원			400 이하	70 이하	500 이하
실내주차장	0.30 이하		1,000 이하	-	-

2. 기후

기후climate는 어떤 장소에서 매년 반복되는 정상 상태의 대기현상을 종합한 평균 상태를 말한다. 기후를 구성하는 각 요소를 기후요소climate element라고 하며 기온, 기습, 기류, 기압, 강수(눈과 비), 운량(구름의 양), 일광조사 등이 있다. 일반적으로 기온, 기습, 기류를 기후의 3요소라고 한다. 기후요소에 영향을 주어 시간적·지역적 변화를 일으키는 요인을 기후인자climate factor라고 하며 위도, 고도, 지형, 수륙 분포, 해류, 토질 등이 있다.

1) 기후형과 기후대

(1) 기후형

기후요소와 기후인자의 상호작용으로 형성되는 기후의 성질을 기후형이라고 하며 대륙성 기후, 해양성 기후, 사막기후, 산악기후, 산림기후 등이 있다.

(2) 기후대

태양의 복사량이나 위도 등을 기준으로 비슷한 기후상태를 나타내는 지역을 나누어 기후대라고 한다.

① 한대 : 양극지방으로 연평균 기온이 0℃ 이하인 지역이다.

② 온대 : 4계절이 나타나며 연평균 기온이 0~20℃인 지역이다.

③ 열대 : 적도를 중심으로 남북회귀선 이내이며 연평균 기온이 20℃ 이상인 지역이다.

2) 기후와 건강

(1) 기후순화

기존의 거주지역에서 기후조건이 전혀 다른 지역으로 이주했을 때 새로운 환경에 적응하여 기질과 기능에 변화를 일으켜 순응하는 현상을 기후순화라고 한다. 연령, 성별, 체질, 생활양식 등에 따라 개인차가 있는 개인적 순응과 특정 종족에 따라 다른 종족적(민족적) 순응으로 구분한다.

(2) 기후순화의 종류

① 대상적 순화 : 새로운 환경에 세포나 기관이 그 기능을 적응시키는 것이며, 적응의 한도를 넘으면 병적인 상태가 된다.

② 자극적 순화 : 환경의 자극에 의해 저하된 기능이 정상적으로 회복되는 것이다.

③ 수동적 순화 : 약한 개체가 자신에게 최적인 기능을 찾는 것이다.

(3) 기후와 질병

일반적으로 감염병의 발생은 온대와 열대지역에 많고 한대지역은 적다.

① 기상병 : 기후의 상태에 따라 발생하거나 약화되는 질병으로 류머티즘이 전형적이며 심근경색, 협심증, 기관지염, 천식 등이 있다.

② 계절병 : 계절에 따라 발생하는 질병으로 여름에는 뇌염, 장티푸스, 이질, 장염, 말라리아가 발생하며, 겨울에는 천식과 인플루엔자, 봄에는 홍역과 결핵 등이 많다.

③ 풍토병 : 특정 지역의 기후 또는 기후로 인한 조건으로 인해 그 지역에서 주로 발생하는 질병으로 열대지역의 말라리아, 수면병, 콜레라 등이 있다.

3) 온열조건

기온, 기습, 기류, 복사열을 4대 온열요소 또는 온열인자라고 한다. 온열요소에 의해 이루어진 종합적인 상태를 온열상태 또는 온열조건이라고 하며, 이는 인간의 체온조절에 영향을 준다.

(1) 기온

기온은 대기(공기)의 온도를 의미하며 일반적으로 건구온도로 나타낸다. 기온은 섭씨℃와 화씨°F로 나타내며 다음과 같은 관계가 있다.

$$섭씨(℃) = \frac{5}{9}(°F - 32), \quad 화씨(°F) = \frac{9}{5}℃ + 32$$

$$0℃ = 32°F, \quad 100℃ = 212°F$$

건구온도와 습구온도

- 건구온도 : 인간이 호흡하는 위치인 지상 1.5m에서 복사열의 영향을 받지 않는 상태로 백엽상에서 측정한 온도이다.
- 습구온도 : 온도, 습도, 기류의 종합작용으로 측정되며 쾌적한 상태에서는 건구온도보다 3℃ 정도 낮다.

하루 중 최고기온과 최저기온의 차이를 일교차라고 하는데, 최고기온은 오후 2시경이고 최저기온은 일출 30분 전이다. 대기권에서는 지상으로부터 100m씩 높아질수록 평균 0.6℃가 낮아진다.

(2) 기습

기습은 습도라고도 하며 공기 중에 함유된 수증기의 양에 의해 결정된다. 절대습도와 상대습도(비교습도)가 있으며 이 중 기후요소로 상대습도를 사용한다. 인간은 40~70%의 습도에서 쾌적감을 느낀다. 실내의 쾌감습도는 온도에 따라 다르며 15℃에서 70~80%, 18~20℃에서 60~70%, 24℃ 이상에서는 40~60%이다.

① 절대습도absolute humidity, AH : 일정 온도의 공기 $1m^3$에 함유된 수증기의 양을 말한다.

② 포화습도maximal humidity, MH : 일정한 공기에 함유된 수분의 한계를 넘어설 때의 수증기의 양을 말한다.

③ 상대습도relative humidity, RH : 일정 온도에서의 포화습도에 대한 절대습도의 백분율로 나타낸다.

$$\text{상대습도} = \frac{f}{F} \times 100$$

(f : 일정 온도에서 절대습도, F : 같은 온도에서 포화습도)

(3) 기류

기류는 바람의 흐름을 의미하며 기류의 강도를 풍속 또는 풍력이라고 한다. 실내에서는 기온의 차이, 실외에서는 기압의 차이에 의해 발생한다. 1초 동안의 속도(m/sec)로 나타낸다.

① 무풍기류 : 0.1m/sec 이하이다.

② 불감기류 : 0.5m/sec 이하이며, 인간이 느끼지 못하지만 실내와 의복 내에 항상 존재한다.

③ 쾌감기류 : 실내는 0.2~0.5m/sec, 실외는 1.0m/sec이다.

(4) 복사열

발열체로부터 나오는 열과 온도차로 인해 물체에서 발산되는 열을 복사열이라고 한다. 복사열 때문에 발열체 근처에서는 실제 기온보다 높은 온감을 느끼게 된다. 복사열의 영향은 거리의 제곱에 비례하여 감소한다.

(5) 온열감각

인체가 느끼는 온열감각은 온열요소인 기온, 기류, 기습, 복사열이 종합적으로 작용한다. 이 요소들을 측정하여 공기의 물리적 특성을 종합적 수치로 표시한 것이 온열지수이다.

① **감각온도**effective temperature, ET

체감온도 또는 실효온도라고도 하며 기온, 기류, 기습을 종합하여 인체에 주는 온감이다. 그림 2-1은 야글로C.P. Yaglou 등(1923)이 기온, 기류, 기습에 의해 이루어지는 감각온도를 나타낸 것이다. 감각온도는 기류 0m/sec(무풍), 기습 100%, 건구온도 t℃를 기준으로 한다. 즉 감각온도 18℃는 건구온도 18℃, 습도 100%, 기류 0m/sec일 때와 같은 온감을 의미한다. 그림 2-1의 감각온도 도표를 이용하여 착의 시의 감각온도를 결정할 수 있다. 건구온도 25℃, 습구온도 17℃, 기류 0.5m/sec의 경우 건구온도 선의 25(A)와 습구온도 선의 17(B)을 연결하고 기류 0.5m/sec 선과 교차점(C)을 정하면 감각온도 선의 20℃가 감각온도이다. 감각온도는 성별, 연령, 착의 상태, 활동 상태에 따라 다르다.

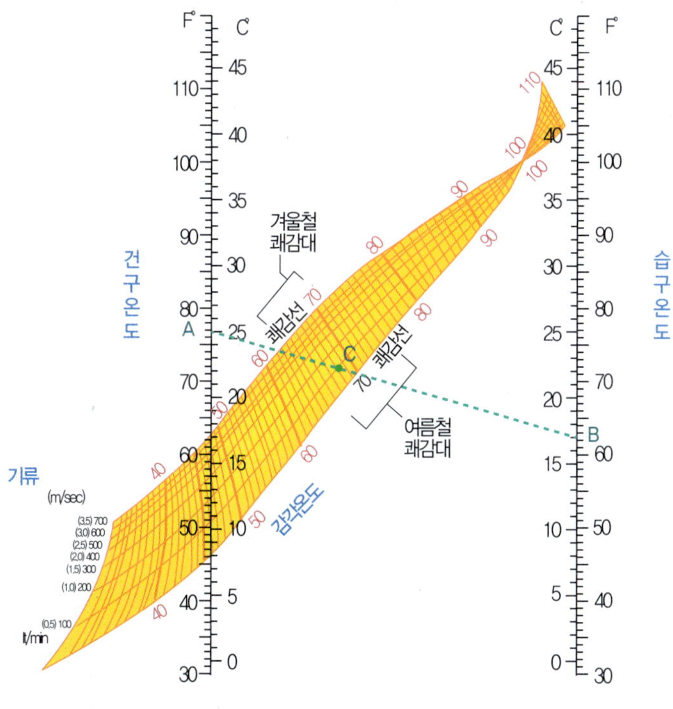

그림 2-1 착의 시 감각온도 도표

② **최호적 감각온도**optimum effective temperature

인간은 열의 생산과 발산이 균형을 이루어 체온을 일정하게 유지할 때 가장 적당한 온감과 쾌적감을 느끼는데 이때의 온도를 최호적 감각온도라고 한다. 최호적 감각온도는 여름에 18~26℃, 겨울에는 15.5~21.7℃이다. 쾌감을 느끼는 감각온도로 17~21.7℃ 범위를 쾌감대라고 한다.

③ 불쾌지수discomfortable index, DI

불쾌지수는 여름철에 실내에서 적용되는 지수로 인간이 느끼는 불쾌감을 숫자로 표시한다. 기류와 복사열이 고려되지 않아 감각온도와 차이가 있을 수 있다. 불쾌지수는 다음과 같이 구하며 그 수치에 따라 느끼는 사람의 수와 정도가 달라진다.

불쾌지수 구하기

DI = (건구온도 ℃ + 습구온도 ℃) × 0.72 + 40.6 ⇒

- DI ≥ 70 : 일부 사람이 약간 불쾌함
- DI ≥ 75 : 50% 사람이 불쾌함
- DI ≥ 80 : 모든 사람이 불쾌함
- DI ≥ 85 : 일부 사람이 매우 불쾌함

3. 일광(광선)

태양은 에너지를 연속적으로 발산하면서 광선으로 지구 표면에 도달하는데 이것을 방사선 또는 광선이라고 한다. 방사선에는 지구에 도달하지 않는 우주선, γ-선, X-선 등과 지구에 도달하는 자외선, 가시광선, 적외선 등이 있다.

1) 자외선

자외선은 인간이 볼 수 없는 파장이 3,900Å 이하인 광선이다. 파장이 3,200~2,800Å인 자외선은 인체에 유익한 작용을 하며 도르노선Dorno's ray 또는 건강선이나 생명선이라고도 부른다. 자외선은 다음과 같은 작용을 한다.

① 피부홍반(2,900~3,250Å), 색소침착(3,600Å 부근에서 최고), 부종, 수포형성, 피부박리, 피부암(2,900~3,340Å) 등을 초래한다.

② 결막염이나 설염을 유발한다.

③ 비타민 D를 생성하여(2,800~3,200Å) 구루병 예방효과가 있다.

④ 전신작용으로 성장 및 신진대사, 적혈구 생산, 면역체 생성, 창상치유, 발모 등을 촉진하고 혈압강하작용을 한다.

⑤ 2,600Å의 자외선은 살균력이 강하다.

2) 가시광선

인간의 눈으로 볼 수 있으며 3,900~7,700Å 파장의 광선이다. 눈의 망막을 자극하여 명암과 색을 구별하게 하는데 5,500Å의 광선에서 가장 잘 느낀다. 광선이 부족하면 시력저하, 안정피로, 능률저하, 근시 등이 초래되며 지나치게 강한 광선은 시력장애, 시야협착증, 두통 등을 유발한다.

3) 적외선

7,800Å 이상의 파장을 가진 광선으로 열작용을 일으키므로 열선이라고도 한다.

태양이나 발열체로부터 공간으로 전달되는 복사열은 적외선에 의한다. 적외선은 인체에 다음과 같은 영향을 준다.

① 피부의 혈액순환에 도움이 되고 진통작용이 있어 치료에 사용되기도 한다.

② 혈관 확장으로 피부에 습진, 괴사, 화상, 암으로 진행될 수 있으며 피부홍반을 유발한다.

③ 적외선 백내장, 망막이나 맥락막의 열성 손상 등 눈에 장애를 초래한다.

④ 일사병과 열사병의 원인이 되며 뇌의 온도 상승으로 의식상실, 경련 등을 일으킨다.

4. 상수

물은 인체의 60% 정도를 차지하며 생명유지에 가장 중요한 성분이다. 체내에 물이 약 5% 부족하면 혼수상태에 빠지고 약 10%를 잃으면 사망한다. 성인 기준으로 하루에 2.5L를 섭취해야 하는 물은 체내에서 음식물 소화, 영양소 흡수, 노폐물 배설, 체온 조절 등의 생리기능을 담당한다. 물은 농업 및 산업 분야, 식품제조와 가공 분야에서도 필요하다. 수자원으로는 우수, 지표수, 지하수, 복류수, 해수 등이 있으며 주로 담수를 이용한다.

특히 음용수와 식품의 제조 및 가공에 사용되는 용수는 「먹는물관리법」(시행 2012. 7. 22, 법률 제10893호) 제5조의 규정에 의한 먹는물 수질기준에 적합해야 한다.

1) 수자원

(1) 우수(천수·빗물)

우수는 비나 눈의 증류수를 의미하며 발생빈도가 부정기적이고 저장이 어려워 수자원으로서의 가치는 적다. 열대지방이나 섬에서는 사용하는 경우가 있으나 대기오염이 심하면 오염물질이 혼입될 수 있다.

(2) 지표수

지표수는 강, 하천, 호수, 저수지 등에 있는 물로서 풍부한 양을 확보할 수 있으나 공장폐수와 도시하수를 통해 가장 오염되기 쉬운 수자원이다.

(3) 지하수

지하수는 우수나 지표수가 지층을 통과하여 지하에 저장된 물이다. 지표 아래에 흐르는 물로서 복류수를 제외한 물을 의미하며 표층지하수와 심층지하수로 구분한다. 지하수는 지표에 시궁창이나 분뇨통, 폐수 등이 있을 경우 오염될 수 있으며 구멍을 통해 각종 지표면의 오염물질이 혼입될 수도 있다. 홍수가 났을 때 지표수가 지하수와 섞여 쉽게 오염되기도 한다.

① 표층지하수 : 지하의 암반층 위의 토양 속을 흐르는 물이다.

② 심층지하수 : 지하의 암반층 아래를 흐르는 물이며 지하의 암반층 아래에서 자연적으로 지표에 솟아 나오는 물을 포함한다.

(4) 복류수

복류수는 하천이나 호소(호수와 늪) 또는 이에 준하는 수역의 바닥면 아래나 옆면의 사력층 속에서 흐르는 물이다.

(5) 해수

해수는 염분과 용해되어 있는 성분이 많아 이용가치가 적다. 수산물 가공 시 원료의 이송이나 세척에 쓰이는데, 간단한 여과를 거쳐 수산물 가공공장에서 제한된 용도로만 사용한다.

2) 정수처리

물의 사용량이 많아지면 지표수는 물론 지하수까지 오염되는 경우가 많다. 자연 상태의 정화작용을 기대하기 어렵다면 수자원의 특성에 맞는 정수처리가 필요하다. 정수처리는 일반적으로 침전 ⇒ 여과 ⇒ 소독의 순서로 진행된다. 침전과 여과 과정으로는 완속여과법과 급속여과법이 있다.

(1) 완속여과법

영국식으로 보통침전법이라고도 하며, 원수를 침전지에 12~40시간 정치하는 방법이다. 정치 중에 부유물이 자연 침전되고 모래로 된 여과지로 보낸 물은 여과되면서 이 과정에서 형성된 생물여과막에 의해 정화된다. 생물여과막은 세균(99%), 암모니아성 질소, 망간, 식물성 플랑크톤, 냄새성분 등의 제거 능력이 우수하여 양질의 음용수를 얻을 수 있다. 여과속도가 3m/일로 느려서 면적이 큰 시설이 필요한 만큼 시설비용의 부담과 인력확보 등에 어려움이 있어 현재는 거의 사용하지 않는다.

(2) 급속여과법

미국식으로 약품침전법이라고도 하며, 원수에 황산알루미늄aluminium sulfate, 폴리염화알루미늄poly aluminum chloride, PAC(명반) 등과 같은 약품을 첨가한다. 약품을 첨가하여 교반하면 쉽게 침전하는 응집물floc이 형성되는데 응집물은 원수 속의 불순물을 흡착하

응집, 응결, 침전

물속에 함유된 물질은 육안으로 볼 수 있는 흙이나 조류 등 탁한 성분과 육안으로 볼 수 없는 용해성분으로 나뉘며, 용해성분은 음이온 상태로 물속에 녹아 있다. 약품도 물에 녹으면 안 보이지만 대부분이 양이온으로서 음이온으로 존재하는 이물질과 반응하여 결합하면 육안으로 볼 수 있는 입자가 형성되는데이를 **응집**이라고 한다. 이와 같은 입자가 많이 모이고 커지면 덩어리가 되는 현상을 **응결**이라 하며, 덩어리가 중력에 의해 가라앉는 현상을 **침전**이라고 하는데 약품은 이물질과 함께 가라앉아 제거된다. 응집제 중 $Al_2(SO_4)_3$은 물에 녹으면 양이온 Al^{3+}와 음이온 SO_4^{2-} 상태가 되며, Al^{3+}는 이물질인 음이온(I^-, NO_3^-, PO_4^{3-})과 결합해 입자가 형성되어 침전, 제거된다.

여 침전한다. 침전 후 윗물이 모래여과기를 통과하는 과정에서 잔존한 응집물이 여과막을 형성한다. 이 여과막의 여과속도는 120m/일로 완속여과법보다 40배 빠르다. 운영비가 많이 들지만 큰 면적이 필요 없고 처리과정이 기계적으로 이루어져 인력이 절약되어 현재 많이 사용하고 있다.

3) 소독

물을 정수하는 과정의 최종단계로서 여과 후에도 병원성 세균이 남아 있기 때문에 적절한 방법으로 소독처리를 한다. 소독방법으로는 염소소독법이 주로 이용되며 가열법(75℃에서 15분 가열), 자외선법(2,540~2,800Å), 이온교환법, 화학적 처리법(과망간산칼륨이나 오존 이용) 등도 사용된다. 오존살균이나 자외선 등에 의한 살균방법은 효과적이기는 하나 비용이 많이 들며 소독 후에 다시 오염될 경우 소독효과가 없다는 단점이 있다.

특수정수법

- 경수연화법 : 경수에는 칼슘, 마그네슘, 철, 망간, 구리이온이나 $Ca(HCO_3)_2$, $Mg(HCO_3)_2$, $CaSO_4$, $MgSO_4$ 등이 많다. 일시경수에는 $Ca(HCO_3)_2$와 $Mg(HCO3)_2$가 함유되어 있는데, 물을 끓이면 불용성 침전물인 $CaCO_3$와 $Mg(OH)_2$를 형성하여 연수가 된다. $CaSO_4$, $MgSO_4$ 등을 함유한 물은 영구경수이므로 석회소다 또는 제오라이트zeolite를 처리한다.
- 조류제거법 : 0.6~1.2ppm 정도의 황산동($CuSO_4$)이나 염소(Cl_2)를 이용하여 조류를 제거한다.
- 불소주입법 : 충치예방을 위해 0.7~1.2ppm 정도의 불소를 주입한다.

(1) 염소 소독

세계적으로 물 소독에 가장 많이 사용하는 방법으로, 비교적 경제적이며 잔류성이 있어 상당기간 동안 소독의 효과가 유지되는 장점이 있다. 대부분의 수돗물은 액체염소로 소독하고 있으며, 식품의 제조·가공용 용수도 염소처리를 한다. 염소 소독 후에는 살균력을 유지하기 위해 적당량의 유리염소가 존재하는지를 주기적으로 검사한다. 살균력은 차아염소산hypochlorous acid, HOCl이 가장 강하고, 그다음이 차아염소산이온OCl^-, 결합잔류염소의 순서로 강하다. 염소를 물에 주입하면 물과 반응하여 차아염소산이 생성된다.

$$Cl_2 + H_2O \longrightarrow HOCl + H^+ + Cl^-$$

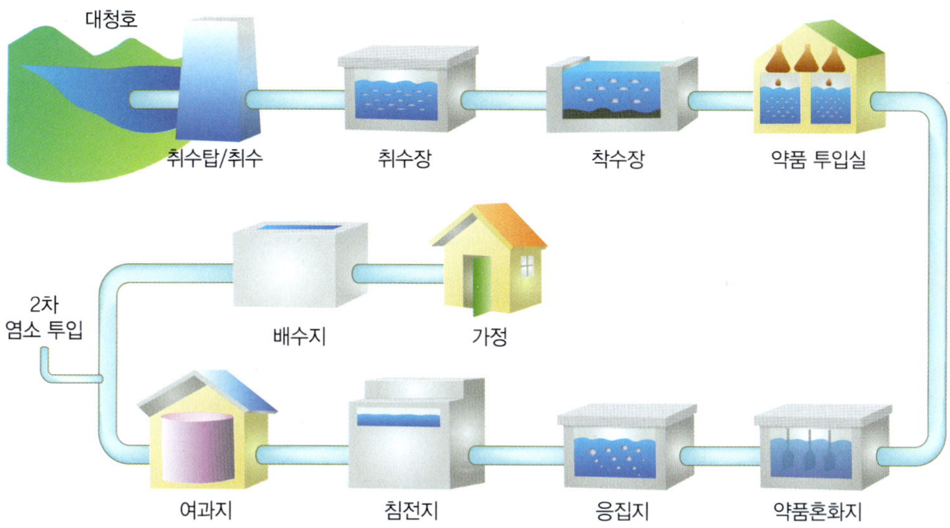

그림 2-2 수돗물 생산과정
출처 : 대전광역시 상수도사업본부

차아염소산HOCl은 다시 차아염소산이온OCl⁻과 수소이온H⁺으로 해리된다.

$$HOCl \longrightarrow OCl^- + H^+$$

(2) 잔류염소

물의 염소요구량에 의해 소모되고 남아 있는 것을 잔류염소라고 하며, 유리잔류염소와 결합잔류염소가 있다.

① 유리잔류염소 : 깨끗한 물을 소독처리하면 Cl_2, HOCl과 OCl^- 등이 물속에 남게 되는데 이것을 유리잔류염소free available residual chlorine라고 한다.

② 결합잔류염소 : 물속에 암모니아가 있으면 Cl_2나 HOCl과 반응하여 NH_2Cl, $NHCl_2$, NCl_3 등 클로라민을 생성하는데 이것을 결합잔류염소combined residual chlorine라고 한다.

(3) 불연속점 염소처리

물에 암모니아와 같은 유기물이 존재할 경우 결합잔류염소인 클로라민이 형성되어 잔류염소가 0에 가까운 점에 도달하는 것을 불연속점breakpoint이라고 한다. 염소 소독을 할 경우 불연속점 이하로 염소를 주입하면 살균력이 약한 결합잔류염소가 주로 존재한다. 그러나 불연속점 이상으로 많은 염소를 주입하면 결합잔류염소는 질소N_2나 이산화질소NO_2 가스로 분해되고 유리잔류염소가 나타나 소독력이 강해진다. 따라서 물을 소독할 때 불연속점 이상의 염소를 주입하는데 이를 불연속점 염소처리breakpoint chlorination라고 한다. 음용수에는 유리잔류염소가 항상 0.2ppm 이상, 결합잔류염소는 1.5ppm 이상이 유지될 수 있도록 소독을 실시해야 한다.

소독을 위해 주입하는 염소량은 환경부령에 정해진 급수전에서의 잔류염소 기준에 합당해야 한다. 염소 주입량은 다음의 3가지 조건을 고려하고 추정한다.

① 급수전에서 요구되는 잔류염소량

② 물의 염소요구량(예: 암모니아성 질소의 산화 시 필요한 염소량)

③ 물과 접촉하는 수도시설에 의해 소비되는 염소량

4) 먹는물의 수질기준

먹는물의 수질기준은 「먹는물 수질기준 및 검사 등에 관한 규칙」(개정 2021. 9. 16) 제2조에 다음과 같이 규정되어 있으며 미생물에 관한 기준, 건강상 유해영향 무기물질에 관한 기준, 건강상 유해영향 유기물질에 관한 기준, 소독제 및 소독부산물질에 관한 기준,

먹는물의 종류 및 정의

「먹는물관리법」제3조에 의한 용어의 정의는 다음과 같다.

- 먹는물 : 먹는 데에 통상 사용하는 자연상태의 물, 자연상태의 물을 먹기에 적합하도록 처리한 수돗물, 먹는샘물, 먹는염지하수鹽地下水, 먹는해양심층수海洋深層水 등
- 샘물 : 암반대수층岩盤帶水層 안의 지하수 또는 용천수 등 수질의 안전성을 계속 유지할 수 있는 자연상태의 깨끗한 물을 먹는 용도로 사용할 원수原水
- 먹는샘물 : 샘물을 먹기에 적합하도록 물리적으로 처리하는 등의 방법으로 제조한 물(유통기한은 제조일로부터 6개월 이내)
- 염지하수 : 물속에 녹아 있는 염분 등의 함량이 환경부령으로 정하는 기준 이상인 암반대수층 안의 지하수로서 수질의 안전성을 계속 유지할 수 있는 자연상태의 물을 먹는 용도로 사용할 원수
- 먹는염지하수 : 염지하수를 먹기에 적합하도록 물리적으로 처리하는 등의 방법으로 제조한 물
- 먹는해양심층수 : 해양심층수를 먹는 데 적합하도록 물리적으로 처리하는 등의 방법으로 제조한 물(유통기한은 제조일로부터 12개월)
- 먹는물공동시설 : 여러 사람에게 먹는물을 공급할 목적으로 개발했거나 저절로 형성된 약수터, 샘터, 우물 등

심미적 영향물질에 관한 기준, 방사능에 관한 기준을 그 내용으로 하고 있다.

(1) 미생물에 관한 기준

① 일반세균은 1mL 중 100CFU Colony Forming Unit를 넘지 않아야 한다. 다만, 샘물 및 염지하수의 경우에는 저온일반세균은 20CFU/mL, 중온일반세균은 5CFU/mL를 넘지 않아야 하며, 먹는샘물, 먹는염지하수, 먹는해양심층수의 경우에는 병에 넣은 후 4℃를 유지한 상태에서 12시간 이내에 검사하여 저온 일반세균은 100CFU/mL, 중온 일반세균은 20CFU/mL를 넘지 않아야 한다.

② 총대장균군은 100mL(샘물·먹는샘물, 염지하수·먹는염지하수 및 먹는해양심층수의 경우에는 250mL)에서 검출되지 않아야 한다. 다만, 이 규칙 제4조 제1항 제1호 나목 및 다목에 따라 매월 또는 매 분기 실시하는 총대장균군의 수질검사 시료試料 수가 20개 이상인 정수시설의 경우에는 검출된 시료 수가 5%를 초과하지 않아야 한다.

③ 대장균과 분원성 대장균군은 100mL에서 검출되지 않아야 한다. 다만, 샘물·먹는샘물, 염지하수·먹는염지하수 및 먹는해양심층수의 경우에는 적용하지 않는다.

④ 분원성 연쇄상구균, 녹농균, 살모넬라 및 쉬겔라는 250mL에서 검출되지 않아야 한다(샘물·먹는샘물, 염지하수·먹는염지하수 및 먹는해양심층수의 경우에만 적용한다).

⑤ 아황산환원혐기성 포자형성균은 50mL에서 검출되지 않아야 한다(샘물·먹는샘물, 염지하수·먹는염지하수 및 먹는해양심층수의 경우에만 적용한다).

⑥ 여시니아균은 2L에서 검출되지 않아야 한다(먹는물공동시설의 물의 경우에만 적용한다).

(2) 건강상 유해영향 무기물질에 관한 기준

① 납 0.01mg/L 이하

② 불소 1.5mg/L 이하(샘물·먹는샘물 및 염지하수·먹는염지하수의 경우에는 2.0mg/L 이하)

③ 비소 0.01mg/L 이하(샘물·염지하수의 경우에는 0.05mg/L 이하)

④ 셀레늄 0.01mg/L 이하(염지하수의 경우에는 0.05mg/L 이하)

⑤ 수은 0.001mg/L 이하

⑥ 시안 0.01mg/L 이하

⑦ 크롬 0.05mg/L 이하

⑧ 암모니아성 질소 0.5mg/L 이하

⑨ 질산성 질소 10mg/L 이하

⑩ 카드뮴 0.005mg/L 이하

⑪ 붕소 1.0mg/L 이하(염지하수의 경우에는 적용하지 않는다)

⑫ 보롬산염 0.01mg/L 이하(수돗물, 염지하수·먹는염지하수, 먹는해양심층수 및 오존으로 살균·소독 또는 세척 등을 하여 음용수로 이용하는 지하수만 적용한다.)

⑬ 스트론튬 4mg/L 이하(먹는염지하수 및 먹는해양심층수의 경우에만 적용한다.)

⑭ 우라늄은 30μg/L 이하(샘물, 먹는샘물, 억는염지하수 및 먹는물 공동시설의 물의 경우에만 적용한다.)

(3) 건강상 유해영향 유기물질에 관한 기준

① 페놀 0.005mg/L 이하

② 다이아지논 0.02mg/L 이하

③ 파라티온 0.06mg/L 이하

④ 페니트로티온 0.04mg/L 이하

⑤ 카바릴 0.07mg/L 이하

⑥ 1,1,1-트리클로로에탄 0.1mg/L 이하

⑦ 테트라클로로에틸렌 0.01mg/L 이하

⑧ 트리클로로에틸렌 0.03mg/L 이하

⑨ 디클로로메탄 0.02mg/L 이하

⑩ 벤젠 0.01mg/L 이하

⑪ 톨루엔 0.7mg/L 이하

⑫ 에틸벤젠 0.3mg/L 이하

⑬ 크실렌 0.5mg/L 이하

⑭ 1,1-디클로로에틸렌 0.03mg/L 이하

⑮ 사염화탄소 0.002mg/L 이하

⑯ 1,2-디브로모-3-클로로프로판 0.003mg/L 이하

⑰ 1,4-다이옥산 0.05mg/L 이하

(4) 소독제 및 소독부산물질에 관한 기준

이 기준은 샘물, 먹는샘물, 염지하수, 먹는염지하수, 먹는해양심층수 및 먹는물공동시설의 물의 경우에는 적용하지 않는다.

① 잔류염소(유리잔류염소) 4.0mg/L 이하

② 총트리할로메탄 0.1mg/L 이하

③ 클로로포름 0.08mg/L 이하

④ 브로모디클로로메탄 0.03mg/L 이하

⑤ 디브로모클로로메탄 0.1mg/L 이하

⑥ 클로랄하이드레이트 0.03mg/L 이하

⑦ 디브로모아세토니트릴 0.1mg/L 이하

⑧ 디클로로아세토니트릴 0.09mg/L 이하

⑨ 트리클로로아세토니트릴 0.004mg/L 이하

⑩ 할로아세틱에시드(디클로로아세틱에시드, 트리클로로아세틱에시드 및 디브로모아세틱에시드의 합으로 한다.) 0.1mg/L 이하

⑪ 포름알데히드 0.5 mg/L 이하

(5) 심미적 영향물질에 관한 기준

① 경도硬度는 1,000mg/L(수돗물의 경우 300mg/L, 먹는염지하수 및 먹는해양심층수의 경우 1,200mg/L) 이하여야 한다. 다만, 샘물 및 염지하수의 경우에는 적용하지 않는다.

② 과망간산칼륨 소비량은 10mg/L 이하여야 한다.

③ 냄새와 맛은 소독으로 인한 냄새와 맛 이외의 냄새와 맛이 있어서는 안 된다. 다만, 맛의 경우에는 샘물, 염지하수, 먹는샘물 및 먹는물공동시설의 물에는 적용하지 않는다.

④ 동은 1mg/L 이하여야 한다.

⑤ 색도는 5도 이하여야 한다.

⑥ 세제(음이온 계면활성제)는 0.5mg/L 이하여야 한다. 다만, 샘물·먹는샘물, 염지하수·먹는염지하수 및 먹는해양심층수의 경우에는 검출되지 않아야 한다.

⑦ 수소이온 농도는 pH 5.8 이상 pH 8.5 이하여야 한다. 다만, 샘물, 먹는샘물 및 먹는물공동시설의 물의 경우에는 pH 4.5 이상 pH 9.5 이하여야 한다.

⑧ 아연은 3mg/L 이하여야 한다.

⑨ 염소이온은 250mg/L 이하여야 한다(염지하수의 경우에는 적용하지 않는다).

⑩ 증발잔류물은 수돗물의 경우에는 500mg/L, 먹는염지하수 및 먹는해양심층수의 경우에는 미네랄 등 무해성분을 제외한 증발잔류물이 500mg/L 이하여야 한다.

⑪ 철은 0.3mg/L 이하여야 한다. 다만, 샘물 및 염지하수의 경우에는 적용하지 않는다.

⑫ 망간은 0.3mg/L(수돗물의 경우 0.05mg/L) 이하여야 한다. 다만, 샘물 및 염지하수의 경우에는 적용하지 않는다.

⑬ 탁도는 1NTUNephelometric Turbidity Unit 이하여야 한다. 다만, 지하수를 원수로 사용하는 마을상수도, 소규모 급수시설 및 전용상수도를 제외한 수돗물의 경우에는 0.5NTU 이하여야 한다.

⑭ 황산이온은 200mg/L 이하여야 한다. 다만, 샘물, 먹는샘물 및 먹는물공동시설의 물은 250mg/L 이하여야 하며, 염지하수의 경우에는 적용하지 않는다.

⑮ 알루미늄은 0.2mg/L 이하여야 한다.

(6) 방사능에 관한 기준

이 기준은 염지하수의 경우에만 적용한다.

① 세슘(Cs-137) 4.0mBq/L 이하

② 스트론튬(Sr-90) 3.0mBq/L 이하

③ 삼중수소 6.0Bq/L 이하

5) 먹는물의 수질검사

먹는물은 수질검사기관이 정해진 검사항목과 검사횟수에 따라 수질검사를 실시하고 먹는물 수질검사성적서를 발급한다. 광역상수도 및 지방상수도, 마을상수도·전용상수도 및 소규모 급수시설, 먹는물공동시설 등을 관리하는 시장·군수·구청장은 기준에 따라 수질검사를 실시한다. 광역상수도 및 지방상수도의 경우에는 정수장, 수도꼭지, 수돗물

급수과정별 시설에서 수질검사가 실시되어야 한다.

6) 집합소의 수질관리

(1) 수영장

수영장은 자연수영장과 인공수영장이 있으며, 많은 사람이 이용하기 때문에 피부 질환, 안과 질환, 이비인후과 질환, 소화기계 질병 등을 일으킬 수 있으므로 보건과 안전 측면에서 관리가 필요하다.

① 자연수영장

해수욕장과 하천수영장은 자연수영장으로 산업폐수와 근처 생활시설의 오수가 유입될 경우 오염되므로 위생관리가 필요하다. 일반적으로 자연수영장의 수질 판단기준은 100mL당 대장균 수를 기준으로 한다. 최적확수법most probable number, MPN으로 측정하며 1,000을 초과하지 않아야 한다. D급은 수영장으로 적합하지 않다.

- A급 : 대장균 수 0~50/100mL
- B급 : 대장균 수 51~500/100mL
- C급 : 대장균 수 501~1,000/100mL
- D급 : 대장균 수 1,000 이상/100mL

② 인공수영장

인공수영장의 종류는 사용수를 갈아 쓰는 환수식, 계속 물을 유입하고 소독하는 익수식, 사용수를 순환·여과·소독하는 순환식이 있다. 사용수 자체의 오염, 외부 환경에 의한 오염, 입영자에 의한 오염이 있을 수 있다. 수영조의 욕수는 다음과 같은 수질기준을 유지해야 한다(체육시설의 설치·이용에 관한 법률 시행규칙 제23조. 개정 2016. 3. 22).

- 유리잔류염소는 0.4~1.0mg/L(잔류염소일 때 1.0mg/L 이상)여야 한다. 오존소독으로 사전처리를 실시하는 경우 유리잔류염소는 0.4mg/L 이상(잔류염소일 때 0.5mg/L 이상)을 유지한다.
- 수소이온 농도는 pH 5.8~8.6이어야 한다.
- 탁도는 1.5NTU 이하여야 한다.

- 과망간산칼륨의 소비량은 12mg/L 이하여야 한다.
- 대장균군은 10mL들이 시험대상 욕수 5개 중 양성이 2개 이하여야 한다.
- 비소는 0.05mg/L 이하, 수은은 0.007mg/L 이하, 알루미늄은 0.5mg/L 이하여야 한다.
- 1일 3회 이상 여과기를 통과시켜 물을 정화해야 한다.

(2) 공공욕장

목욕탕, 온천 등을 공공욕장이라 하며 성병, 피부병, 질트리코모나스증 등의 전염 가능성이 있는 장소이다.

목욕장 욕수의 수질기준과 수질검사방법 등은 공중위생관리법 시행규칙 제4조에 따른다(개정 2014. 7. 1.).

① 목욕탕 원수의 수질기준

- 색도 : 5도 이하
- 탁도 : 1NTU 이하
- 수소이온 농도 : 5.8~8.6 이하
- 과망간산칼륨 소비량 : 10mg/L 이하
- 총대장균군 : 100mL 중에서 불검출

② 욕조수의 수질기준

- 탁도 : 1.6NTU 이하
- 과망간산칼륨 소비량 : 25mg/L 이하
- 대장균군 : 1mL 중에서 1개를 초과하여 불검출

해수를 욕수로 하는 경우

- 화학적 산소 요구량(COD) : 원수 2mg/L 이하, 욕조수 4mg/L 이하
- 수소이온 농도(pH) : 7.8~8.3
- 총대장균군 : 100mL당 1,000개 이하

5. 하수

하수는 일상생활에서 발생하는 오수를 의미하며 가정하수, 산업폐수, 지하수, 우수 등으로 이루어진다. 하수는 하수도를 통해 적당한 시설에 모은 뒤 위생적으로 처리해야 한다.

1) 하수도의 종류

(1) 합류식

가정하수, 산업폐수, 지하수, 우수 등 모든 하수를 운반하는 방법이다. 시설비가 적게 들고 비가 오면 하수관이 자동 청소되며 하수관이 커서 수리, 검사, 청소가 용이하다. 우수로 하수가 희석되어 하수처리가 쉬운 것도 장점이다. 반면 우기에 범람 우려가 있으며 우수를 별도로 사용할 수 없다는 단점이 있다. 건기에 악취가 발생하며 하수량 증가로 처리비용이 많이 드는 것도 단점이다.

(2) 분류식

우수를 별도로 운반하는 방법이다. 우수를 따로 이용할 수 있고 범람 우려가 적으며 환경보건 면에서 유리한 장점이 있다. 그러나 건설비가 많이 들고 검사와 보수가 어려우며 환기 곤란으로 폭발 위험이 있는 것이 단점이다.

(3) 혼합식

합류식과 분류식의 단점을 보완하기 위해 우수와 가정하수의 일부분을 함께 운반하는 방법이다.

2) 하수처리

하수는 하수처리장에서 예비처리, 본처리, 오니汚泥처리의 3단계를 거쳐 처리된다.

(1) 예비처리

제진망(스크린), 침사조, 침전조 등의 시설을 이용하는 물리적 처리방법이다.

① 제진망 : 하수 유입구에 설치하여 큰 고형물이나 부유물질을 제거한다.

② 침사조 : 유속을 감소시켜 토사와 같은 비중이 큰 물질을 침전시킨다.

③ 침전조 : 기타의 부유물을 자연침전시키거나 황산알루미늄, 황산알루미늄과 소석회 혼합물을 사용하여 침전시킨다.

오니(슬러지)란?

수중의 부유물이 침전하여 진흙상으로 된 것이다. 다량의 물이 함유되어 있어 취급이 어려우므로 모래 여과, 필터프레스, 진공 여과기 등으로 처리하여 수분이 적은 오니 케이크로 만든다. 이 케이크는 묻거나 콘크리이트 굳힘을 하거나 또는 소각시키거나 바다에 버려야 하며, 그렇지 못할 경우에는 재이용한다.

(2) 본처리

생물학적 처리과정이며 호기성 미생물을 이용하는 호기적 분해처리방법과 혐기성 미생물을 이용하는 혐기적 분해처리방법이 있다. 호기적 분해처리방법으로는 활성오니법이 가장 많이 이용되며 그 외에 살수여상법, 접촉여상법, 관개법, 산화지법 등이 있다. 혐기적 분해처리방법으로는 부패조와 임호프조가 있다.

① 호기성 분해처리법

- 활성오니법activated sludge process : 활성슬러지법이라고도 하며 호기성 균이 풍부한 활성오니를 20~30% 넣고 산소를 충분히 공급하여 호기성 균이 하수 중의 유기물을 분해하게 만드는 방법이다.
- 살수여상법trickling filter process : 미생물 막으로 덮은 자갈이나 쇄석 위에 하수를 살포하여 하수가 흐르는 동안 돌에 붙어 증식하는 미생물의 분해작용으로 유기물을 처리하는 방법이다. 하수의 수질이나 수량의 변화에 민감하지 않고 유지비와 건설비가 적게 드는 장점이 있다. 그러나 미생물 막이 탈락하고 악취와 해충이 발생하며 생물학적 산소요구량BOD과 부유고형물SS의 제거율은 활성오니법보다 낮은 것이 단점이다.
- 산화지법oxidation pond : 안정지법이라고도 하며 자연현상을 이용한 처리방법이다. 호기성 미생물의 작용으로 유기물이 분해되고 조류가 광합성을 하여 산소를 방출하면 호기성 미생물이 산소를 공급받아 계속 분해작용을 하는 방법이다.

② 혐기성 분해처리법

- 부패조septic tank 방식 : 주택 등의 정화조이며 소규모 분뇨와 하수처리에 사용된다. 침전과 소화가 동시에 일어나지만 침전실과 소화실이 분리되어 있지 않아 냄새가 심하다.
- 임호프조Imhoff tank 방식 : 부패조를 개량한 것으로 탱크 안이 2개의 층으로 되어 있다. 상층에서는 부유물의 침전, 하층에서는 슬러지의 소화가 일어나므로 고체와 액체의 분리 및 부패작용이 하나의 탱크 안에서 가능하다.

(3) 슬러지처리방식

① 농축조 : 최초 침전지에서 침전된 활성오니와 최종 침전지에서 잉여오니를 14시간 동안 농축하여 소화조로 보내며 상등수는 유입펌프장으로 반송한다.

② 소화기(2기) : 오니 중의 유기물질을 혐기성 상태의 30℃에서 30일 동안 가온 소화하여 50% 이상을 분해한다.

③ 탈수설비 : 소화된 오니를 탈수기로 짜서 함수율 80% 상태의 케이크cake로 만든다.

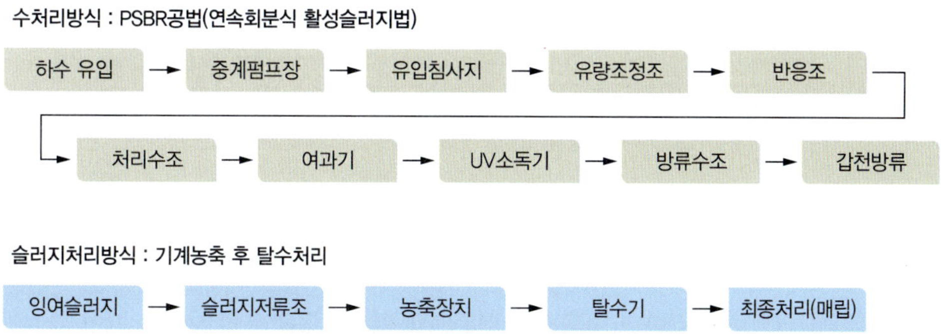

그림 2-3 하수처리과정
출처 : 대전광역시 시설관리공단

3) 하수의 수질 측정기준

(1) BODbiochemical oxygen demand(생물학적 산소요구량)

호기성 상태에서 분해 가능한 유기물질을 20℃에서 5일간 안정화하는 데 소비한 산소량을 의미한다. 유기성 오염이 심한 하천일수록 BOD의 값이 크다.

(2) CODchemical oxygen demand(화학적 산소요구량)

물속의 유기물질을 산화제로 산화시킬 때 소모된 산화제의 양에 해당하는 산소량을 의미한다. 공장폐수의 오염도를 측정하는 지표로 활용하는데, 산화제로 우리나라와 일본은 과망간산칼륨$KMnO_4$, 유럽은 중크롬산칼륨$K_2Cr_2O_7$을 사용한다.

(3) DOdissolved oxygen(용존산소)

물에 녹아 있는 유리산소량을 의미하며, 하수의 유기물을 수중미생물이 용존산소를 소비하여 산화 분해한다. 용존산소가 부족하면 물속에 서식하는 어패류의 생존이 위협받는다.

(4) SSsuspended solid(부유물질)

물속에 부유하는 비용해성 물질이며 탁도의 원인이 된다.

6. 분뇨

수거식 화장실에서 수거되는 액체성이나 고체성 오염물질을 분뇨라고 하며, 개인하수처리시설의 청소과정에서 발생하는 찌꺼기를 포함한다.

1) 분뇨처리의 목적

분뇨를 위생적으로 처리하여 소화기계 전염병과 기생충질환을 예방하는 것이 분뇨처리의 목적이다. 분뇨와 관련이 있는 세균성 질환으로는 장티푸스, 세균성 이질, 콜레라 등이 있으며 기생충 질환으로는 회충, 구충, 편충, 요충, 촌충 등이 있다.

2) 분뇨처리법

(1) 소화처리법

수집된 분뇨를 일정한 지역에 운반하여 혐기성 세균에 의해 분해시켜 소화처리한다. 오니부분과 액체부분으로 구분하여 방류하거나 비료 등으로 이용한다. 악취가 발생하고 처리속도가 산화처리법보다 느리다.

(2) 산화처리법

유기성 물질을 다량 함유한 분뇨를 강제 폭기aeration시키고 호기성 미생물로 단시간에 처리하여 안정화하는 방법이다. 소화처리법보다 악취가 적고 처리속도가 빠르다.

(3) 화학적 처리법

황산철이나 석회 등 응집제를 분뇨에 첨가하여 고형물을 응집, 침전시킨 후 농축하여 상층액과 오니를 분리한다. 상층액은 방류하여 하수처리하고 오니를 처리하는 방법이다.

(4) 습식산화법

분뇨에 함유된 수분을 여과 또는 증발 농축시킨 후 고압하에서 고온을 가하고 산소를 충분히 공급하여 연소시키는 방법이다.

7. 폐기물

「폐기물관리법」(시행 2012. 7. 22, 법률 제10888호) 제2조 제1항에 의하면 "폐기물이란 쓰레기, 연소재, 오니, 폐유, 폐산, 폐알칼리 및 동물의 사체 등으로서 사람의 생활이나 사업활동에 필요하지 않게 된 물질"을 말한다.

폐기물은 생활폐기물과 사업장폐기물로 구분하며, 유해성이 있는 것을 지정폐기물이라고 한다. 생활폐기물은 사업장폐기물 외의 폐기물이며, 사업장폐기물은 동조 제3항에 의하면 「대기환경보전법」, 「수질 및 수생태계 보전에 관한 법률」 또는 「소음·진동관리법」에 따라 배출시설을 설치·운영하는 사업장이나 그 밖에 대통령령으로 정하는 사업장에서 발생하는 폐기물을 말한다. 지정폐기물은 동조 제4항에 의하면 사업장폐기물 중 폐유·폐산 등 주변 환경을 오염시킬 수 있거나 의료폐기물 등 인체에 위해를 줄 수 있는 해로운 물질로서 대통령령으로 정하는 폐기물을 말한다.

의료폐기물은 동조 제5항에 의하면 보건·의료기관, 동물병원, 시험·검사기관 등에서 배출되는 폐기물 중 인체에 감염 등 위해를 줄 우려가 있는 폐기물과 인체조직 등 적출물, 실험동물의 사체 등 보건·환경보호상 특별한 관리가 필요하다고 인정되는 폐기물로서 대통령령으로 정하는 폐기물을 말한다.

1) 생활폐기물

생활폐기물은 가연성인 것으로 음식물과 채소류, 종이류, 나무류 등이 있으며, 불연성인 것으로 연탄재, 금속초자류 등이 있다. 생활폐기물은 일반적으로 매립 또는 소각하였으나 차츰 재활용하는 비율이 높아지고 있다. 폐기물은 일반적으로 수거와 운반, 중간처리, 최종처리 등 3단계로 나뉘어 처리된다.

(1) 수거와 운반

수거과정에서 쓰레기 처리비용이 가장 많이 발생하므로 수거 노선이 중요하다. 손수레, 차량, 콘테이너 등이 수거방법으로 이용된다. 생활폐기물은 일반적으로 재활용쓰레기, 음식쓰레기, 기타 쓰레기로 나누어 분리수거가 이루어진다. 연탄을 이용하는 곳에서는 연탄재를 분리 수거한다. 아파트 단지에서는 재활용쓰레기를 종이, 의류, 병류, 플라스틱류, 캔류, 고철류 등으로 나누어 분리 수거한다.

(2) 중간처리

수거된 폐기물의 용량을 감량하는 단계이다. 원형 그대로 사용이 가능한 것은 그대로 재사용한다. 그대로 사용이 불가능한 것은 전처리 단계로 파쇄 및 압축공정을 거쳐 부피를 감소시킨 후 동질의 원료성분으로 재가공, 소각을 통해 열에너지로 전환, 유기성 폐기물은 퇴비화 등의 방법으로 재활용한다.

① 소각

소각은 가연성 폐기물을 짧은 시간에 고온에서 산화시켜 중량의 25%, 부피는 20%로 감소가 가능한 방법이다. 감염성 폐기물은 감염이나 독성물질의 존재 우려 때문에 소각이 필수적이다. 노출된 장소에서 배기가스의 처리 없이 소각하면 화재의 위험이 있고 대기오염의 원인이 될 수 있으므로 소각로에서 소각해야 한다. 소각로의 종류로는 화격자(스토커stoker) 소각로, 유동상 소각로, 회전식 소각로가 있다.

소각로 소각의 장단점은 표 2-3과 같다.

표 2-3 **소각로 소각의 장단점**

구분	내용
장점	• 쓰레기처리에 필요한 부지가 적다. • 소각열의 이용이 가능하다. • 유기물을 단시간 내에 완전히 분해한다. • 기후나 기상의 영향을 받지 않는다. • 위생적이다.
단점	• 건설비 부담이 크다. • 숙련공이 필요하다. • 대기오염 및 유독성 물질의 발생방지를 위한 시설을 갖춰야 한다. • 소각 장소의 선정이 어렵다.

② 퇴비화

유기물질을 미생물로 분해하여 비료로 이용하는 방법이다. 음식물쓰레기의 배출이 많은 우리나라에서 유용한 방법이다. 퇴비화 공정에서는 미생물의 생육에 적합한 온도, 산소공급, 수소이온 농도pH 등을 조성해 주어야 한다.

(3) 최종처리

폐기물의 매립법으로는 단순매립, 위생매립, 안전매립이 있다. 생활폐기물은 단순매립(투기)과 위생매립, 유해성 폐기물은 안전매립을 통해 최종적으로 처리된다.

① 단순매립 : 투기법, 노천폐기법, 방기법이라고도 하며 비위생적이다. 쓰레기의 비산, 악취 발생, 위생해충 발생 및 번식 등의 1차적 오염과 지하수 오염, 전염병 발생 등의 2차적 오염이 발생할 수 있다.

② 위생매립 : 생활폐기물을 매립하는 방법으로 가장 적합하며, 복토를 통해 단순매립의 단점을 해결할 수 있다. 환경오염을 최소화하기 위해 차수 및 침출수 설비가 필요하다.

2) 유해폐기물

지정폐기물로 분류되는 폐합성고분자화합물, 오니류, 폐농약, 폐산, 폐알칼리, 광재, 분진, 소각재, 폐촉매, 폐유기용제, 폐페인트, 폐유, 폐석면, 폐유독물, 의료폐기물 등을 유해 폐기물이라 한다. 지정폐기물은 환경이나 인간에게 위해를 줄 수 있기 때문에 불법투기나 부실처리를 막아 안전하게 관리해야 한다.

8. 주택

자연적 피해로부터 안전하고 사회적 침해로부터 보호를 받으며 행복한 삶을 살아가기 위해 인간은 주택을 보금자리로 만들고자 한다.

1) 주택의 기본 조건

① 견고하고 안전하며 재해방지와 보안유지가 만족되어야 한다.
② 생리적 요구조건이 만족되어야 한다.
③ 능률, 쾌적성 등 생활적 요구조건이 만족되어야 한다.
④ 질병의 발생과 감염을 방지하기 위해 위생적이어야 한다.
⑤ 가사와 육아에 적합하고 주거비 부담이 과다하지 않아야 한다.
⑥ 정신적 안정감을 느낄 수 있어야 한다.

2) 주택의 위생적 조건

(1) 위치 및 구조

남향이나 동남향이 좋으며, 여름에는 시원하고 겨울에는 따뜻한 곳이 좋다. 주택의 구조는 기후와 생활습관에 따라 다르나 지붕, 천장, 벽 등은 방서, 방한, 방수, 방음을 고려해야 한다.

(2) 채광

태양광선은 인간의 신체적, 정신적 건강과 밀접한 관계가 있으므로 채광은 매우 중요한 주택의 조건이다. 자연조명을 위해 거실을 남향으로 하여 창을 통해 일조량이 하루에 최소한 4시간은 되도록 한다.

(3) 환기

환기는 실내의 공기가 오탁하거나 온도와 습도가 높을 때 신선한 실외공기와 바꾸는 것을 말한다. 실내외의 온도차에 의하여 창문을 통해 자연적으로 이루어지는 자연환기와 건물에서 기계적으로 공기의 질적, 양적 수준을 조절하는 인공환기가 있다.

(4) 실내온도

실내 최적온도는 18±2℃로 일정해야 한다. 상황에 따라 난방이나 냉방으로 실내온도를 조절할 수 있다. 난방법에는 국소난방, 중앙난방, 지역난방이 있으며, 냉방법에는 국소냉방과 중앙냉방이 있다.

9. 의복

의복은 인체의 표면과 의복 내외 표면 간의 공간을 의미하는데, 피복과 피복 사이의 공기층은 물론 피복재료가 함유한 공기까지도 포함한다. 의복은 피부에 손상을 입히지 않고 위생적이며 체온과 기후의 조절력이 좋아야 한다.

1) 의복의 목적

의복에는 여러 가지 목적이 있다. 체온 조절기능을 보조하고 외부의 오염물질로부터 신체를 청결하게 유지하며 외상, 강한 광선, 열, 해충 등으로부터 보호한다. 생활복, 작업복, 제복 등 용도에 맞춰 사회생활을 편하게 하고 아름다움과 우월감을 표현할 수 있어 미용과 표식의 기능을 한다.

2) 의복기후

의복기후는 의복과 신체의 표면 사이에 형성되는 기후를 의미한다. 인간은 옷을 입지 않은 상태에서 체온 조절범위가 25~26℃이므로 기온이 낮아지면 체온을 보호하기 위해 의복이 필요하다. 외기온도 10~26℃의 범위에서 이 의복으로 체온을 조절할 수 있다. 의복기후는 일반적으로 안정 시에 온도가 32±1℃, 습도는 50±10%, 기류는 10cm/sec

이하를 유지할 때 쾌감을 느낀다. 안정 시 의복기후의 온도가 30℃ 이하에서는 추위를, 34℃ 이상에서는 더위를 느낀다.

3) 의복과 건강

(1) 의복중량

성별, 연령별, 계절별로 신체활동에 편리한 것이 좋다. 남자는 여자보다 1kg 정도 무거운 것이 좋으며, 총 중량이 5kg을 초과하면 활동에 지장이 있다. 성인 남자는 겨울철에 6~7kg, 여름철에 3~4kg이 적당하며, 성인 여자는 겨울철에 5~6kg, 여름철에 2~3kg이 적당하다.

(2) 의복함기량

함기량은 모피 98%, 모직 90%, 면 70~80%, 마 50% 정도이며 함기량이 클수록 열전도율이 낮아 방한력이 좋다.

(3) 의복압

코르셋, 치마끈, 허리띠, 와이셔츠 옷깃, 넥타이, 구두끈 등의 지나친 압박은 건강에 해롭다.

4) 의복의 방한력

의복의 열차단력을 방한력이라고 한다. 방한력을 표시하는 단위로 CLO를 사용한다. 1CLO는 기온 21℃, 기습 50% 이하, 기류 10cm/sec에서 피부온도가 33℃로 유지될 때의 의복의 방한력이다. 기류와 기습에 따라 다르나 나체 시(0CLO)의 적당한 기온이 30℃이므로 1CLO의 보온성은 9℃이며, 2CLO의 의복 착용상태에서는 12℃가 적당하다. 방한력이 가장 좋은 것은 4~4.5CLO이며 방한화는 2.5CLO, 방한장갑은 2CLO, 보통 작업복은 1CLO이다.

10. 위생동물과 해충

인간에게 위해한 동물로는 쥐가 있으며, 해충은 대부분 곤충류로 파리, 모기, 바퀴 등이 있다.

1) 쥐

쥐는 분류학상 포유강 쥐목 쥣과에 속한다. 주택이나 그 주변에 서식하는 가주성 쥐와 들쥐로 나눈다. 가주성 쥐는 집쥐, 곰쥐(지붕쥐), 생쥐가 대표적인데 집쥐는 시궁쥐, 헛간쥐, 갈색쥐, 부두쥐라고도 한다.

쥐는 개방된 곳을 피하고 야간에 활동하지만 굶주리면 낮에도 사람이 없는 곳에서 활동한다. 쥐는 단맛과 짠맛에 기호반응을, 쓴맛과 쉰내에는 기피반응을 보인다.

(1) 쥐의 위해

쥐는 여러 종류의 병원체를 보유하여 전염병의 감염원이 되거나 식중독 또는 기생충의 매개체가 되기도 한다. 발진티푸스(발진열·쥐티푸스)나 페스트와 같은 전염병과 살모넬라 식중독을 매개하며, 선모충과 같은 기생충을 옮기기도 한다. 이 밖에도 쥐에 물려 감염되는 서교열rat-bite fever, 쥐의 분변을 통해 감염되는 유행성출혈열, 쥐의 오줌에서 감염되는 렙토스피라증 등의 위해가 있다.

(2) 쥐의 방제

쥐를 방제하려면 먼저 환경여건을 개선하여 쥐가 들어오거나 서식할 수 없도록 만든다. 쥐덫, 쥐틀, 끈끈이 등을 설치하여 포획하거나 살서제인 비소제, 황인제, 와파린warfarin, 알파 나프틸티오우레아a-naphthyl thiourea를 사용한다.

2) 곤충류

(1) 파리

파리성충은 6℃ 이하에서 비활동적이므로 온도관리는 파리의 방제에 도움이 된다. 집파리는 장티푸스, 파라티푸스, 콜레라, 세균성·아메바성 이질, 회충, 편충, 요충, 촌충의 충란을 전파하고, 검정금파리는 소아마비바이러스, 체체파리는 열대수면병의 병원체를 매개한다.

(2) 모기

우리나라에는 49종의 모기가 서식하고 있으며, 그중에서 작은빨간집모기는 일본뇌염, 중국얼룩날개모기는 말라리아, 토고숲모기는 사상충증 등의 질병을 매개한다.

(3) 바퀴

우리나라에는 9종의 바퀴가 서식하고 있으며, 가주성 바퀴로는 독일바퀴, 이질바퀴, 검정바퀴, 일본바퀴가 있다. 바퀴의 수명은 종류에 따라 다르나 보통 3~4개월에서 1년 이상이며 암컷은 죽을 때까지 산란을 계속한다. 바퀴는 세균성 질환인 이질·콜레라·장티푸스, 바이러스성 질환인 폴리오·간염, 기생충 질환인 회충·구충을 옮긴다. 바퀴는 야간에 활동적이며 어둡고 불결한 장소에 모여든다. 잡식성으로 쓰레기, 죽은 곤충, 종이, 나무 등 무엇이나 잘 먹는다. 바퀴의 방제에는 붕산, 아비산석회, 불화소다 등을 음식에 혼합하여 사용하거나 살충제인 퍼메트린permethrin, 페노트린phenothrin 등을 사용한다.

(4) 개미류

해충의 천적으로서 유익한 것도 있어 중국에서는 감귤류의 해충 구제에 1600년 전부터 개미를 이용하였다. 타이완에서는 사탕수수해충에 왕주름개미를, 독일에서는 산림해충에 불개미를 이용하여 농 업해충을 방제하고 있다.

11. 소독

소독disinfection은 병원미생물을 죽이거나 병원성을 약화시켜 감염의 위험성을 없애는 것으로, 비병원균과 미생물의 포자는 생존이 가능하다. 살균sterilization은 세균, 효모, 곰팡이 등 미생물의 영양세포를 사멸시키는 것으로, 균체를 파괴하거나 단백질을 변성시키면 가능하다. 멸균은 미생물의 영양세포뿐만 아니라 포자까지도 사멸시켜 무균상태로 만드는 것을 의미한다. 소독과 살균은 물리적·화학적 방법으로 가능하며, 일반적으로 2가지 방법을 함께 사용한다.

1) 물리적 소독방법

물리적 소독방법에는 열처리법과 비가열처리법이 있다.

(1) 열처리법

① 저온살균법 : 60℃에서 30분 정도 가열하는 방법이다.

② 건열살균법 : 건열살균기를 사용하여 150~160℃에서 1시간 정도 가열한다. 유리기구, 외과용 기구, 분말 등의 살균에 이용한다.

③ 열탕(자비)소독법 : 물에 넣고 끓이는 방법으로 가장 편리하고 보편적으로 많이 이용한다. 100℃의 물이 끓는 상태에서 30분 이상 가열한다. 작은 기구와 용기, 식기, 행주, 유리제품, 도자기, 금속제품 등에 이용한다.

④ 상압증기소독법 : 상압에서 끓는 물의 수증기로 가열하여 병원균을 제거한다. 코흐의 증기솥Koch's steamer을 사용하며, 솥의 내부온도가 100℃로 상승한 후 30분간 처리한다. 작은 기구와 용기, 식기, 조리기구 등의 소독에 이용한다.

⑤ 고압증기멸균법 : 고압증기멸균기를 사용하여 증기에 압력을 가해 멸균한다. 가압된 증기는 온도가 100℃ 이상으로 상승한다. 15Lbs 압력의 증기는 121℃가 되며 이 상태에서 15~20분 처리하면 세균의 영양세포와 포자도 완전히 사멸된다.

⑥ 간헐멸균법 : 100℃ 이상에서 사멸하는 미생물을 멸균할 때 이용한다. 항온기에서 포자를 발아시키고 영양세포에 열을 가하여 멸균하는 방법이다. 100℃에서 하루에 한 번 40~50분간 처리하는데, 24시간 동안 항온기에 두었다가 다음 날 같은 조건으로 멸균한다. 3회에 걸쳐 반복 처리하여 멸균한다.

⑦ 소각법(화염살균법) : 불에 태워 버리는 것으로 가장 완전한 소독방법이다. 병원균에 오염된 물건이나 의류 및 폐기물 처리에 효과적이다. 포자를 형성하는 균도 완전하게 멸균할 수 있다.

(2) 비가열처리법

① 일광소독법 : 일광소독은 햇빛 중 자외선의 작용을 이용하는 것으로 식기류나 행주의 소독에 적용한다.

② 자외선살균 : 자외선 중에서 살균력이 가장 큰 2,537Å의 파장을 인공적으로 이용한다. 공기, 물, 조리장, 식당, 식품창고, 냉장고, 도마, 조리기구 등의 살균에 이용한다.

③ 초음파살균 : 강력한 교반작용으로 세균을 파괴하는 8,800Hz의 음파를 이용하여 살균한다.

④ 방사선살균법 : 코발트^{60}Co-60에서 나오는 감마선을 조사하여 살균한다. 우리나라에서는 건조 식육 및 어패류 분말, 건조 채소류, 곡류와 콩류 및 분말, 장류 분말, 건조 향신료, 효모 및 효소제품, 알로에 분말, 인삼제품, 2차 살균이 필요한 환자식, 복합조미식품, 소스류, 침출차, 분말차 등에 방사선 조사를 허용하고 있다.

⑤ 여과법 : 미세한 구멍의 필터를 사용하여 미생물을 제거한다. 가열을 하면 문제가 발생할 가능성이 있는 의약품이나 세균배양기, 가열로 변성되는 혈청, 백신으로부터 균을 제거하려는 목적으로 이용한다.

2) 화학적 소독방법

소독제를 사용하여 소독 및 살균하는 방법이다. 소독제로는 석탄산, 크레졸, 포름알데히드, 생석회, 표백분, 차아염소산나트륨, 역성비누 등이 있으며, 독성이 있거나 불쾌한 냄새의 소독제는 사용에 주의가 필요하다. 조리기구, 식기 등의 소독과 시설의 위생관리에는 염소제와 역성비누를 사용한다.

(1) 석탄산

석탄산(페놀phenol)은 일반적으로 3~5%, 평균 3% 농도의 수용액으로 사용된다. 배설물의 경우에는 5% 용액을 사용한다. 약품의 냄새가 강하기 때문에 주로 배설물의 소독에 사용되지만 오염된 실내의 벽이나 실험대 및 기물의 소독에도 유용하다. 각종 소독제의 효능을 석탄산계수로 표시하는데, 일정한 온도에서 장티푸스균에 대한 살균력을 비교하여 나타낸다.

$$\text{석탄산계수} = \frac{\text{소독액의 희석배수}}{\text{석탄산의 희석배수(5\%)}}$$

(2) 크레졸

크레졸cresol은 석탄산의 약 2배에 해당하는 소독력이 있으나 약품의 냄새가 강하다. 크레졸 비누액으로 만들어 3(3~5)% 수용액 상태로 손, 발, 오물통, 축사 등을 소독할 때 사용한다.

(3) 포름알데히드와 포르말린

포름알데히드formaldehyde는 가스소독제이고, 포르말린은 포름알데히드를 수용액으로 만든 것이다. 포르말린은 분무기를 사용하여 무균실, 국실, 발효실, 병실, 거실, 도서실 등을 소독할 때 살포한다. 포르말린은 단백질을 응고시키는 성질이 있어 분뇨, 배설물, 퇴비 등의 소독에는 그 효력이 떨어져 적합하지 않다.

(4) 생석회

생석회(산화칼슘calcium oxide, CaO)에 물을 부으면 소석회$Ca(OH)_2$가 되고, 소석회는 공기 중의 탄산가스와 결합하여 소독력이 없는 탄산칼슘이 된다. 따라서 필요할 때마다 생석회 1kg에 물 500mL의 비율로 만들어 사용한다. 우물, 물탱크, 분뇨와 배설물, 분비물, 퇴비, 분뇨탱크, 하수구, 오물 등의 소독에 적합하다.

(5) 표백분

표백분의 유리염소가 소독력이 있으며, 사용 후 30분이 경과하면 이 유리염소가 소실되어 소독효과가 없어진다. 유기물과 결합하면 소독력이 감소하므로 맑은 물은 1/200만(0.5ppm), 구정물은 1/5만 내지 1/50만을 기준량으로 사용한다.

(6) 차아염소산나트륨

차아염소산나트륨sodium hypochlorite은 4~6% 농도로 시중에서 판매되는 락스의 주성분이다. 식품첨가물인 살균제로 사용이 허용되고 있으며, 살균 외에 소독, 표백, 탈취의 목적으로도 사용된다.

(7) 양성비누

양성비누는 제4급 암모늄염의 유도체로 보통 비누와는 반대로 해리하여 양이온이 비누의 주체가 되기 때문에 역성비누라고 한다. 세척력은 약하지만 물에 잘 녹고 살균력이 강하며 무색, 무취, 무자극성, 무부식성이어서 식품공장의 소독, 조리기구 및 식기류 소독, 손 소독에 사용된다. 10% 원액을 200~400배로 희석하여 5~10분간 처리한다.

CHAPTER

03

환경오염과 환경보전

1. 대기오염 | 2. 수질오염 | 3. 토양오염
4. 악취 | 5. 환경호르몬 | 6. 소음과 진동

CHAPTER

03

생각해보기

환경오염은 인구 증가로 인한 도시 집중화와 산업시설 확대 및 무분별한 개발로 생활 폐수나 오염물질 배출과 같은 인위적인 행위가 심각해지면서 물, 공기, 토양 등 환경자원이 파괴되고 소모되어 악취, 소음, 진동의 발생 및 지반 침하로 인한 동식물 또는 불특정 다수의 건강과 생활환경을 침해하는 재해현상을 말한다. 여기에 환경관리를 위한 정책의 부재나 인식 부족도 환경오염을 더욱 악화시키게 된다. 따라서 환경오염에 의한 피해를 최소화하고 오염된 자연을 개선함으로써 쾌적한 생활을 유지할 수 있도록 개인뿐 아니라 국가적 차원의 노력이 필요하다. 현재 환경과 관련된 법령으로는 환경정책기본법을 기본으로, 대기관련[대기환경보전법 등], 수질관련[물 환경보전법, 가축분뇨의 관리 및 이용에 관한 법률, 하수도법, 지하수법 등], 폐기물 관련[폐기물관리법, 건설폐기물의 재활용 촉진에 관한 법률 등], 악취방지법, 소음·진동관리법, 환경범죄 단속 관련[환경 범죄 등의 단속 및 가중 처벌 관련 법률 등] 법령 등으로 법제처의 국가법령정보센터에서 제공하고 있다([ ]안은 관계 법령명). 이 장에서는 환경오염과 관련하여 대기오염, 수질오염, 토양오염, 악취, 환경호르몬, 소음과 진동을 다루기로 한다.

1. 대기오염

1) 대기오염의 정의

무분별한 산업활동 등 인간의 다양한 행위는 자원의 대량소비나 석유 등 화석연료의 지나친 사용을 유도하여 이에 따른 지구의 자정능력 상실과 생태계 변화로 유해물질 또는 오염물질을 발생시켜 대기를 오염시키므로 동식물의 생육과 인간의 건강, 경제, 생활에 막대한 피해를 초래한다. 세계보건기구가 정의한 대기오염은 "외기의 대기 중에 분진, 가스와 가스상 물질 등 유해물질이 혼입되어 그 양, 질, 농도, 지속시간이 상호작용을 일으켜 다수의 지역주민에게 불쾌감을 주거나 보건상 위해를 끼치며 인류의 생활이나 생물의 성장을 방해하고 경제적 손실을 입히는 상태"이다.

우리나라도 1970년대 이후 경제발전의 일환으로 중화학공업 육성책을 실시하면서 석탄과 석유의 대량소비로 자정능력을 초과하여 매우 심각한 대기오염 상태를 보이고 있다. 그러므로 대기오염으로 인한 국민건강이나 환경에 관한 위해를 예방하고 대기환경을 적정하며 지속 가능하게 관리·보전하여 모든 국민이 건강하고 쾌적한 환경에서 생활하는 것을 목적으로 「대기환경보전법」을 1990년에 제정하였으며, 개인과 국가적 차원에서 지속적인 대기오염 저감화 노력을 이어오고 있다.

2) 대기오염 물질

자동차 배기가스, 산업현장, 가정용 난방기구, 쓰레기나 폐기물 소각을 통해 배출되는 대기오염물질은 「대기환경보전법」의 정의에 따르면 환경부령으로 정해진, 대기오염의 원인이 되는 가스와 입자상물질을 말한다 표 3-1.

대기오염물질은 오염원에 따라 자연대기오염물질과 인공대기오염물질로 나눈다. 전자는 모래, 화산폭발, 산불, 미생물 분해로 발생하는 물질로서 양은 많지만 상대적으로 피해가 적고 관리가 어렵기 때문에 대기오염물질로 분류하지 않는다. 이에 비해 인간에게 큰 피해를 유발하는 인공대기오염물질은 생성기전에 따라 1차 대기오염물질과 2차 대기오염물질로 분류한다. 1차 대기오염물질은 다시 입자상 물질과 가스상 물질로 나누며 2차 대기오염물질은 광화학적 산화물을 뜻한다. 우리나라에서도 암모니아 등의 가스상

물질을 총 16개로 분류한다.

(1) 1차 대기오염물질

오염원으로부터 직접 배출된 대기오염물질을 말한다.

① 입자상 물질

「대기환경보전법」의 정의에 의하면 "입자상 물질은 물질이 파쇄, 선별, 퇴적, 이적될 때 또는 기계적 처리나 연소, 합성, 분해 시 발생하는 고체상 또는 액체상의 미세한 물질"을 말한다. 보통 입자 크기가 0.1~10㎛ 이하이며 물리화학적 성상에 따라 먼지, 매연, 검댕, 액적으로 구분한다.

- 먼지dust(분진) : 대기 중에서 강하하거나 부유하는 입자상 물질로 10㎛ 이상의 먼지 (강하분진)는 비강을 통한 체내 침투가 힘들지만 5㎛ 이하이면 폐포로 들어갈 수 있다. 특히 0.5~1㎛ 이하이면 폐포에 침착되면서 배출이 어려워져 인체에 심각한 피해를 주기도 한다. 10㎛ 이하의 먼지는 가벼운 만큼 장시간 공기 중에 부유하므로 부유분진이라 한다.
- 매연smoke : 「대기환경보전법」에 따르면 배출시설에서 나오는 검댕, 황산화물, 기타

표 3-1 대기오염물질의 구분

구분	정의
대기오염물질	대기오염의 원인이 되는 가스와 입자상 물질
기후·생태계 변화유발물질	지구 온난화 등으로 생태계에 변화를 가져올 수 있는 기체상 물질로서 온실가스와 환경부령으로 정하는 것
온실가스	적외선 복사열을 흡수 및 재방출하여 온실효과를 유발하는 대기 중의 가스상태 물질로서 이산화탄소, 메탄, 아산화질소, 수소불화탄소, 과불화탄소, 육불화황 등이 해당됨
가스	물질이 연소, 합성, 분해될 때 발생하거나 물리적 성질로 인해 발생하는 기체상 물질
입자상물질	물질이 파쇄, 선별, 퇴적, 이적될 때 또는 기계적 처리나 연소, 합성, 분해 시 발생하는 고체상 또는 액체상의 미세한 물질
먼지	대기 중에 떠다니거나 흩날려 내려오는 입자상 물질
매연	연소 시 생기는 유리탄소가 주가 되는 미세한 입자상 물질
검댕	연소 시 생기는 유리탄소가 응결하여 입자의 지름이 1미크론 이상이 되는 입자상물질

출처 : 환경부. 대기환경보전법, 2021

연료의 연소 시에 발생하는 고체물질로 탄소(약 0.01~1μm), 재, 미세먼지(20μm 이하)가 혼탁되어 가시적 구분이 가능한 대기오염물질이다.

- 검댕soot : 매연처럼 연료의 불완전연소로 생성되는 고체물질로 1μm 이상의 탄소 물질과 타르가 응결된 것이다.
- 연무mist : 가스나 증기의 응축에 의해 생성되는 보통 2~200μm 크기의 수용액 입자로서 공기 중에 부유상태로 존재한다.
- 훈연fume(연기) : 광물질의 용융이나 산화에 의해 증발된 가스가 응축되어 생기는 고체물질로 입자 크기는 0.1μm 이하이다. 납, 산화아연, 산화우라늄 등에서 발생한다.

② 가스상 물질

물질의 연소, 합성, 분해 또는 물리적 반응(기화와 승화)으로 발생하는 기체상 물질을 말하는데, 대기오염물질의 90% 이상이 가스상태이다. 황산화물, 질소산화물, 일산화탄소, 탄화수소 등이 포함된다.

- 황산화물sulfur oxide, SO_x : 자동차, 화력발전소, 정유공장에서나 난방용으로 많이 사용하는 화석연료인 석탄이나 석유에는 약 5% 미만의 황이 포함되어 있다. 연료의 연소에 의해 생성되는 가장 중요한 대기오염물질은 아황산가스SO_2로 대기 오염의 지표가 된다. 저농도에서도 호흡곤란을 유발하는 무색의 휘발성 가스로 산성비의 주범이다.
- 질소산화물nitrogen oxide, NO_x : 발전소나 자동차에서 사용하는 가솔린 또는 디젤엔진 등이 고온에서 연소될 때 대기 중의 산소와 결합하여 발생하는 물질로 일산화질소NO, 이산화질소NO_2, 아산화질소N_2O, 삼산화질소N_2O_3, 오산화질소N_2O_5 등 다양하다. 이 중 일산화질소가 가장 많이 생성되고 다시 대기 중의 산소와 결합하여 맹독성의 유색기체인 아산화질소로 전환된다. 질소산화물이 중요한 이유는 광화학반응에 의해 새로운 독성물인 2차 대기오염물질로 전환되기 때문이다.
- 일산화탄소CO : 무색, 무미, 무취의 일산화탄소는 연료의 불완전연소로 발생하며, 우리나라 대기오염물질의 36%를 차지한다. 흡입 시 체내 조직으로 산소 공급이 차단되어 심하면 사망하기도 한다.
- 탄화수소hydrocarbon : 탄소와 수소로만 이루어진 화합물로 자동차나 공장에서 사

용하는 연료의 연소에 의해 또는 자연적으로 발생한다. 탄화수소가 다량 함유되어 있는 자동차 배기가스로부터 약 9종의 발암물질이 배출되는데 폐암 유발물질로 잘 알려진 벤조피렌은 대표적인 방향족 탄화수소이다.

(2) 2차 대기오염물질

2차 대기오염물질은 광화학적 산화물로 오존, 스모그, 질산과산화아세틸, 자극성의 유독한 알데히드, 아크롤레인 등이 있다. 이러한 물질들은 일반적으로 눈, 목 등에 강한 자극을 주고 두통, 경련 등의 증상을 일으키며 심하면 호흡곤란을 유발한다.

- 오존ozone : 강력한 산화제인 무색의 자극성 기체로 저농도에서는 목과 눈을 자극하고, 고농도에서는 폐렴이나 폐부종을 유발한다. 공기 내 오존의 정상농도는 0.02ppm이고, 0.18ppm은 기침, 0.37ppm은 호흡곤란이 시작된다.

  우리나라는 1995년부터 오존경보 제도를 실시하여 시간당 0.12ppm 이상이면 '주의보', 0.3ppm이면 '경보', 0.5ppm 이상이면 '중대 경보'를 발령하고 있다. 자동차 주유 중 오존 농도가 높아질 수 있으므로 자외선지수가 높을 때는 주유를 피하는 것이 좋으며, 유성 페인트나 헤어스프레이 사용도 자제해야 한다.
- 스모그smog : 스모그는 연기smoke와 안개fog의 합성어이지만, 지금은 공기 중에 생성되는 안개형 대기오염 상태를 모두 스모그라고 칭한다. 스모그는 자동차 연료나 석탄의 고온연소 시 생성되는 산화물과 탄화수소가 기상이나 지형조건으로 대기 중에 충분히 확산되지 못하고 정체되어 있는 현상으로 크기는 1μm 미만이다. 스모그는 크게 농무형, 연무형, 혼합형으로 나뉜다. 대표적인 농무형과 연무형으로는 각각 런던형과 로스앤젤레스형이 있으며, 혼합형은 주로 공업단지에서 각종 화학물질에 기인하여 발생한다.
- 질산과산화아세틸peroxyacetyl nitrate, PAN : 유기성 오염물질과 대기의 오존이 광화학반응을 일으켜 생성하는 무색의 자극성 액체로 눈의 통증과 폐 상피조직의 병리적 변화를 유발하고 식물체에도 피해를 준다. PAN보다 약 100배의 자극성이 강한 PBNperoxybenzoic nitrate도 존재한다.

광화학반응photochemical reaction

광화학반응은 오염원에서 배출된 1차 대기오염물질과 자외선이나 반응성 높은 가시광선의 반응을 말하며, 여기서 생성된 산화물을 2차 대기오염물질이라고 한다. 이 반응은 바람이 적거나 무풍이고 태양광선이 가장 강한 정오 전후에 많이 발생하며, 기온이 25℃ 이상의 고온일 때 빈번하다.

스모그 사건

잘 알려진 스모그 사건으로 1952년 런던 스모그(열적 반응)와 1954년 LA 스모그(광화학반응)가 있으나 두 현상은 발생기전, 발생시간, 기상조건 등이 모두 다르다.

항목		런던형(농무형)	로스앤젤레스형(연무형)
주 오염물질과 성분		석탄의 연소에 의한 1차성 오염물질(SO_x, CO, 매연의 입자상 물질의 연무질 aerosol)	석유계 연료의 연소 시 발생하는 질소산화물의 광화학반응(오존, NO_2, CO, 알데히드)
화학반응		환원형	산화형
반응 유형		열적(연소과정)	광화학적主, 열적
발생 시 조건	습도	85% 이상	75% 이하
	풍속	무풍	5m/s 이하
	기온역전	복사성(방사성)	침강성
최다 발생	시간	이른 아침	낮
	계절(월)	겨울(12월과 1월)	여름(8월과 9월)
스모그 발생 시 시계視界		100m 이하	1.6~0.8km 이하
인체에 대한 영향		기침, 가래, 호흡기 질환, 만성 기관지염, 폐암	눈의 자극

(3) 악취물질

황화수소, 메르캅탄, 아민류 등의 기체상물질로서 후각을 자극하고 불쾌감을 준다.

3) 대기오염의 유형

대기오염의 유형은 오염물질의 유형, 오염 발생의 시간적 요인, 오염원의 지형적 요인 등에 따라 분류한다 표 3-2.

표 3-2 대기오염물질의 유형

분류	오염의 조건과 특징
오염물질의 유형	• 매연·먼지 : 석탄이 연료, 원료, 난방용인 공업도시와 소비도시 • 황산화물 : 석유가 주 연료인 도시 • 매연·먼지 + 황산화물 : 석탄·석유가 주 연료인 공업도시 • 매연·먼지 + 황산화물 + 자동차 배기가스 : 과밀공업도시
오염발생의 시간적 요인*	• I형 : 추운 해, 겨울철로 1차 오염물질(매연·SO_2·NO_2·CO 등)이 주된 오염물질 • II형 : 더운 해, 여름철로 2차 오염물질(알데히드·오존 등의 산화제)이 주된 오염물질
오염원의 지형적 요인	• Donora : 분지(골짜기)에 오염원 위치 • Meuse Valley : 분지의 계곡에 오염원 위치 • London : 템스강 연안 저지에 오염원 위치 • Los Angeles : 산으로 둘러싸인 해안의 평지에 위치 • Osaka : 임해의 평지에 위치 • Tokyo : 고층 빌딩의 골짜기에 위치

*일주일 중 주말과 공휴일의 오염도가 낮다.
출처 : 남철현 외, 2009

4) 기상조건에 의한 대기오염

대기오염은 오염물질 외에도 기상이나 지형조건이 많은 영향을 미치는데 저온, 건조, 약한 풍력, 분지에서 오염도가 높다. 풍향도 오염지역의 형성에 중요하다. 대기오염에 영향을 주는 기상조건으로는 기온역전과 열섬 현상이 있는데, 모두 대기를 정체시켜 오염물질 농도를 증가시킨다. 이에 반해 바람(난류)과 강수는 오염물질을 확산 또는 희석시켜 대기를 정화한다.

(1) 기온역전

지구 주위의 대기권은 지표면으로부터 위로 올라가면서 대류권, 성층권, 중간권, 열권, 외기권으로 분류된다. 인간의 생활에 가장 영향을 미치는 대류권은 기류의 이동이 빠르고 고도가 100m 상승 시 기온이 보통 0.7~1℃씩 낮아지는데 이를 건조단열감률이라고 한다.

이와는 반대로 고도가 높아짐에 따라 온도가 상승하는 경우를 기온역전temperature inversion이라고 한다. 이 경우 위에는 따뜻하고 가벼운 공기가, 아래에는 차고 무거운 공기가 위치하여 안정된 공기층이 형성되면서 공기의 수직확산(순환)이 불가능해져 오염물질이 축적되고 대기오염이 심화된다. 이 공기층을 역전층이라고 한다.

기온역전에는 발생 위치와 생성원인에 따라 복사성, 침강성, 전선성, 해풍성, 지형성, 지역성 역전이 있다.

① 복사성 역전(방사성·지표성·접지성 역전) : 계곡 주변이나 바람이 적고 구름이 없는 맑은 겨울철에 자주 발생한다. 밤에서 새벽 사이 200m 이하의 지표 가까이에는 복사열이 낮고 공기가 먼저 냉각되어 역전현상이 발생한다. 이때 지표의 기온이 이슬점 이하가 되면 안개가 발생했다가 해가 뜨면 빠르게 사라지는데 1952년 런던 스모그가 대표적인 복사성 오염현상이다.

② 침강성 역전 : 공기층은 하강할 때 압력이 높아지면 단열압축을 받게 되는데, 공기층 상부가 하부보다 더 많이 침강하고 압축열은 더 높아 상부가 하부보다 따뜻한 공기층이 형성되어 하부 공기층에 대해 뚜껑 역할을 한다. 이로써 하부의 찬 공기층에 함유된 대기오염 물질이 상부로 이동하지 못하고 대기오염이 발생한다. 침강성 역전은 1,000m 정도의 고도에서 발생하고 역전층의 두께도 약 600m로, 1954년 LA에서 발생한 대기오염이 그 보기이다.

③ 전선성 역전과 해풍성 역전 : 전선성 역전은 한랭전선이나 온난전선이 통과할 때 발생하는 역전이고, 해풍성 역전은 한류와 난류가 만나 발생하는 역전이다.

④ 지형성 역전과 지역성 역전 : 지형성 역전은 해안지대에서 낮 동안에 찬 공기가 불어 육지의 더운 공기가 상승하면서 발생하는 역전이고, 지역성 역전은 계곡이나 분지에서 밤에 차가워진 지표면의 공기가 경사면을 따라 내려오면서 발생하는 역전이다.

(2) 열섬현상

도시에 밀집된 고층 빌딩이나 아스팔트, 녹지 공간의 축소, 냉난방에 의한 인공열, 자동차 배기가스, 공장의 매연 등은 자연풍의 흐름을 지연시켜 인접한 교외보다 평균기온이 높아 종종 국지성 기상변화가 발생한다. 이로 인해 주변의 찬 공기가 지표로 유입되고 도심 내 따뜻한 공기가 위로 올라가면서 대기오염 물질이 상승하여 먼지지붕dust dome을 형성한다. 그 결과 태양열에 의해 지표는 가열되고 공기의 수직적 이동을 방해하여 오염이 심화되는 열섬현상heat island effect이 발생한다. 이 현상으로 도시 전체가 비닐하우스에 둘러싸인 것 같은 온실효과와 안개 및 광학적 스모그 현상이 자주 나타나 인체에 해롭다. 일반적으로 낮보다 밤, 여름보다 겨울, 최고기온보다는 최저기온일 때와 그 외 하늘이 맑고 바람이 약할 때 더 심해진다.

(3) 난류

대기 중에서 바람은 분자운동과 소용돌이운동으로 오염물질을 운반하거나 깨끗한 공기에 섞여 희석시키는 확산작용을 한다. 대기는 보통 규칙적인 흐름(층류)이 아닌 소용돌이상태로 흐르는데 이것을 대기의 난류라 하며, 정도에 따라 오염물질의 확산상태가 달라진다.

(4) 강우

강우는 대기 중에 떠 있는 부유분진보다는 수용성을 가진 강하분진과 결합하여 대기를 정화하는 작용을 하며, 빗방울의 입자가 클수록 분진과의 결합력이 커진다.

5) 대기오염에 의한 기상 변화

대기오염은 지구 환경에 온실효과로 인한 온난화, 산성비, 오존층 파괴, 라니냐, 엘니뇨, 스모그 등 다양한 기후 변화를 불러와 인간을 포함한 생태계에 많은 피해를 입혀 삶의 질을 떨어뜨린다.

(1) 지구 온난화

태양에서 지구로 전달된 빛에너지의 20%는 대기의 기체와 물방울에 의해 흡수되고 30%는 구름, 얼음, 눈 등 지구상의 각종 반사체에 의해 대기권 밖으로 방출되며 나머지 50%는 지표면에 흡수된다. 이 중 일부가 따뜻해진 지표면에서 적외선으로 바뀌어 우주 공간으로 다시 방출되는데 이때 지구를 둘러싼 탄산가스 등 온실가스에 의해 흡수되어 우주로 방출되지 못하고 지표로 재방사되어 지구의 온도가 점차 상승하는 온실효과 green house effect가 나타나 결국 지구 온난화global warming가 발생한다. 지구 온난화는 기온 상승, 해수면 상승, 라니냐, 엘니뇨 등을 야기하여 많은 피해를 낳고 있다.

CHAPTER 03 환경오염과 환경보전

① 온실효과의 이점과 피해

온실효과도 지구의 온도를 일정하게 유지하는 역할을 한다는 점에서 매우 중요하다. 온실효과가 없으면 지구는 태양에 전적으로 의존하게 되어 낮에는 태양광선으로 기온이 한없이 높아지고 밤에는 태양의 열에너지가 없어 영하 수십~수백℃ 이하로 낮아진다. 또한 기온은 대기에 함유된 온실가스에 따라 좌우되므로 온실가스의 양을 조절하는 것도 매우 중요하다.

온실가스는 단파장인 태양광선은 그대로 통과시키고 장파장의 적외선 등을 지표로 재흡수하여 적외선 에너지에 의해 온실효과를 나타낸다. 온실가스 중에는 이산화탄소 CO_2의 영향이 66%로 가장 크고, 메탄 CH_4은 18%, 염화불화탄소CFC는 11% 정도이다. 이산화탄소는 석탄과 석유연료의 연소 시 발생하므로 이를 사용하는 산업체에서 주로 배출하고, 메탄은 석유 생산이나 도시가스의 노출로, 염화불화탄소는 냉장고와 에어컨 냉매, 반도체 세정제를 통해 발생된다. 지구 온도는 지난 100년간 0.74℃, 한반도는 그 2배인 1.5℃가 상승하였으며, 2100년에는 평균 0.8~3.5℃가 상승될 것으로 전망하고 있다. 1997년 채택된 '교토의정서'에 따르면 지구 온난화의 원인물질로 이산화탄소, 메탄, 아산화질소 N_2O, 수소불화탄소HFC, 과불화탄소PFC, 육불화황 SF_6 등 6가지가 있다.

② 해수면 상승

지구 온도가 상승하면 극지방의 빙하가 녹으면서 해수면도 상승하고 대기 중 기체의 활동이 활발해져 수증기 양의 유입 또한 증가하여 강수량 증가, 홍수, 가뭄 등의 기상이변이 일어난다. 지구 온난화로 북극 그린란드의 빙하가 녹아내려 지난 100년간 해수면이 23cm 상승하였으며, 2100년이 되면 50~95cm로 높아져 방글라데시의 17.5%, 네덜란드의 6%, 이집트의 1% 등 저지대지역의 침수가 예상되고 있다.

③ 엘니뇨el Nino

3~4년에 한 번씩 적도 무역풍은 기압 변화와 약해진 시소seesaw현상이 나타나는데, 특히 페루 부근 적도 서쪽의 태평양 해수면 온도가 정상(23~27℃)보다 2~10℃ 정도 이례적으로 높아진다. 이러한 이상열적 현상을 엘니뇨('남자아이' 의미)라고 하며 보통 2~6년마다 9월에서 다음 해 3월 사이에 불규칙적으로 나타난다. 엘니뇨는 대기 흐름의 변화를

가져와 홍수, 폭설, 해일, 고온건조, 산불 등 심각한 기상 이변을 일으키고 주변 지역의 농업과 어업에 막대한 피해를 주고 있다.

④ 라니냐la Nina

반反엘니뇨 현상으로 수면온도가 주변보다 낮은 것을 라니냐('여자아이' 의미)라고 한다. 엘니뇨가 기온상승으로 폭우, 가뭄 등을 유발한다면, 라니냐는 해당 지역에 기온하강을 일으킨다. 예를 들어, 극심한 가뭄을 겪었던 지역에는 폭우를 가져오고, 홍수를 겪은 지역에는 가뭄을 일으킨다. 라니냐는 엘니뇨현상의 시작 전 또는 끝난 뒤에 찾아오는 경향이 있다.

(2) 오존층 파괴

지상 약 10~50km 고도에 위치하는 성층권에서 지구상의 약 90% 오존이 존재하며 띠를 이루는 대기층을 오존층이라 한다. 오존은 산소분자를 구성하는 산소원자와 새로운 산소분자가 태양에서 방출되는 강력한 자외선에 의해 결합하여 생성된다.

오존층은 존재하는 오존의 복사 특성에 따라 온도분포가 결정되며, 생물체에 해로운 우주선과 자외선의 약 99%를 흡수하여 생태계를 보호하는 역할을 한다. 그러나 화학적으로 안정하여 냉장고, 에어컨, 전자제품 등에 '꿈의 물질'로 알려져 광범위하게 사용해 온 프레온가스는 염화불화탄소로, 분해되지 않은 채 오존층에 도달하여 자외선에 의해 반응성이 매우 큰 염소를 방출하고 오존층을 파괴한다. 그 결과 대기 중의 자외선과 방사선의 농도를 증가시켜 피부 질환이나 농작물에 대해 막대한 피해를 초래하였다. 1개의 염소원자가 10만 개의 오존분자를 파괴하며 프레온가스가 성층권에 도달한 후에는 약 100년간 잔존한다. 이 현상은 남극에서 나타난 오존 홀ozone hole로 그 심각성을 알게 되었다. 그 후 국제적인 노력(조약 및 의정서)으로 프레온가스의 제조와 수입이 금지되었으며, 대체물질인 수소불화탄소와 수소염화불화탄소HCFC가 개발되었으나 이 물질들 또한 지구 온난화를 야기하는 온실가스임이 밝혀져 현재는 사용이 금지되었다. 그러나 일부 국가는 경제적인 이유로 여전히 프레온가스를 사용하고 있어 문제가 지속되고 있다.

(3) 산성비

화력발전소, 제련공장, 자동차에서 배출되는 아황산가스와 산화질소기체NO_x 등은 구름

속에 있는 수증기와 결합하면 pH 5.6 이하의 황산과 질산으로 변해 산성비의 원인이 된다. 산성비는 산성강수 외에 눈, 진눈깨비, 우박, 안개에도 적용된다. 오염상태는 대도시, 산업지대와 그 주변에서 가장 심각하지만 산성 강수의 상당량은 먼 거리까지 이동할 수 있어 그 피해 또한 확산되고 있다. 산성 강수는 미국과 서유럽에서 매우 심각한 것으로 알려져 있고, 특히 미국의 LA와 샌프란시스코 지역의 안개는 다른 지방보다 종종 10배 이상의 산성도를 나타낸다.

강산성인 강수와 안개는 호수와 하천을 오염시키고 수생생물의 생명을 위협한다. 즉 산성비가 내린 토양에서 녹아내린 알루미늄이 부식되고 수생동물과 인체로 이동하여 눈이나 피부에 강한 독성을 나타낸다. 모든 형태의 산성 강수는 질소고정을 억제하여 농작물이나 삼림을 황폐화시키고 석조건물을 부식시킨다.

어느 한 지역에서 배출된 아황산가스나 질소산화물이 대기로 이동하여 타 지역에 산성비로 내리면서 각종 분쟁의 원인이 되기도 한다. 최근 우리나라도 자동차 보급 확대, 성장 위주의 경제정책 시행으로 대도시와 공업단지를 중심으로 심각한 산성비를 경험하고 있으며 많은 피해가 우려되고 있다.

6) 대기오염에 의한 인체와 생태계 영향

대기오염은 동식물과 인체의 삶과 관련된 자연환경과 건강에 악영향을 미치고 건물, 다리 등 구조물을 손상시켜 국가 경제에도 막대한 손실을 입힌다.

(1) 인체에 대한 영향

대기오염 물질의 인체에 대한 영향은 오염물질의 성상(농도와 이화학적 특성), 피오염자의 성상(감수성 및 질병상태와 노출시간 등), 환경조건(온도·습도·기압·역전층 등)에 따라 차이가 있다. 표 3-3은 대기오염 물질의 종류에 따른 인체에 대한 영향으로 호흡기장애, 눈장애, 대사장애, 알레르기성 증상과 장애, 정신증상과 신경증상 등이 있다.

한편 밀폐된 공간에 여러 사람이 있게 되면 실내공기가 오염되어 두통, 구토, 현기증이 나타나고 심지어 술에 취한 느낌도 드는데 이것을 군집독crowd poison이라고 한다. 이산화탄소가 이러한 실내오염의 지표로 중요하게 작용한다.

표 3-3 대기오염 물질이 인체에 미치는 영향

분류	오염물질		영향
입자상 물질	부유분진		여러 오염물질의 매개체, 만성 기관지염
	황산연무		기관지염, 기관지의 통기 저항, 아황산가스 독성의 100배
	중금속	납	신경염, 두통, 빈혈, 중추신경장애(유기납)
		수은	• 무기수은 : 신장애, 단백뇨 • 유기수은 : 중추신경장애, 지각장애, 보행장애
		카드뮴	골다공증, 골연화증, 이타이이타이병, 신장장애
		비소	폐암, 기관지암, 피부암
		크롬	만성 기관지염, 피부궤양, 피부암
가스상 물질	오존		폐활량 감소, 기관지염
	일산화탄소		현기증, 두통, 머리 무거움, 피로, 의식곤란, 심하면 사망
	황산화물		만성 기관지염 등 호흡기 질환, 기관지의 통기 저항, 심폐 질환
	질소산화물		• 이산화질소 : 산화질소 독성의 7배 • 중추신경계 증상, 기관지염, 만성 폐섬유화, 폐기종 및 폐암 유발
	탄화수소		3,4-벤조피렌이 대표적, 눈과 상기도점막 자극, 폐기능 저하
	포름알데히드		눈 자극, 기침, 호흡곤란
	황화수소		악취, 고농도에서 호흡곤란, 중추신경장애, 심하면 사망

(2) 동식물에 대한 영향

대기오염에 의해 동물이 입는 피해는 인체와 거의 비슷하다. 불소화합물이 함유된 목초를 먹은 일부 초식동물은 이가 손상되거나 누에의 사육에 지장을 초래한다. 식물은 이산화탄소를 제외한 모든 오염물질에 대해 동물보다 더 민감하다. 농작물이나 유실수 잎 부분에 하얀 반점이 생기거나 입자상 오염물질이 기공을 막아 잎 가장자리가 작아지고 불규칙한 갈변현상을 보이며 영양물질의 흡수를 억제하여 결국 수확량을 감소시킨다. 주로 관계되는 대기오염물 질은 아황산가스, 오존, 질산과산화아세틸PAN, 아산화질소 등이다.

7) 대기환경 기준

대기오염의 기준치는 건강기준치criteria, 환경기준치standard, 배출허용기준치emission standard의 3가지로 나눈다. 건강기준치는 인체에 대한 것으로 법적 구속력은 없으며 나라마다 다르다. 환경기준치는 각 나라의 정치, 경제, 사회 수준을 고려하여 과학적 근거에 따라 제정된 목표치로 행정상 환경대책 수립에 중요하다. 배출허용기준치는 환경기준치를 달성하고자 법적 구속력이 있으며, 그에 따른 규정으로 배출량 규제, 굴뚝이나 배출시간 등 배출조건 규제, 배출지역 규제, 착지농도로 환경수준을 달성하기 위한 지상농도 규제 등이 있다.

(1) 환경기준치

우리나라의 대기환경기준은 「환경정책기본법 시행령」 제2조(2021.7.6.)에서 정하여 관리하고 있으며 아황산가스, 일산화탄소, 이산화질소, 미세먼지, 초미세먼지, 오존, 납, 벤젠의 8개 항목이 속한다(2020.5.12.) 표 3-4. 대기환경기준에 따르면 1시간 평균치는 999천분위수千分位數의 값이 그 기준을 초과해서는 안 되고, 8시간 및 24시간 평균치는 99백분위수의 값이 그 기준을 초과해서는 안 된다.

표 3-4 우리나라의 대기환경기준

항목	기준	
아황산가스 SO_2	연간 평균치	0.02ppm 이하
	24시간 평균치	0.05ppm 이하
	1시간 평균치	0.15ppm 이하
일산화탄소 CO	8시간 평균치	9ppm 이하
	1시간 평균치	25ppm 이하
이산화질소 NO_2	연간 평균치	0.03ppm 이하
	24시간 평균치	0.06ppm 이하
	1시간 평균치	0.10ppm 이하
미세먼지(PM-10)	연간 평균치	50㎍/㎥ 이하
	24시간 평균치	100㎍/㎥ 이하
초미세먼지(PM-2.5)	연간 평균치	15㎍/㎥ 이하
	24시간 평균치	35㎍/㎥ 이하
오존 O_3	8시간 평균치	0.06ppm 이하
	1시간 평균치	0.1ppm 이하
납 Pb	연간 평균치	0.5㎍/㎥ 이하
벤젠	연간 평균치	5㎍/㎥ 이하

1. 미세먼지(PM-10)는 입자의 크기가 10㎛ 이하인 먼지를 말한다.
2. 초미세먼지(PM-2.5)는 입자의 크기가 2.5㎛ 이하인 먼지를 말한다.

출처: 환경정책 기본법 시행령 제2조(2021)

(2) 배출허용기준치

대기오염 물질을 배출하는 시설에 대한 배출허용기준치는 「대기환경보전법」 시행규칙 제15조(2021.6.30.)에 의거하여 가스 형태 물질과 입자 형태 물질로 구분하여 규정하고, 대기오염 물질에 대해 총량으로 규제하도록 하되 2020년 1월 1일부터 새로운 기준치를 적용하고 있다.

① 일반적인 배출허용기준치가 정해진 가스 형태 물질(총 27종) (2020.1.1.부터 적용)

2019년 12월 31일까지는 총 20종을, 2020년 1월 1일부터는 총 27종을 적용하였다.

가스 형태 물질의 배출허용기준 항목은 암모니아, 일산화탄소, 염화수소, 황산화물(SO_2로서), 질소산화물(NO_2로서), 이황화탄소, 포름알데히드, 황화수소, 불소화합물(F로서), 시안화수소, 브롬화합물, 벤젠, 페놀화합물, 수은화합물(Hg로서), 비소화합물(As로서), 염화비닐, 탄화수소(THC로서), 디클로로에탄, 트리클로로에틸렌, 1,3-부타디엔, 아크릴로니트릴, 1,2-디클로로에탄, 클로로포름, 테트라클로로에틸렌, 스틸렌, 에틸벤젠, 사염화탄소이다.

② 일반적인 배출허용기준치가 정해진 입자 형태 물질(총 10종)

2019년 12월 31일까지는 총 9종을, 2020년 1월 1일부터는 총 10종을 적용하였다.

입자 형태 물질의 배출허용기준 항목은 먼지, 카드뮴화합물(Cd로서), 납 화합물(Pb로서), 크롬화합물(Cr로서), 구리화합물(Cu로서), 니켈 및 그 화합물, 아연 화합물(Zn으로서), 비산먼지, 매연, 다환방향족탄화수소류(벤조a피렌으로서)이다. 매연은 발생원에 있어

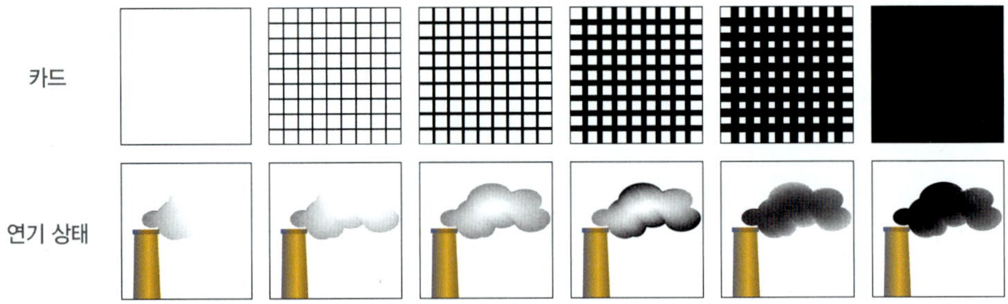

카드번호(농도)	No.0(0도)	No.1(1도)	No.2(2도)	No.3(3도)	No.4(4도)	No.5(5도)
흰색 비율	100%	80%	60%	40%	20%	0%
매연농도	0%	20%	40%	60%	80%	100%

그림 3-1 링겔만 비탁표

서 임의의 1시간에 대해 총계 6분 이상 흑연을 방출해서는 안 되며, 기준인 링겔만 비탁표Ringelmann smoke chart상 2도 이하(매연농도 40%)로 규정하였다. 매연은 배출구로부터 200m 이내 지점에서 링겔만 비탁표를 측정자의 16m 앞에 놓고 굴뚝 배출구로부터 30~45cm의 높이에서 나오는 매연의 색을 비탁표와 비교하여 측정한다. 링겔만 비탁표는 매연농도 0%에서 100%까지를 0도에서 5도의 6단계로 구분하여 표시하고 있다 그림 3-1.

8) 대기오염 사건

대기오염은 화산폭발 등 자연적으로 발생하기도 하지만 연료의 연소에 의한 화력에너지를 얻는 과정에서 인위적으로 시작되었다. 그 후 공장의 대량생산이 가능해진 산업혁명을 계기로 대기오염은 본격화되었다. 1909년 스코틀랜드의 글래스고에서 스모그로 사망자가 발생하였다고 보고된 후 여러 차례의 세계적인 대기오염사건으로 막대한 피해 사실이 알려졌다 표 3-5.

표 3-5 **세계적인 대기오염사건**

사건	환경	오염물질	피해
벨기에 뮤즈계곡 사건 (1930. 12)	분지, 무풍지대, 기온역전, 연무발생, 공장(제철, 금속, 유리, 아연)	아황산가스(SO_2), 황산불소화합물, 일산화탄소, 미세입자	평상시 사망수 10배(60명), 노인피해 큼, 급성 호흡기 질환, 호흡곤란
미국 도노라 사건 (1948. 10)	분지, 무풍지대, 기온역전, 연무발생, 공장 (제철, 아연, 황산)	아황산가스, 황산(H_2SO_4)연무	18명 사망, 만성 폐질환, 기침, 호흡곤란
멕시코 포자리카 사건 (1950. 11)	분지, 기온역전, 부주의로 황화수소가스유출(달걀 부패취)	다량의 황화수소(H_2S)가스 320명 급성 중독, 22명 사망, 기침, 호흡곤란, 점막 자극	
영국 런던 스모그 (1952. 12)	하천평지, 무풍지대, 복사성 기온역전, 연무발생, 높은 습도, 인구조밀	석탄연소로 인한 아황산가스, 미립에어로졸	만 명 이상 사망자, 심폐성 질환 다발, 만성 기관지염, 천식, 폐섬유환자는 치명적
미국 LA 스모그 (1954. 7)	해안분지, 침강성 기온역전(고기압), 인구증가, 자동차수 증가, 석유계 연료소비 증가	자동차 배기가스, 일산화탄소, 황산화물, 오존, 이산화질소, 알데히드, 광화학스모그	눈, 코, 기도, 폐점막의 지속·반복적 자극, 불쾌감, 동식물·과실·건축물·고무제품 피해
일본 욧가이치 천식사건 (1962-1963)	복사성 기온역전, 공장지대(정유공장, 석유화학공장)	이산화황, 이산화질소, 포름알데히드	1231명 피해, 80명 사망, 악취, 호흡기 질환(기침, 천식, 만성 기관지염)

(계속)

사건	환경	오염물질	피해
인도 보팔 사건 (1984. 12)	다국적기업(유니언카바이드사) 살충제 공장, 부주의로 유독가스 누출(1시간 이상)	메틸이소시아네이트(MIC)	20만 명이상 흡입, 2,800명 사망자, 가축의 떼죽음
구소련 체르노빌 사건 (1986. 4)	원자력발전소 직원의 조작미숙, 핵연료 용융으로 방사능과 낙진이 유럽 7.8만m^2 지역까지 방사능 오염	방사능 유출	20만 명이상 피폭, 2.5만 명이상 사망, 피해자 계속 증가, 기형, 돌연변이

출처 : 조경진 외, 2010(자료 수정)

9) 대기오염 대책

대기오염은 오염원, 오염물질의 종류, 농도, 노출시간, 기상, 지형에 따라 다르나 건강장애, 자연환경의 악화와 경제적 손실을 방지하고 환경을 보전할 목적으로 대기오염원의 관리와 공공기관의 정책 차원에서 적절한 대책이 강구되어야 한다.

(1) 대기오염원의 대책

① 입지대책 : 발생 방지대책으로 지형, 풍향, 인구밀집 여부, 대기확산 능력, 안개 발생 빈도, 오염물 배출량, 배출오염물의 종류, 굴뚝의 위치와 높이 등을 고려한다.

② 연료대책 : 연료 연소 시 배출되는 오염물질이 최저인 것을 선택한다. 매연에 의한 대기오염은 탄소의 불완전연소가 원인이므로 에너지 효율이 높은 연료를 선택하는 것이 중요하다.

③ 연료 배출대책 : 연료 소각 후 굴뚝으로 배출되는 연기가 공기와 잘 희석되도록 높이를 조절하고 쓰레기 소각은 다실형 소각로를 선택한다.

④ 자동차 배기가스 대책 : 재연소장치afterburner와 촉매변환기를 사용하여 자동차 배기의 유해가스(탄화수소, 일산화탄소, 황산화물)를 저감화한다.

⑤ 대기오염 배출시설의 오염물질 제거대책 : 입자상 물질 중 분진은 침강실·사이클론·스크러버·여과기·정전집전기를 이용하고, 매연은 집진장치를, 배기가스는 흡수법·연소법·흡착법을, 이산화황은 습식 및 건식 처리방식을 이용하여 제거한다.

(2) 공공기관의 대책

① 도시계획의 합리화

기후, 인구밀도와 분포, 대기오염 실태, 도로정비 등을 고려한 도시계획 시 녹지를 이용하여 공장지역에 의한 주택지의 대기오염 피해를 방지한다.

② 대기오탁의 정확한 실태 파악

- 대기오염 예보·경보 시스템을 통한 미세먼지와 오존의 지수를 제공하여 오염 정도에 따른 주민의 행동요령과 오염 배출시설의 적절한 대처방안을 제공한다.
- 자동차, 공장지대, 소각장 등 대기오염 배출시설의 오염물질 배출현황을 파악하기 위한 모니터링 시스템을 구축하고 긴급사태에 대처할 수 있는 정보체계를 확립한다.

③ 대기오탁 측정기술과 방지기술의 개발

정확한 측정기술을 개발하고 실용화하며, 공해방지를 위한 기술과 장치를 개발한다.

④ 법적 규제와 계몽

- 대기오염과 관련한 「환경정책기본법」이나 「대기환경보전법」에 제정된 배출허용기준에 기초하여 규제를 강화한다.
- 경제적인 동기유발책을 마련하여 오염자에게 비용부담의 원칙을 적용하고 오염을 줄이고자 노력한 가정과 사업장에는 계몽활동과 함께 경제적 이익을 제공한다. 구체적인 예로 환경부와 지자체 주관의 탄소은행제 도입으로 온실가스 감축 효과를 기대할 수 있으며, 국가정책의 시행에 기여할 수 있다.

(3) 국제적 협력체계 구축

환경문제가 심각하게 대두되면서 스톡홀름의 인간환경선언(1972), 나이로비의 세계자연환경채택(1982), 리우선언과 의제21(1992), 바젤협약(1989)을 통해 지구환경 보전에 대한 각국의 노력이 시작되었다. 이에 따라 유엔환경계획UNEP, 유엔지속개발위원회UNCSD, 국제자연 및 자연자원보존연맹IUCN, 세계보건기구WHO, 세계기상기구WMO 등 여러 국제기구가 발족되어 활동하고 있다. 경제협력개발기구OECD도 현재 30개 회원국들의 오염자부담원칙polluters pay principle, PPP을 강조하면서 모든 당사국이 오염을 줄이고 환경을 보호하기 위해 무역규제도 필요하다고 주장하고 있다.

민간 차원에서 지구환경을 복원시키고자 동참하고 있는 비영리목적의 세계 3대 환경단체로는 세계자연보호기금WWF(과거 세계야생생물기금), 그린피스GREENPEACE, 지구의 벗FOE가 있다. 지난 수십 년간 전 세계에 분포되어 있는 환경단체들이 연대하여 개최되어 온 '지구의 날(Earth Day, 1969 선포)'에 다양한 행사를 진행하여 왔고, 그 결과 지구 축제로 정착되어 지구 환경의 중요성에 대한 관심을 고조시키고 있다.

2. 수질오염

1) 수질오염의 정의

수질오염은 하천, 호소(호수와 늪), 바다, 해역 등 자연의 수자원에 유입된 유해물질에 의한 오염으로, 공공수역으로서의 이용가치가 떨어지고 생태계를 파괴하는 등 피해를 주는 현상을 말한다. 오염이 심해지면 물의 자정능력이 상실되어 수질이 나빠지면서 용수로 이용하기가 어려워지고 수중 생물체에 유해작용을 가해 환경보전과 국민보건에 악영향을 미친다. 특히 대도시나 공장지대 주변처럼 생산·소비와 산업활동이 활발한 지역에 수질오염이 발생하면 그 인근까지 오염이 확산되고 다양한 오염물질이 누적되어 복구는 점점 어려워진다. 그림 3-2는 산업 폐수의 발생과 처리에 관한 연도별(2001~2014) 추이를 나타낸 것이다.

용수 부족과 수질오염은 전 세계적으로 많은 문제를 낳아 각국이 자체적으로 수질오염 방지를 위한 법적 제도를 마련하고 있는데, 우리나라도 1990년에 수질오염으로 인한 국민건강과 환경상의 위해를 예방하고 하천·호소 등 공공수역의 수질을 적정하게 관리·보전함으로써 모든 국민이 건강하고 쾌적한 환경에서 생활할 수 있게 함을 목적으로 「수질환경보전법」을 제정하였고, 그 후 2007년 12월에 「수질 및 수생태계 보전에 관한 법률」로 바뀌었다가 2017년 1월 17일에 법을 개정하면서 「물환경보전법」으로 법률명이 변경되었다.

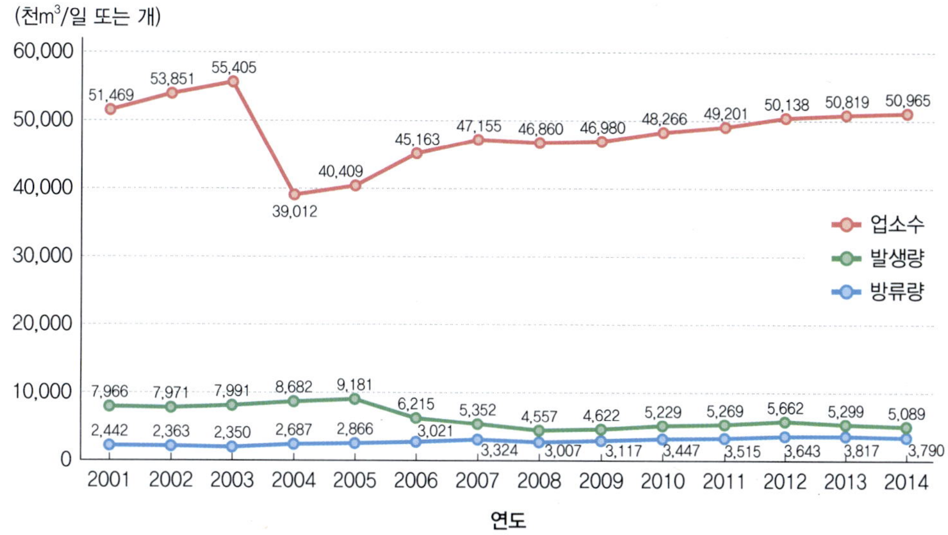

그림 3-2 산업폐수의 발생과 처리에 관한 연도별 추이
출처 : 환경부. 공장폐수의 발생과 처리, 2016

2) 수질오염원의 분류와 특징

(1) 점오염원point source

점오염원(고정오염원, 특정오염원)은 일정한 장소(공장·사업장·발전소·광산 등)에서 오염물질이 배출되는 것으로 생활하수, 산업폐수, 축산폐수 등이 해당된다. 점오염물은 오염물질을 희석시키기 위한 수水량에 비해 오염 정도가 심하고, 특히 가뭄처럼 하천수가 거의 없을 때는 사태가 심각하지만 배출경로나 배출량을 알 수 있으므로 이를 집단화하여 오염처리를 위한 시설의 구축이 가능하다. 우리나라의 수질오염을 발생량 기준으로 보면 생활하수 > 산업폐수 > 축산폐수의 순이며, 오염부하BOD 기준으로는 산업폐수 > 생활하수 > 축산폐수의 순이다.

① 생활하수

가정하수와 도시하수가 포함되며 무기성 오염물질, 유기성 오염물질, 미생물을 함유한다. 식염, 인산염, 철 등의 무기성 오염물질은 조류藻類의 과다 번식으로 인한 부영양화현상과 적조현상을 유발하고 중성세제, 연성세제, 유류 등의 유기성 오염 물질은 하천에 포막을 형성해 수중 내 용존산소량DO을 감소시켜 자정능력을 저하시킨다. 분뇨 등이 유입되면 부패, 악취, 부영양화 및 DO의 감소로 이어지고 각종 병원균과 기생충으로 수인성 감염병의 발병 가능성도 높아진다.

② 산업폐수

산업체의 다양화와 대규모화에 따라 처리가 어려운 오염물질이 점점 많아지면서 공장폐수가 수질오염의 가장 큰 원인이 되고 있다. 유해한 각종 중금속, 고농도 유기성 물질과 난분해성 물질의 배출은 자연의 자정능력 상실, 하천의 BOD 증가, DO 감소, 하천수온 상승으로 이어진다. 특히 카드뮴중독에 의한 이타이이타이병과 일본 미나마타만의 수은중독 등 생물농축에 의해 인체에 엄청난 피해 사례가 여러 차례 보고되었다.

③ 축산폐수

가축의 사육으로 발생하는 각종 액상과 고체상의 오염물질이 하천에 유입되면 생활하수의 분뇨처럼 유기성 오염물질의 비율이 높아져 오염부하량이 많고 점오염원의 특성상 하천오염을 심화시킨다. 축산폐수는 발생량에 비해 오염부하BOD 기준으로 수십 배가 증가되므로 대규모 축산시설이 들어서면 축산폐수가 계속 늘어날 것으로 예상된다.

(2) **비점오염원**non-point source

「물 환경보전법」에 따르면 비점오염원(확산오염원과 이동오염원)은 도시, 도로, 농지, 산지, 공사장 등으로서 불특정 장소에서 불특정하게 수질오염 물질을 배출하는 배출원이라고 정의되어 있다. 농작물 재배에 사용한 농약과 비료가 유출되면서 수질오염을 일으키는데, 주성분인 인과 질소가 부영양화의 주범이 되고 일부 수중생물에 악영향을 미쳐 결국 인체에도 피해를 제공한다. 또한 거품이 과다한 합성세제 등에 의한 오염도 통제가 어렵다. 이러한 오염물질이 배출되는 자연지역은 홍수와 같이 다량의 수자원이 공급되면 오염물이 한꺼번에 희석되기도 한다.

3) 수질오염 물질의 종류와 특징

수질오염 물질은 폐기물의 상태에 따라 액상 오염물질(가정폐수나 공장폐수 등)과 고형 오염물질(분뇨나 오물 등)로 분류하기도 하고, 오염 발생원에 따라 동식물체나 인간이 오랜 기간 살아오면서 배출한 유기오염물질(배설물 포함)과 산업활동의 결과로 생성된 인위적인 오염물질(산업폐기물의 일종)로 분류하기도 한다. 인구 증가나 산업 발전에 따라 인위적인 오염물질은 필연적으로 증가하므로 수질오염의 주범이 될 수밖에 없으며, 따라서 별도의 오염물질 처리시설이 필요하다. 이에 비해 자연적 원인인 유기오염물질은 자연의 자정능력 덕분에 시간이 경과하면 정화되고 인위적인 오염물질에 비해 분해 정도가 크다. 그러나 동물과 사람의 배설물에는 수인성·병원성 미생물이 포함되기도 하므로 이 또한 관리에 각별한 주의가 필요하다 표 3-6.

표 3-6 **주요 수질오염 물질의 발생원과 영향**

구분	종류	주 발생원	주요 영향
병원균	세균, 바이러스, 아메바, 기생충	생활하수(분뇨와 배설물)	수인성 감염병(이질·콜레라·장티푸스 등)
분해성 유기물질	음식, 하수, 배설물, 분뇨	생활하수, 산업폐수, 농업폐수	호기성 미생물에 의한 DO 감소와 BOD 증가
수용성 무기물질	산, 염기, 중금속(수은·카드뮴·크롬 등)	산업폐수	중금속중독, 물 혼탁
영양염류	질산염, 인산염	비료, 농업폐수, 세제류	부영양화현상
난분해성 물질	세제류, 살충제, 유류, 농약, 벤젠, 톨루엔	제약, 염류, 고무, 플라스틱 공장	용수 사용 불가
부유물질	부유성 토양입자	생활하수, 산업폐수, 토양, 농업폐수	탁도 증가, 수중 생물 생존 불능
열	온배수	발전소	DO 감소
방사성 물질	우라늄, 라돈, 요오드-131	방사성 광석폐기물 등	암 유발

출처 : 강공언 외, 2005(자료 수정)

(1) 병원균

생활하수, 동물의 배설물, 병원폐수를 통해 유입되는 병원체 오염물질로 장티푸스, 이질, 콜레라 등 수인성 감염병을 유발한다.

(2) 분해성 유기물질

탄소가 함유된 물질로 미생물에 의해 분해된다. 이때 산소의 소모로 수중 DO가 감소하고 BOD와 COD(화학적 산소요구량)는 증가하며 메탄, 황화수소 등이 발생한다. 가정하수, 산업폐수, 동물의 배설물(분뇨)이 해당된다.

(3) 화학적 유해물질

독성이 강한 각종 중금속(수은·납·카드뮴·구리·크롬·아연·비소 등), 시안, 산, 알칼리, 농약 등으로 산업폐수, 쓰레기 매립장 등에서 하천으로 유입되어 물의 부식작용을 심화하고 하천의 자정작용을 방해한다. 이미 알려진 여러 중금속에 의한 인간에 대한 피해 사례가 그 예이다.

(4) 부영양화물질(영양염류)

암모니아, 질산염, 아질산염, 인산염 등은 식물의 생장에 필요한 염류이나 생활하수, 공장폐수(양조장·펄프공장), 농업폐수가 하천이나 호수로 유입되면 이러한 물질에 함유된 탄소, 질소, 인이 조류나 미생물의 영양원이 되어 조류(식물성 플랑크톤)를 과도하게 번식시켜 녹조(저수지)나 적조(해수) 현상이 유발된다. 이로 인해 DO 감소, COD 증가, 수중 생물이나 어패류의 사멸로 이어진다.

(5) 난분해성 물질

중성세제는 수중 분해가 어렵지만 기포 생성으로 수중 DO와 자정작용을 감소시키고, 인이 함유된 경우는 부영양화 현상을 일으킨다. 대표적 물질로는 폴리염화비페닐PCB, 알킬벤젠설폰산염alkylbenzene-sufonate, DDTdichloro-diphenyl-trichloroethane, ABS가 주성분인 경성세제 등이 있다.

(6) 유류(폐유)

물보다 비중이 낮은 석유 등은 물 위에 피막을 형성해 수중 DO를 감소시켜 수중 생물의 호흡을 억제한다.

(7) 부유물질(현탁 고형물)

탁도를 유발하는 원인물질로 수중 생물의 호흡을 억제하고 일광의 수중 투과율을 감소시키며 조류의 동화작용을 방해한다. 비중이 큰 고형물이 유속이 느린 곳에서 저류현상을 보인다.

4) 수질오염의 지표

수질오염을 판단하기 위해서는 물리적, 화학적, 생물학적 특성을 설명하는 여러 지표를 사용한다.

(1) 수중 용존산소DO

물속에 녹아 있는 산소의 양을 말하며 값이 커지면 청정수라 할 수 있는데 수온이 상승하면 감소한다. 수중생물이 생존하는 데 필요한 용존산소량은 4ppm 이상이며, 2ppm 이상이면 냄새가 나지 않는다.

(2) 생물학적 산소요구량BOD

수질오염의 지표 중 가장 중요한 BOD는 수중 유기물질이 호기성 미생물에 의해 분해되고 자정작용이 일어나는 과정에서 소비되는 수중의 산소요구량을 mg/L(또는 ppm)로 표시한 것으로, 20℃에서 5일간 소비되는 산소량을 표준으로 한다. 수중 내 산소함유량이 BOD보다 높아야 수중생물이 생존한다. 우리나라의 BOD 환경기준은 3급 상수원수(침전여과와 소독으로 음료 가능)의 경우 6ppm으로 되어 있다.

(3) 화학적 산소요구량COD

산화제(과망간산칼륨 등)를 이용하여 수중 유기물질이 산화될 때 소모되는 산소량(mg/L 또는 ppm)으로, 수중 유기물질의 함유량을 간접적으로 나타내는 지표로 사용한다. COD 값이 작을수록 수질상태가 좋은데, 수질환경기준은 1급 상수원수의 경우 1ppm 이하, 2급 상수원수는 3ppm 이하를 유지하도록 규정하고 있다.

(4) 부유물질SS

0.1μm~2mm 크기의 고형물로서 수중 산소를 소모시키고 DO를 감소시켜 수중생물의 폐사를 유도하는 현탁물질이다.

(5) 총질소TN

가정하수, 분뇨, 산업폐수에 많이 포함되는 질소는 무기성 질소(암모니아성 질소NH_3-N, 아질산성 질소NO_2-N, 질산성 질소NO_3-N로 많은 비율 차지)와 유기성 질소(아미노산·단백질 등)로 나뉘며, 이 2가지를 합해 mg/L로 표시하는데 수역이 부영양화되는 원인이다. 암모니아성 질소의 검출은 유기물질 분해가 초기 상태임을 설명하는데 이는 분변오염의 가능성을 나타내는 지표로 사용되며 음용수에서의 기준치는 0.5mg/L이다. 질산성 질소는 영아에게 청색아 증세blue baby를 유발하는 성분으로 음용수에서는 10mg/L 이하이어야 한다.

(6) 총인TP

분뇨와 합성세제, 공장폐수, 비료 등의 혼입으로 인해 수중생물의 생식에 지장을 주고 바다, 하천, 호수 등에 부영양화를 일으키는 원인이 된다.

(7) 수소이온 농도pH

수중어류가 생존하기 위해서는 pH가 6~8로 유지되어야 하며, 지표수는 이산화탄소로 인해 약산성을 띤다.

(8) 대장균군

그람음성, 무아포성의 단간균bacillus이다. 유당을 분해하여 산과 가스를 형성하는 호기성 또는 통성혐기성 균이며, 인축 상주균으로서 식품의 분변오염지표균이다. 음용수에서 절대로 검출되면 안 된다. 대장균지수coli index는 물에서 대장균군을 검출할 수 있는 최소검수량의 역수로 표시한다. 예를 들어 10mL 양성은 대장균지수 1/10, 즉 0.1로 표시한다.

(9) 특수 항목

페놀, n-헥산 추출물질, 망간, 철, 구리, 아연, 카드뮴, 시안, 납, 비소, 크롬, 유기인, 폴리염화비페닐 등이 있다.

5) 대표적 수질오염 현상

여러 원인에 의한 수질오염은 악취 발생, 수중 DO 감소, BOD와 COD 증가를 유도하여 부영양화를 촉진하고 자정작용을 저해함으로써 생태계를 파괴하는 등 공중보건과 복지에 막대한 영향을 미치고 생활환경을 악화시킨다. 장기적으로도 수산업이나 농업에 피해를 가져오게 되는데, 카드뮴과 같은 중금속이 함유된 산업폐수가 처리되지 않은 채로 바다에 방류되면 생물농축에 의한 어패류를 통해 인체의 건강에 악영향을 미친다. 또 하천이나 바다 주변에 서식하는 농작물에도 중금속이 함유되고 식용이 불가능해져 각종 식재료의 물가 상승을 유발한다.

이렇게 수질오염으로 용수가 부족해지면 사람뿐 아니라 농작물의 생장이 불가능하고 고사하게 되거나 산업체 내 공장의 운영에도 막대한 손실을 가져와 엄청난 경제적 피해를 초래한다.

(1) 부영양화eutrophication

부영양화란 식물 생장에 필요한 영양염류나 각종 폐수가 강이나 호수로 유입되어 물속에 질소성분이 많아지면서 식물성 플랑크톤과 조류algae가 증식하여 수질에 이상이 생기고 물색이 검붉어지며 썩는 냄새가 나는 현상을 말한다. 물속에는 보통 질소와 인 성분이 가장 부족한데 이 성분들이 조금만 많아져도 생물이 갑자기 증식하게 되면서 이와 같은 현상이 발생한다. 이때 질소 성분은 주로 분뇨를 통해, 인은 주로 합성세제나 비료에 의해 흘러든다. 부영양화가 발생하면 수중 내 DO의 필요성이 엄청나게 늘어나 수중 생물은 산소 부족으로 폐사하고, 조류 증식에 의해 물이 혼탁해지면서 광선 투과를 차단하여 광합성 작용도 억제하므로 수중 식물체의 생존이 위협을 받게 된다.

하천이나 호소의 부영양화를 방지하기 위해서는 비료나 합성세제 원료물질인 인을 대체할 수 있는 성분이나 폐수 처리기술의 개발이 필요하다. 이로써 농업폐수나 생활폐수가 공공수역으로 유입되어도 물의 자정작용이 원활히 이루어져 물이 썩는 일이 억제된다. 또한 조류나 플랑크톤의 증식으로 인한 빛 차단을 억제하도록 활성탄이나 약제($CuSO_4$, Cl_2, $CuCl_2$ 등)를 살포하여 이를 제거하는 대책도 고려할 수 있지만, 수중 어류의 생존에도 위협이 되거나 비용 면에서 부담이 될 수 있음을 고려해야 한다.

(2) 녹조현상과 적조현상

① 녹조현상green tide

녹조현상은 부영양화된 호수나 유속이 느린 하천으로 유입된 영양염류로 인해 부유상 조류가 폭발적으로 증식하여 수면에 집단 서식하게 되고 수중 DO가 부족해져 나타나는 현상이다. 녹조에 의해 물색이 녹색으로 선명해지거나 부영양화가 심해지면 남조류 특유의 청록색을 띠게 된다. 조류는 수중 내 질소나 인 등 영양염류가 고갈되면 일정 한계 이상 번식하지 않으나 남조류는 계속해서 증식한다. 따라서 하천이나 바다로 유입되는 생활하수를 충분히 정화하여 영양염류를 제거하지 않으면 녹조현상이 반복적으로 발생한다. 이를 위해 강가나 하천가 쪽에 뿌리식물이나 초목을 심어 그 뿌리를 통해 영양염류를 흡수하게 하고, 바다의 경우 개펄이 바다로 유입되는 물을 정화하는 역할을 하므로 개펄을 보존하는 것이 중요하다.

② 적조현상red tide

적조현상은 토양이나 하천 또는 해역의 부영양화로 주기적으로 급격하게 증가한 해수 플랑크톤(쌍편모조류와 규조류)의 색소로 인해 물이 적색을 띠는 현상이다. 적조는 대개 붉은색을 띠지만 증식하는 플랑크톤의 종류에 따라 적갈색, 황갈색 등 다양하다. 이 때 플랑크톤이 방출하는 독소로 다른 해양생물이나 인체의 신경계가 치명적인 영향을 받는다. 또 부영양화로 인해 영양물질을 분해하는 수중 미생물이 급격히 증가하여 수중 DO가 심각하게 감소하거나 거의 없어진다. 이로써 적조가 발생한 강, 하천, 바다 밑바닥에는 혐기성 상태에서만 자라는 미생물이 증식하여 이산화탄소, 메탄, 황산염, 황화수소가스가 대량 방출된다. 산소부족 외에도 영양염류로 인해 수중 어류는 아가미가 차단되고 질식당해 떼죽음이 발생하여 결국 수산업도 막대한 피해를 입게 된다.

적조현상은 햇빛이 강하거나, 폭우 또는 장마 등 담수 유입이 많아 염분 농도가 낮아지거나, 무풍으로 인해 해수 혼입이 적을 때와 같이 자연적으로 일시적인 발생이 일어날 수도 있고, 인위적인 경우는 식물성 플랑크톤의 생존에 필요한 질소와 인 성분이 함유된 세제류, 생활하수나 산업폐수의 유입으로 발생하는데 그 폐해가 심각하다. 적조현상은 종종 우리나라 남해안에서도 목격되는데, 미국 플로리다 서해안, 멕시코만 연안, 일본 남해안 등 난류가 있는 곳은 어디서나 발생한다.

6) 수질오염기준 항목과 배출기준

우리나라의 수질환경기준은 「환경정책기본법」에 근거하여 규정되어 있고 수질환경기준은 수역별, 항목별, 등급별로 설정되어 있다. 수역별 수질 환경은 하천과 호소로 구분하고 항목별로는 생활환경 기준과 사람의 건강보호기준을 고려하여 구분한다. 생활환경 기준은 pH, BOD, DO, COD, 부유물질, 총질소, 총인, 대장균군 수 등 8개 항목으로, 사람의 건강보호기준은 카드뮴, 시안, 비소, 수은, 유기인, 납, 6가 크롬, PCB, 음이온계 계면 활성제 등 9개 항목으로 정해져 있다. 등급별은 하천과 호소를 대상으로 수질환경기준을 차등 설정하여 5등급(I, II, III, IV, V)으로 나누어 적용하고 있다. 즉 하천의 수질환경 기준은 pH, DO, BOD, 부유물질, 대장균군 수의 5개 항목을, 호소의 경우는 pH, DO, COD, 부유물질, 대장균군 수, 총질소, 총인의 7개 항목을 설정하고 있다. 수질의 등급별 분류와 하천 및 호소의 생활환경 등급기준은 표 3-7 및 표 3-8과 같다. 한편 지하수는 「먹

표 3-7 수질의 등급별 분류와 서식 생물종

등급	특징	생물종
1급수 (I)	• DO 7.5ppm 이상, BOD 1ppm 이하 • 간이정수 처리후 상수원수(식수)로 사용	열목어, 송어, 버들치, 가재, 이름치, 금강모치
2급수 (II)	• DO 5ppm 이상, BOD 3ppm 이하 • 반드시 침전, 여과, 정화 처리후 상수원수 가능	피라미, 쏘가리, 은어, 민어, 다슬기, 날도래유충
3급수 (III)	• DO 5ppm 이상, BOD 6ppm 이하 • 고도의 정수처리후 상수원수로 사용	붕어, 잉어, 메기, 우렁이, 뱀장어, 미꾸라지, 거머리
4급수 (IV)	• DO 2ppm 이상, BOD 8ppm 이하 • 음용수 불가	실지렁이, 나방 애벌레
5급수 (V)	• DO 2ppm 이상, BOD 10ppm 이하 • 특수 정수처리 후 공업용수로 사용	깔따구류, 실지렁이류
급수 외	• BOD 10ppm 이상 • 공업용수 불가	

출처 : 강공연 외, 2005 (자료 수정)

표 3-8 하천 및 호소의 생활환경 등급기준

등급	이용목적별 적용대상
1급수 (I)	상수원수 1급, 자연환경보존, 청정지역
2급수 (II)	상수원수 2급, 수산용수 1급, 수영용수
3급수 (III)	상수원수 3급, 수산용수 2급, 공업용수 1급
4급수 (IV)	공업용수 2급, 농업용수
5급수 (V)	공업용수 3급, 생활환경보존

출처 : 물환경보전법

는물관리법」제5조 및 「수도법」제18조에 의한 수질기준을 따르고 해역은 호소의 기준과 같으나 부유물질 대신에 용매추출유분으로 대체한 7개 항목으로 정하되 수질기준을 3등급으로 나누어 규정한다.

「물환경보전법 시행규칙」제3조(2020.11.27.)에는 구리와 그 화합물 등의 각종 금속, 대장균군, 부유물질, 산과 알칼리류, 색소, 세제류, 유류(동식물성 포함), 페놀, 안티몬 등 약 58종의 수질오염 물질이 나와 있고, 시행규칙 제4조(2017.1.19.)에는 사람의 건강, 재산이나 동식물의 생육에 직·간접적으로 위해를 줄 수 있는 특정 수질유해물질 33종이 규정되어 있다. 또한 수질오염 물질의 배출허용기준에 따라 4개 지역(청정지역, 가 지역, 나 지역, 특례지역)을 정하여 배출허용한도를 정하고 있고 특히 특례지역(특별대책지역)에 대해서는 엄격한 배출허용기준을 별도로 관리하여 총량 규제를 실시하고 있다(「물환경보전법 시행규칙」제34조, 2019.12.20).

7) 수질오염 사건

세계적으로 알려진 수질오염 사건으로는 일본의 미나마타병, 이타이이타이병, 가네미 유증 사건, 체코의 블루베이비병이 있으며 표 3-9, 한국은 페놀오염 사건(1991. 3), 황산오염 사건(1991. 9), 벤젠과 톨루엔에 의한 악취 사건(1994. 1), 폐유 오염 사건(1994. 6) 등 낙동강에서 여러 차례의 오염사건이 발생하였다.

표 3-9 **세계적 수질오염 사건**

사건	오염 내용	증상	피해
일본 이타이이타이병(1945)	도야마천 아연광산, 지하수와 지표수 및 논밭의 카드뮴오염	동요성 보행, 다발성 골절, 골연화증, 단백뇨	농작물과 어류 섭취 후 350명 환자 발생, 120명 사망
일본 미나마타병(1952~1960)	미나마타 만의 질소비료공장, 메틸수은에 의한 어류 오염(생물농축)	신경마비, 사지마비, 청력장애, 시야협착, 언어장애, 기형아 출산	오염어류 섭취 후 111명 환자 발생, 41명 사망
일본 가네미 유증 사건(1968)	가네미 식용유 회사의 PCB 오염 식용유 이용음식 섭취	간장애, 안지분비 과다, 성장지연, 내분비장애, 말초신경장애	1,800여 명 환자 발생, 112명 사망, 닭 70만 마리 폐사
체코 블루베이비병(메타헤모글로비아)(1953~1960)	질산 함유수를 마신 아이blue baby	산소운반 방해로 인한 푸른색 신체(청색증)	5,800명 출산아 중 115명 발병, 9명 사망

출처 : 김성미 외, 2006

8) 수질오염 대책

수질오염으로 인한 국민건강과 환경의 피해를 방지하고 쾌적한 생활환경을 제공하기 위해서는 공공수역의 수질을 관리하고 수질의 자정작용을 상승시켜 수자원 환경을 보전하는 것이 무엇보다 중요하다. 이를 위해 우선 수질오염 지역이나 의심 지역의 오염상태를 정확히 조사한다. 이를 바탕으로 유입되는 폐수의 함유물질 농도와 양을 확인하고 수중 잔존물질에 의한 수역 내 영향(침전과 오탁성 변화 등)과 유독성 물질이 수중생물에 미치는 영향 등을 철저히 조사한다.

이와 함께 가정, 병원 등 폐수 배출시설 내에 수질오염 방지시설을 설치하여 생활하수, 산업폐수, 축산폐수 등의 배출량을 엄격히 통제하고 하수처리장을 확충함으로써(물리적·화학적·생물학적 처리) 폐수에 함유된 수질오염 물질을 최대한 기준 이하로 감소시키도록 한다. 아울러 정기적인 환경오염 평가와 모니터링을 실시하고 법적 규제장치를 강화하여 수질오염에 의한 피해 복구를 위해 힘써야 한다. 무엇보다도 계몽이나 교육을 통해 폐수를 배출하는 시설이나 국민 스스로가 수질오염이 생태계에 미친 피해나 영향을 인식하고 수자원을 보호 및 보전하는 노력이 필요하다.

3. 토양오염

일반적으로 토양에는 각종 미생물이 있어 토양으로 침투한 유기물을 분해하거나 토양 입자 속으로 수용성 물질이나 기체 등을 흡착시켜 오염 정도를 낮추는 자정작용을 한다. 그러나 산업화와 도시화로 다양한 물질의 소비가 증가하면서 생활하수, 산업폐수, 농약이나 비료의 과다 사용으로 인한 질소성분 등이 유출되고 각종 중금속류 등에 의해 유해오염물질이 늘어나 토양의 정화능력이 상실되면 오염상태가 심각해져 생태계의 파괴를 가속화한다. 이로써 식물계처럼 생육에 필수불가결한 생명체의 생육기능이 약화되고 결국 먹이사슬의 종말 단계인 사람에게까지 악영향을 미친다. 예를 들어, 어느 지역의 토양에 농작물의 생산량 증가와 해충 구제를 위해 장기간 농약을 사용하면 생산 작물에 사용한 농약이 축적될 가능성이 높아지고 이를 섭취한 동물이나 사람에게 건강상 장해를 유발하며, 농약에 함유된 중금속에 의해 토양까지 오염된다.

토양오염은 일단 진행되면 원상복구가 어렵고 이에 따른 시간과 비용이 엄청나므로 오염을 최소화하는 것이 가장 중요하다. 토양오염에는 토양 외에도 지하로 유입되는 지하수나 지하의 공기에 의한 오염도 포함된다. 유기물을 분해하는 미생물에게 필요한 산소 공급이 지하수로부터 원활하지 않고 차단되어 수질의 자정작용이 매우 저조하므로 오염을 예방하는 것이 최선책이다. 또한 토양오염은 대기오염이나 수질오염과는 달리 분해되지 않고 잔류하거나 축적되어 현재 토양의 오염상태를 살펴보기 위해서는 과거 시점으로 소급하여 적용·확인해야 하는 어려움이 있다.

우리나라에서도 토양오염으로 인한 국민건강 및 환경상의 위해를 예방하고 오염된 토양을 정화하는 등 토양을 적정하게 관리·보전함으로써 토양 생태계를 보전하고, 자원으로서의 토양가치를 높이며, 모든 국민이 건강하고 쾌적한 삶을 누릴 수 있게 함을 목적으로 1995년에 「토양환경보전법」(2020.5.27.)을 제정하여 중금속 및 그 화합물(카드뮴, 구리, 비소, 수은, 납 등), 유기인 화합물, PCB, 페놀류, 벤젠 톨루엔 등 유류누출 지표물질, 시안화합물, 벤조(a)피렌 등 22개 항목을 규제대상 토양오염물질로 규정하였다. 이를 이용해 토양오염관리 대상시설의 조사, 토양오염실태조사, 토양정밀조사, 토양관련 전문기관 지정 등 정보시스템을 구축 운영하고 있다. 또한 「토양환경보전법 시행규칙」 제1조 제3항(2020.10.15.)에는 특정토양오염관리 대상시설의 종류 및 대상범위를 환경부령으로 정하여 관리하고 있다 표 3-10. 예를 들어, 특정 토양오염관리 대상시설에서 기름

표 3-10 특정 토양오염관리 대상시설

종류	대상 범위
1. 석유류의 제조 및 저장시설	「위험물안전관리법 시행령」 별표 1의 제4류 위험물 중 제1·제2·제3·제4석유류에 해당하는 인화성 액체의 제조·저장 및 취급을 목적으로 설치한 저장시설로서 총용량이 2만 리터 이상인 시설(이동탱크저장시설을 제외한다)
2. 유해화학물질의 제조 및 저장시설	「화학물질관리법」 제28조에 따른 유해화학물질 영업의 허가를 받은 자가 설치한 저장시설 중 22개 규제대상 항목의 토양오염물질을 저장하는 시설[유기용제류의 경우는 트리클로로에틸렌TCE, 테트라클로로에틸렌PCE, 저장시설에 한정한다]
3. 송유관시설	「송유관 안전관리법」 제2조 제2호의 규정에 의한 송유관 시설 중 송유용 배관 및 탱크
4. 기타 위 관리대상시설과 유사한 시설로서 특별히 관리할 필요가 있다고 인정되어 환경부장관이 관계중앙행정기관의 장과 협의하여 고시하는 시설	

출처 : 토양환경보전법 시행규칙 제1조 제3항

이 유출되면 수면으로 급속히 확산되고 증발, 용해, 분산, 광光산화, 분해과정을 거쳐 일부가 하천을 따라 흐르는 동안 각종 부유물질과 수분까지 흡착하여 매우 끈끈한 에멀전 emulsion을 형성함으로써 유출 인근 일대가 기름으로 오염되어 이를 수거하고 처리하는 데 많은 노력이 요구된다. 카드뮴과 같은 중금속은 먼지에 혼입되어 흡입하면 인체에 큰 피해를 줄 수 있으므로 중금속 배출 공장은 하수를 통해 중금속이 토양으로 스며들지 않도록 이를 회수할 수 있는 처리시설을 갖추고 그 주변에는 농산물 재배를 규제하는 등 엄격한 조치와 법령에 의한 관리기준을 적용하여 쾌적한 생활환경이 되도록 관리해야 한다.

4. 악취

악취란 황화수소, 메르캅탄류, 아민류 등 휘발성의 자극적인 기체물질이 후각을 자극하여 불쾌감과 혐오감을 주는 냄새를 말하며 이 때 두 가지 이상의 악취물질이 함께 작용하는 것을 복합악취라 한다. 악취는 장소, 시기, 온도에 따라 농도가 달라 관리가 쉽지 않으며 처리공정도 그에 따라 다르게 적용해야 한다. 악취는 냄새로 인한 불쾌감이나 스트레스 외에도 심한 경우 호흡기나 소화기에 영향을 미치고 식욕감퇴, 두통, 눈점막 자극 등을 유발한다. 따라서 환경부에서는 사업 활동 등으로 발생하는 사업장 악취를 규제하고 생활 악취를 방지함으로써 국민이 건강하고 쾌적한 환경에서 생활할 수 있도록 2004년 「악취방지법」을 제정하여 악취의 원인물질인 지정악취물질 22가지 표 3-11를 지정하였다(2020.3.3.). 사업장 악취에 대해서는 악취를 유발하는 시설, 기계, 기구 등 악취배출시설(44개 지정시설과 그 밖의 시설 지정, 2019.12.20.)을 환경부령으로 규정하고 있고 생활 악취는 「악취방지법」(2021.1.5.)에 근거하여 하수관로·하천·호소·항만 등 공공수역에서 악취가 발생하여 주변에 피해가 되지 않도록 적절하게 관리하고 있다.

악취는 자연적 또는 인위적으로 발생한다. 자연발생적인 악취는 주로 미생물에 의한 자연계의 단백질 분해나 하수의 혐기성 분해가 원인으로 발생량도 상당하지만 그 범위가 워낙 넓어 인위적인 발생보다 처리가 용이한 면이 있다. 이에 비해 인위적인 경우 산업시설과 관련된 화학공장, 정유공장, 식품시설, 수지공장, 하수처리장, 축산물처리장, 양돈처리장, 쓰레기매립장 등이 주요 원인시설로 작용하여 이로 인한 민원이 끊이지 않고 있다.

표 3-11 지정악취물질의 배출허용기준

No.	악취물질	냄새 특성	배출허용기준(ppm)	
			공업지역	기타 지역
1	암모니아	코를 찌르는 냄새	2 이하	1 이하
2	메틸메르캅탄	썩은 배추	0.004 이하	0.002 이하
3	황화수소	썩은 달걀	0.06 이하	0.02 이하
4	다이메틸설파이드	썩은 냄새	0.05 이하	0.01 이하
5	다이메틸다이설파이드	썩은 냄새(마늘 냄새)	0.03 이하	0.009 이하
6	트라이메틸아민	썩은 냄새(생선 냄새)	0.02 이하	0.005 이하
7	아세트알데히드	격한 비린내	0.1 이하	0.05 이하
8	스티렌	도시가스 냄새	0.8 이하	0.4 이하
9	프로피온알데히드	자극성 쓴 냄새	0.1 이하	0.05 이하
10	뷰틸알데히드	자극성 쓴 냄새	0.1 이하	0.029 이하
11	n-발레르알데히드	시고 탄 냄새	0.02 이하	0.009 이하
12	i-발레르알데히드	시고 탄 냄새	0.006 이하	0.003 이하
13	톨루엔	휘발유 냄새	30 이하 1	0 이하
14	자일렌	휘발유 냄새	2 이하	1 이하
15	메틸에틸케톤	자극성, 아세톤 냄새	35 이하	13 이하
16	메틸아이소부틸케톤	자극성, 신나 냄새	3 이하	1 이하
17	뷰틸아세테이트	자극성, 신나 냄새	4 이하	1 이하
18	프로피온산	자극성, 쓴 냄새	0.07 이하	0.03 이하
19	n-뷰티르산	자극성, 땀 냄새	0.002 이하	0.001 이하
20	n-발레르산	격한 고린내	0.002 이하	0.0009 이하
21	i-발레르산	자극성, 치즈 냄새	0.004 이하	0.001 이하
22	i-뷰틸알코올	자극성, 발효 냄새	4.0 이하	0.9 이하

출처 : 악취방지법 시행규칙 제2조

표 3-12 복합악취의 배출허용기준과 엄격한 배출허용기준의 설정범위

구분	배출허용기준(희석배수)		엄격한 배출허용기준의 범위(희석배수)	
	공업지역	기타 지역	공업지역	기타 지역
배출구	1,000 이하	500 이하	500~1,000	300~500
부지경계선	20 이하	15 이하	15~20	10~15

출처 : 악취방지법 시행규칙 제8조 제1항

예를 들어 쓰레기매립장, 분뇨처리장에서는 암모니아, 메틸메르캅탄, 황화수소, 황화메틸, 트리메틸아민, 아세트알데히드, 프로필렌알데히드 등의 복합악취물질을 발생하는 것으로 조사되었다.

악취 배출허용기준은 복합악취 측정을 원칙으로 하고 사업자의 악취물질 배출 여부를 확인할 경우에만 지정악취물질을 측정할 수 있다. 복합악취는 공기희석 관능법을 사용하여 악취감지한계에서의 냄새를 감지하고 희석배수에 따른 농도로 표시한다. 지정악취는 부지한계선에서 시료를 채취하여 기기분석법으로 측정하여 농도(ppm)로 표시한다. 표 3-11과 표 3-12는 「악취방지법 시행규칙」 제8조 제1항에 따른 지정악취물질과 복합악취물질의 배출허용기준을 제시하고 있다(2020.3.3.). 표에서 규정한 공업지역은 ① 「산업입지 및 개발에 관한 법률」에 따른 국가산업단지, 일반산업단지, 도시첨단산업단지, 농공단지, ② 「국토의 계획 및 이용에 관한 법률 시행령」에 따른 전용공업지역, ③ 「자유무역지역의 지정 및 운영에 관한 법률」에 따른 자유무역지역 중 하나에 해당하는 지역을 말한다.

5. 환경호르몬

생명체의 호르몬과 유사한 구조를 가진 물질로 호르몬의 신호전달을 방해하여 생체의 내분비계를 교란하고 비정상적인 생체반응을 유도하는 물질을 환경호르몬 또는 내분비장애(교란)물질EDs, EDCs이라고 한다. 이 물질은 생물체의 정상적 생성물이 아니라 주로 인간의 산업활동의 결과 환경으로 방출된 유해화학물질로 생체에 흡수되어 생체의 호르몬 분비기능과 생식기능을 방해함으로써 개체의 수와 건강에도 영향을 미치는 외인성 물질이다. 이제껏 알려진 사례로는 플로리다 악어의 부화율 감소, 수컷 잉어의 정소 축소, 바다 고등어류의 자웅동체, 패류의 임포섹스imposex, 갈매기의 부화율 저하, 바다표범의 갑상선기능 저하, 양의 다발성 사산, 불임여성의 증가, 남성의 정자 수 감소 등이 있다.

현재까지 세계자연보호기금WWF에서는 약 67종, 일본 후생성에서는 143종, 미국 환경청EPA은 주마다 규제물질의 종류가 다르지만 약 74종의 화학물질을 환경호르몬으로 규정하고 있으며, 우리나라는 WWF의 분류를 따르고 있으나 계속적인 연구로 그 숫자는 더욱 늘어날 것으로 보인다.

1) 환경호르몬의 분류와 특징

환경호르몬은 약물성, 자연성, 환경성으로 분류한다. 약물성 환경호르몬은 호르몬제제(DES가 해당)이고, 자연성 환경호르몬은 콩류, 사과, 딸기, 클로버 등의 식물에 함유되어 있는 식물에스트로겐에 해당된다. 환경성 환경호르몬은 가장 위해도가 높으며 다이옥신, 비스페놀A, DDT, PCB, TBT(생물부착방해제), DEHA, 농약, 유기중금속 등 주로 산업 관련 물질들이 여기에 속한다.

폐기물의 소각장, 화학공장, 음식물 내의 잔류농약 등에서 생성되는 합성화학물질인 환경호르몬은 생태계의 먹이사슬을 통해 인체로 유입되어 대부분 지방조직에 농축되므로 생체호르몬과는 달리 쉽게 분해되지 않고 안정하여 몸 안에 수년간 잔존할 가능성이 있다.

환경호르몬의 작용은 정상 호르몬을 흉내 내어 대신 반응하는 모방기작, 정상 호르몬과 결합할 수용체에 미리 결합하는 봉쇄기작, 과도한 세포반응으로 예정되지 않은 세포분열을 일으키는 방아쇠기작이 주로 관련되는데, 그 결과 정상적 내분비기능을 방해함으로써 생체반응에 간접적으로 영향을 미친다. 우리가 흔히 접하는 환경호르몬을 표 3-13에 정리하였다.

표 3-13 **환경호르몬의 종류와 특징**

종류	특징
다이옥신(류)	• 가장 독성이 강한 내분비계 장애물질 • 생성 : 여러 물질들(특히 피복전선과 페인트)의 소각, 화학제품의 열분해, 금속처리공정, 펄프나 제지공장의 배출수, 자동차 배기가스, 산불, 번개, 화산폭발과 같은 자연현상(드문 경우) • 소각장에서 극미량의 부산물에 의해 대기로 유출되어 소각장 인근 주민에게 발생한 피해사례 보고 • 소량으로도 인체에 치명적이며 7년의 반감기 소요 • 1,300℃ 이상에서만 분해
비스페놀류	• 합성수지의 원재료 • 급식용기, 음료수 캔 내부 코팅, 커튼 방염처리제 • 쥐 실험 결과 암컷의 분만횟수 감소, 체중 감소 • 플라스틱 용기에 뜨거운 물이나 기름함유 음식을 넣으면 녹아 나옴
알킬페놀류	• 공업용 세정제, 유화제, 계면활성제 • 유방암 실험 도중 발견 • 눈과 호흡기계 자극, 단백질 변성 • PVC 랩 등 합성수지제는 반드시 식품용과 산업용을 구분하여 선택해야 함

(계속)

종류	특징
폴리염화비페닐 PCB	• 화장품, 도료, 비카본 복사용지, 살충제 등의 코팅제 또는 변압기나 전기제품 등 다양한 분야에서 사용됨 • 우리나라에서는 1996년 금지되었으며, 1970년대 후반부터 많은 나라에서 사용이 금지되었다. • 재생지를 식품 용기나 포장재로 사용하는 경우 폐지 중 잉크로부터 또는 포장기계나 설비에서 식품으로 이행되기도 함
스티렌 (다이머·트리머)	• 일회용 식기, 즉석 면(컵라면) 용기, 도시락 용기로 사용한다. • 끓는 물을 부어 단시간에 음식(면발)을 익히는 동안 폴리스티렌의 성분인 스티렌 다이머나 스티렌 트리머가 식품으로 이행되어 문제를 야기한다. • 식약처에서는 폴리스티렌 컵라면 용기와 멜라민수지MF 식기류는 전자레인지에서 사용하지 말 것을 권하고 있다.
DDT	• 강력한 살충제 • 발암, 면역력 저하, 백혈구 과립 감소 • 우리나라에서는 1979년부터 사용 금지 • 제조 금지 후에도 토양에 잔류하여 대기, 물, 생물을 통해 농축
프탈레이트 (PET 포함)	• 플라스틱 가소제, 연화제 • 향수, 화장품, 가정용 바닥재, 목재 가공, 알루미늄 포일, 식품 용기의 인쇄 잉크 등 광범위하게 사용됨 • 동물실험에서 새끼의 사망률이 증가하고 기형이 발생하였으며, 수컷의 전립선 중량이 감소함
프탈레이트 (PET 포함)	• 인체에서는 생식능력을 저하시키고 암을 유발하며 내분비계 장애를 일으킴 • 플라스틱으로 된 식품용 포장재나 포장 용기, 알루미늄 포일에거 녹아 나와 식품으로 이행됨 • 대부분의 환경호르몬처럼 지용성으로 버터, 마가린, 치즈, 초콜릿, 피자, 햄버거 등 유지류 식품을 쉽게 오염시키므로 용기나 포장재 선택 시 주의해야 함 • 프탈레이트 가소제 중 높은 안전성이 인정된 폴리에틸렌테레프탈레이트PET는 투명성과 낮은 가스투과율로 약 100여 개국에서 콜라, 사이다 등 탄산음료의 병이나 식품포장재로 널리 사용됨
TBT	• 주석화합물로 선박에 부착생물이 붙는 것 방지 • 굴, 홍합 등의 생산량이 감소하였으며, 암컷에 수컷의 생식기관이 생김 • 인체에서는 적은 양이라도 호흡곤란과 피부이상 증세가 나타나며, 고농도이면 신경장애 유발 • 외국에서는 1980년대 초부터 어업에서 TBT 사용 규제 • 우리나라에서는 2002년부터 연안을 항해하는 모든 선박에서 사용 금지

2) 환경호르몬과 생태계

인간의 소비활동으로 생성되는 환경호르몬이 생태계에 미치는 영향은 여러 연구를 통해 그 심각성이 많이 보고되었다. 1996년 발간된 『잃어버린 미래Our Stolen Future』라는 저서를 통해 전 세계적으로 환경호르몬에 의한 생태계의 위험성에 대해 경각심이 일어났으며, 1997년 일본 NHK TV에서 환경호르몬이라는 용어가 최초로 사용되었다. 이로써 오존층 파괴, 지구 온난화 문제와 더불어 환경호르몬이 생태계와 인간에게 위협이 될 수 있다는 위험성으로 인해 세계 3대 환경문제가 되었다. 표 3-14는 환경호르몬에 의해 발생하여 그 현상이 보고된 생태계의 사례들이다.

표 3-14 **환경호르몬이 생태계에 미친 영향**

구분	보고된 사례
패류	우리나라의 해양연구소 연구 결과 • 진해만의 굴, 피조개, 홍합, 바지락 생산량 감소 • 수컷의 생식기가 달린 암컷 고동이 다수 발견된 이후 남해와 제주 해역에서 다수의 임포섹스 고동 발견 ⇒ TBT로 인한 바다오염이 원인
조류	• DDT로 인한 조류의 생식장애 : 알껍데기의 석회화 방지 ⇒ 알의 부화장애 • 갈매기의 동성 짝짓기 ⇒ 번식력 감소
조류	• DDT, DDE로 인한 수컷의 암컷화 • 미국 클리어 호수의 논병아리 떼죽음 ⇒ 모기 퇴치를 위해 DDT 3차례 살포(1949~1957)
어류	• 일본의 스미다강과 타마강 잉어의 성비 이상 : 수컷 감소 ⇒ 다른 강물과 달리 알킬페놀 검출 • 영국에서 성별을 판단하기 어려운 물고기 대량 발견 ⇒ 알킬페놀 검출 • 미국의 펄프공장 하류의 물고기 생식기 퇴화, 성장장애
포유류 (인체 포함)	• 플로리다 표범 : 생식기 이상, 발육장애 ⇒ DDE와 PCB에 의한 사료오염 • 모유에서 다이옥신 검출 • 덴마크 남성의 정자 감소 ⇒ 1940년 1억 1,000개에서 1990년 6,600만 개로 감소 • 타이완 아이들의 성장 지연, 약한 정도의 ADHD, 사춘기의 성기왜소증 ⇒ 임신 중 PCB에 오염된 식용유로 조리된 식품 섭취

출처 : 구난숙 외, 2015(자료 정리)

3) 환경호르몬의 감소방안

환경호르몬이 생태계에 미치는 영향은 먹이사슬을 거쳐 결국 인체에도 암 유발, 면역기능 저하, 생식기관 등 조직 기형, 생식기능 저하를 초래하여 개체수를 감소시키므로 그 피해를 줄이고자 여러 가지 방안이 제시되고 있다. 다음은 식약처에서 제시한 생활수칙이다.

- 오염지역에서의 생선 섭취를 금하고 채소의 겉부분도 잘 제거하며 무농약·유기농 제품을 사용하도록 한다.
- 해조류나 섬유소가 많은 채소는 다이옥신 억제효과가 높기 때문에 자주 섭취하고

모든 식품은 깨끗이 씻어 섭취한다.

- 전자레인지에는 플라스틱 용기(특히 일회용 컵 또는 컵라면 용기)나 랩의 사용을 피하고 가열해도 안전한 유리그릇을 사용한다.
- 캔이나 통조림 식품은 개봉 후에는 다른 용기에 담아야 하며, 포장지의 겉 부분이 식품에 닿지 않도록 한다.
- 일회용 제품, 비닐, 플라스틱의 사용을 줄이되 부득이하게 사용하는 경우 지방질 식품과의 접촉을 최소화한다.
- 쓰레기는 그 양을 줄이고 분리하여 배출하며, 세제와 살충제를 남용하지 않는다.
- 무엇보다 환경호르몬에 대한 노출 방지를 위해 손을 자주 씻는 습관을 갖도록 한다.
- 학계와 유관기관에서는 환경호르몬 가능물질을 규명하고 저감화 방안을 계속 연구해야 한다.
- 정부는 국민의 불안감을 감소시키기 위해 환경호르몬에 대한 정확한 대국민 홍보를 실시해야 한다.

6. 소음과 진동

1) 소음

일반적으로 건강한 사람이 들을 수 있는 소리의 가청범위 주파수는 20~20,000Hz (헤르츠)이며 언어를 구성하는 주파수는 250~3,000Hz이다. 소리는 공기 등의 매체가 진동하여 발생하는 것으로 주기적인 진동을 초당 회전수cps로 표현한 것이 Hz(진동수)이다. Hz 값이 커질수록(고주파) 고음을 내는데, 영구적인 청력장애 주파수는 3,000~5,000Hz로 특히 4,000Hz에서 가장 심하다.

소음은 단순히 시끄러운 소리 외에도 듣기 싫은 소리로 불쾌감 등 피해를 주는 비주기적인 소리이다. 소음에는 소리(음)의 강도 및 크기와 감각의 크기까지 포함된다. 소음을 측정하는 정도로는 소리의 강도(음압)를 측정하는 dB(데시벨), 소리의 세기(크기)를 측정하는 phon(폰), 감각의 세기를 알아보는 sone(손)을 사용한다. dB은 최소가청치(기준음)에 대한 측정대상 음의 강도수준을 나타내는 것으로 음파의 방향에 수직한 단위면적을 단위시간에 통과하는 음의 에너지량을 측정하며, 장애물이 없는 곳의 지상 1.5m에서 실시한다. 소음이 10배 증가할 때마다 10dB씩 증가한다. 보통 85dB 이상이면 불쾌감을 느끼며, 자극 정도가 커지면 난청이나 통각을 유발한다. 난청은 와우각의 전정계와 고실계 사이에 있는 코르티기관 내 유모세포의 변성과 소실로 발생하며, 난청유발 소음강도는 90~120dB이다. 통각유발 소음강도는 130~140dB 이상으로, 심하면 고막이 파열되기도 한다.

소리세기의 단위인 phon은 주파수 1,000Hz의 소리를 기준음으로 하여 측정대상음을 청취자가 지각 비교해 나타낸 dB이므로 1,000Hz에서는 dB 값과 phon 값이 같거나 거의 비슷하다. 소음의 세기(크기)를 측정하는 소음계는 phon을 단위로 한다. 감각의 세기를 나타내는 sone은 소리의 시끄러운 정도를 감각의 양적 크기에 비례하여 느끼는 주관적 특성이다. 예를 들어 소리가 4 sone이면 기준음보다 감각적으로 4배 더 크게 느껴지는 것으로 설명된다. 표 3-15는 소리의 종류에 따른 소리강도와 소리세기를 비교한 것이다.

표 3-15 **소리의 종류에 따른 소리강도와 소리세기**

소리의 종류	소리강도(dB)	소리세기(phon)
조용한 소리, 속삭임	40dB	30phon
보통의 대화소리	60dB	60phon
시끄러운 소리, 전화벨	80~90dB	70phon
지하철 역, 전철 통과	100dB	100phon
제트기 소리	140dB	120phon

소음은 흔히 심리적인 영향(불쾌감)과 신체적인 영향(작업능률 저하, 청취 방해, 수면 방해)을 불러오기도 하지만 생체의 다양한 부위에 대한 파급도 상당하다. 소음으로 순환기가 자극을 받아 혈압 상승, 맥박 상승, 말초신경 수축 등이 발생하며, 호흡기(호흡 횟수 상승, 얕은 호흡)와 소화기(위액 분비량 감소, 위액 산도 저하) 장애, 백혈구 수 증가와 혈당치 상승 등이 나타난다. 이 중 가장 보편적인 장애가 청력이상으로 일시적 청력손실(일시적 난청)과 영구적 청력손실(영구적 난청)이 있으며, 중이염은 소음과는 무관하다. 난청방지 허용기

표 3-16 **일반지역과 도로변 지역의 소음환경기준***

[단위 : Leq dB(A)]

지역 구분	대상 지역**	시간대별	
		낮(06:00~22:00)	밤(22:00~06:00)
일반 지역	'가'지역	50	40
	'나'지역	55	45
	'다'지역	65	55
	'라'지역	70	65
도로변 지역***	'가' 및 '나'지역	65	55
	'다'지역	70	60
	'라'지역	75	70

* 이 표의 소음환경기준은 항공기, 철도, 건설작업 소음에는 적용 안 함

** '가'지역 : 녹지지역, 보전관리지역, 농림지역 및 자연환경보전지역, 전용주거지역, 종합병원의 부지경계로부터 50미터 이내 지역, 학교의 부지경계로부터 50미터 이내 지역, 공공도서관의 부지경계로부터 50미터 이내 지역

'나'지역 : 생산관리지역, 일반주거지역 및 준주거지역

'다'지역 : 상업지역 및 계획관리지역, 준공업지역

'라'지역 : 전용 공업지역 및 일반공업지역

*** 도로 : 자동차의 안전한 주행에 필요한 일정 폭의 차선 두 개 이상 있는 도로를 말함

출처 : 환경정책기본법 시행령 제2조

준치는 80~90phon으로 100phon 이상의 소리세기에 단시간만 노출되어도 청력이 손실될 수 있다.

우리나라에서 공해진정 건수가 가장 많은 것이 소음문제로 때로는 인명피해라는 심각한 결과를 유발하기도 한다. 「환경정책기본법 시행령」 제2조(2021.7.6.)에 따르면 일반지역과 도로변 지역(2차선 이상)의 소음 환경기준은 표 3-16과 같다. 일반지역(주거지역과 학교 등)의 낮(6~22시)과 밤(22~6시)의 소음환경 허용기준은 가~라 지역으로 구분된 적용대상에 따라 50~70dB과 40~65dB이며, 도로지역(2차선 이상 도로변지역)에서 낮과 밤의 소음환경 허용기준은 가~라 지역으로 구분된 적용대상에 따라 65~75dB과 55~70dB이다. 「소음·진동관리법」 시행규칙 제8조(2019.12.31.)에는 해당 공장이 입지한 대상지역에 따른 공장소음의 배출허용기준이 표 3-17에 나와 있다.

소음을 방지하기 위한 방법으로 소음 유발 원인의 제거 및 소음 차단과 소음 흡수 등이 있다. 소음의 원인을 제거하는 방식이 가장 효과적이지만 현실적으로 불가능할 때에

표 3-17 공장소음 배출허용기준*

[단위 : dB(A)]

대상 지역**	시간대별		
	낮(06:00~18:00)	저녁(18:00~24:00)	밤(24:00~06:00)
가	50 이하	45 이하	40 이하
나	55 이하	50 이하	45 이하
다	60 이하	55 이하	50 이하
라	65 이하	60 이하	55 이하
마	70 이하	65 이하	60 이하

* 충격음 성분이 있는 경우 허용기준치에 -5dB을 보정한다

** 가 : 도시지역 중 전용주거지역 및 녹지지역(취락지구, 주거개발진흥지구 및 관광·휴양개발진흥지구만 해당), 관리지역 중 취락지구·주거개발진흥지구 및 관광·휴양개발진흥지구, 자연환경보전지역 중 수산자원보호구역 외의 지역

나 : 도시지역 중 일반주거지역 및 준주거지역, 도시지역 중 녹지지역(취락지구, 주거개발진흥지구 및 관광·휴양개발진흥지구는 제외)

다 : 농림지역, 자연환경보전지역 중 수산자원보호구역, 관리지역 중 가목과 라목을 제외한 그 밖의 지역

라 : 도시지역 중 상업지역·준공업지역, 관리지역 중 산업개발진흥지구

마 : 도시지역 중 일반공업지역 및 전용공업지역

출처 : 소음·진동관리법 시행규칙 제8조

는 방음시설(방음벽이나 방음판)을 세워 소음의 외부 투과를 억제하고, 매질(매체)에서 전달되는 소음 투과를 차단하는 차음이나 흡음할 수 있는 벽면 재질을 이용한다. 그 밖에 소음방지의 지도 및 계몽교육, 도시계획의 정비, 법적 규제 및 소음피해자 관리대책도 아울러 추진해야 한다.

2) 진동

소음과 진동을 적정하게 관리하고 배출허용기준에 따라 규제하여 피해를 방지함으로써 모든 국민이 정온靜穩한 환경에서 생활할 수 있도록 제정된 「소음·진동관리법」에 따르면 기계, 기구, 시설, 기타 물체의 사용으로 발생하는 강한 흔들림을 진동이라 한다. 진동은 발생 원인에 따라 공장진동, 건설진동, 교통진동으로 구분하여 각각 다른 규제기준과 조치를 적용한다. 동법 시행규칙 제8조(2019.12.31.)에 따르면 해당 공장이 입지한 대상지역(가~라 지역)에 따른 공장진동의 배출허용기준은 낮(6~22시)과 밤(22~6시) 시간대별로 각각 60~75dB과 55~70dB이다 표 3-18.

진동감각은 0~100Hz 범위에서 유발되다가 20~2,000Hz가 되면 청각에 장해를 일으

표 3-18 **공장진동 배출허용기준**

[단위 : dB(V)]

대상 지역*	시간대별	
	낮(06:00~22:00)	밤(22:00~06:00)
가	60 이하	55 이하
나	65 이하	60 이하
다	70 이하	65 이하
라	75 이하	70 이하

* 가 : 도시지역 중 전용주거지역·녹지지역. 관리지역 중 취락지구·주거개발진흥지구 및 관광·휴양개발진흥지구, 자연환경보전지역 중 수산자원보호구역 외의 지역

나 : 도시지역 중 일반주거지역 및 준주거지역, 농림지역, 자연환경보전지역 중 수산자원 보호구역, 관리지역 중 가목과 다목을 제외한 그 밖의 지역

다 : 도시지역 중 상업지역·준공업지역, 관리지역 중 산업개발진흥지구

라 : 도시지역 중 일반공업지역 및 전용공업지역

출처 : 소음·진동관리법 시행규칙 제8조

킨다. 진동장해도 소음과 마찬가지로 생체에 영향을 미친다. 국소적인 장해로는 손가락 모세혈관의 간헐적 창백함 또는 경련성 증후군(레이노현상Raynaud's phenomenon)과 그라인더(연삭기), 진동기구, 착암기 취급자에게 나타나는 근육관절통 등이 있다. 전신장해는 자율신경장애, 순환기장애(혈압과 맥박 상승), 부신중량 감소, 부신아스코르브산 감소, 혈중 호산구나 혈당 변화, 월경장애 등으로 승무원 및 발전기나 전동기 취급자에게 나타난다.

CHAPTER

04

식품위생

1. 식품위생의 개념 ı 2. 식품의 안전성 평가 ı 3. 식품과 미생물 ı 4. 식중독

CHAPTER

04

생각해보기

먹을 것을 구하는 것에서 인간의 역사가 시작되었다고 해도 과언이 아닐 정도로 식품은 인간생활의 중심이 되어 왔다. 인간은 매일 식품을 섭취함으로써 생명유지와 성장 및 활동에 필요한 영양소를 공급받고 체내 대사를 조절하여 건강을 유지하기 때문에 식품은 우리 생활에 기본적이고 필수적인 요소이다. 그러나 영양적·기능적 가치가 뛰어난 식품이라도 위생적으로 관리되어 안전성이 확보되지 않으면 그 가치를 상실하게 된다.

1. 식품위생의 개념

우리나라는 식품위생으로 인한 위생상의 위해를 방지하고 식품영양의 질적 향상을 도모하며 식품에 관한 올바른 정보를 제공하여 국민보건을 증진하고자 1962년 「식품위생법」을 제정하였다. 「식품위생법」 제2조에 의하면 '식품위생이란 식품, 식품첨가물, 기구 또는 용기·포장을 대상으로 하는 음식에 관한 위생'으로 정의되어 있으며, 세계보건기구의 환경위생전문위원회는 식품위생을 '식품의 재배·생산·제조에서 인간이 섭취할 때까지 전 단계에 걸쳐 식품의 안전성, 건전성 및 완전무결성을 확보하기 위한 모든 수단'이라고 하였다. 식품과 관련된 위해hazard는 여러 요인에 의해 야기되며 이들은 식중독, 경구감염병, 인수공통감염병, 기생충병 등과 같은 건강장해를 일으킨다. 식품위해요인으로는 병원성 미생물, 환경요인, 자연독, 잔류농약, 식품첨가물 및 제조·유통 중의 유인성 요인 등이 있다 표 4-1. 대표적 환경요인인 환경호르몬이나 잔류농약에 의한 위해는 수질오염과도 관련되어 생물체, 특히 어패류에 많은 영향을 주며 이는 먹이사슬을 통해 결국 인체에도 영향을 미쳐 건강상 장애를 유발한다.

표 4-1 식품위해의 요인과 유발물질

요인	유발물질
유해·유독성분(자연독)	• 식물성 독성물질 : 버섯독, 시안배당체, 식물성 알칼로이드 등 • 동물성 독성물질 : 복어독, 마비성 조개독, 베네루핀 등
병원성 미생물	• 세균성 식중독 원인균, 경구감염병 원인균, 곰팡이독, 기생충 등
잔류농약	• 유기인제, 유기염소제, 유기수은제 등
식품첨가물	• 허가되지 않은 첨가물(둘신, 일부 타르색소 등) • 합성 식품첨가물
유인성induced 요인	• 트랜스지방산, 아세트알데히드, 니트로소아민, 아크릴아미드, 에틸카바메이트 등 자연(산화)유지, 조사유지, 조리 또는 가공과정에서 생성되는 화합물
환경요인	• 중금속, 방사성 물질 등 • 환경호르몬 : PCB, 다이옥신, 스티렌모노머 등

2. 식품의 안전성 평가

1) 독성시험

식품의 안전성을 확보하기 위해 위해요인을 파악하고 제거하는 것도 중요하지만 식품이 안전한지를 파악하는 것 또한 매우 중요하다. 식품의 안전성 검사에는 동물을 이용한 독성시험이 필수적인데, 독성시험방법으로는 일반 독성시험인 급성 독성시험, 아만성 독성시험, 만성 독성시험과, 특수 독성시험인 발암성시험, 변이원성시험 등이 있다 표 4-2.

급성 독성시험은 쥐에 시료를 1회 투여하여 반수의 쥐가 죽는 양, 즉 LD_{50} 값(mg/kg)을 구하는 것으로, 이 값이 작을수록 독성이 강하다. 아만성 독성시험은 발암성을 제외한 모든 만성 독성의 정보를 제공하며 만성 독성시험의 투여량을 결정하는 데 필요하다. 만성 독성시험은 장기간 섭취 시에 나타나는 독성의 영향, 특히 식품첨가물의 안전한계 설정 시 불가역적이거나 점진적인 영향을 발견하고 확인하는 경우에 필요하다. 2가지 동물의 암수에 4가지 이상의 양을 설정하여 동물에 따라 1~2년에 걸쳐 시행하는데, 그 동물에 일생 동안 계속 투여해도 아무런 독성이 나타나지 않는 최고섭취량, 즉 최대무작용량 maximum no effect level, MNEL; no observed effect level, NOEL을 구하는 것이 목적이다.

표 4-2 **식품의 독성시험방법의 종류와 목적**

종류		측정 및 평가내용	목적
일반 독성시험	급성 독성시험	반수의 동물이 죽는 양(LD_{50}) 측정	식품첨가물의 독성 판정
	아만성 독성시험	1개월~1년 정도 투여한 첨가물의 독성 측정	만성 독성의 정보와 투여량에 대한 정보 파악
	만성 독성시험	장기투여에 의한 독성영향 평가	식품첨가물의 안전한계량 설정
특수 독성시험	발암성시험	일생 동안 매일 투여 시 암 생성 여부 평가	발암가능물질 여부 판정
	번식시험	첨가물이 번식에 미치는 영향 평가	첨가물이 번식과 성장에 미치는 영향 판정
	최기형성시험	어미에게 투여한 첨가물이 새끼에게도 영향을 미치는지 여부 평가	후손에 미치는 영향 평가
	변이원성시험	첨가물의 돌연변이 유발 여부 평가	돌연변이 유발 판정

2) 1일 섭취허용량과 사용기준의 설정

1일 섭취허용량acceptable daily intake, ADI은 최대무작용량을 FAO/WHO에서 인정하는 각 식품첨가물에 대한 안전계수인 100으로 나누어 구할 수 있다. 식품첨가물의 섭취허용량은 식품에서 목적하는 효과를 내는 최소량과 식품의 하루섭취량을 고려하여 1일 섭취가능량을 결정한 후 식품기호계수(2~10)를 곱해 최대섭취량을 산출하여 ADI를 넘지 않는 범위 내에서 결정한다. 일반적으로 법적인 사용기준량은 섭취허용량보다 낮게 설정한다.

3) 위해요소중점관리기준

1993년 7월 세계식품규격위원회CODEX 제20차 총회에서 위해요소중점관리기준hazard analysis critical control point, HACCP 시스템의 적용지침을 채택하고 세계 각국에 HACCP 도입을 권고한 이후 식품의 안전성을 확보하기 위해 과학적인 위생관리체계인 HACCP의 적용이 전 세계적으로 빠르게 확산되고 있다. 우리나라의 식품의약품안전처에서는 'HACCP이란 식품의 원료, 제조·가공·조리 및 유통의 전 과정에서 위해물질이 해당 식품에 혼입되거나 오염되는 것을 사전에 방지하기 위해 각 과정을 중점적으로 관리하는 기준이다.'라고 정의하고 있다. 즉 식품위해요소의 사전 예측과 예방에 중점을 두어 식품의 미생물학적·물리화학적 위험요인을 제어하는 위생관리제도이다.

HACCP은 위해요소분석과 중요관리점의 2가지 부분으로 구성되는데, 전자는 위해가능성이 있는 요소를 찾아 분석·평가하는 것이며, 후자는 그 위해성을 제거하고 안전성을 확보하기 위해 중점적으로 다루어야 할 관리점을 말한다. HACCP에 의한 관리방식은 최종제품만을 점검하는 기존의 위생관리방법인 GMPgood manufacturing practice와 달리 각 공정에서 발생할 수 있는 물리화학적·생물학적 위해요소를 분석하여 위험방지에 필요한 관리항목을 결정하고 제어하는 과학적인 위생관리체계라 할 수 있다.

3. 식품과 미생물

1) 식품의 마이크로플로라

식품에 오염된 미생물은 온도, 수분함량, pH 등 환경조건에 따라 고유의 마이크로플로라microflora가 형성된다. 마이크로플로라는 시간에 따라 서서히 변화하는데, 특히 특정 미생물이 증식하여 기질을 분해하면 영양물질은 결핍되고 노폐물은 축적되어 마이크로플로라에 변화가 일어난다. 일반적으로 신선식품은 원료 동식물의 생육환경과 비슷한 마이크로플로라가 형성되고 가공식품은 가공 중 2차 오염을 일으키는 미생물에 의한 마이크로플로라가 형성된다.

2) 미생물에 의한 식품의 오염

식품의 원료인 농수산물은 토양, 물, 공기 등 자연계에 존재하는 각종 미생물에 의해 1차적으로, 그리고 이들의 처리, 운반, 가공, 저장 중에 2차적으로 오염될 수 있다. 2차 오염 예방을 위해 식품원료를 위생적으로 안전하게 취급하고 위생관리를 철저히 해야 한다.

(1) 토양미생물

토양미생물은 수계를 통해 물을 오염시키고 일부는 공중낙하균을 형성하기도 한다. 채소, 과일, 곡류 등과 같은 농산물은 토양미생물에 의한 오염 가능성이 높다.

(2) 수생미생물

하천이나 호수에는 고유의 수생세균 외에 토양, 분변, 하수에서 유입된 병원균이 존재할 수 있다. 따라서 식품의 재배, 세척 등에 사용되는 물에 의해 담수세균이 식품에 오염되는 경우가 있으므로 수돗물 이외의 물을 용수로 사용할 때는 정기적으로 수질검사를 받아야 한다. 해수에는 3% 정도의 염분이 존재하므로 해수 고유의 마이크로플로라가 형성된다. 해수세균은 1~3%의 염도에서 증식하며 해수 표면과 연안 해수에 주로 분포한다. 해수에 서식하는 어패류는 아가미, 내장, 체표면 등이 오염되고 어획 후에는 근육에 침입할 수 있다.

(3) 공중낙하균과 분변세균

공중낙하균은 공기 중에 부유한 세균과 효모의 포자, 구균, 곰팡이 등으로 대부분 토양에서 유입된 것이다. 공중낙하균은 공기 중에서는 증식하지 않으며 고온다습한 공기 중에 많다. 가공식품 제조 시나 식당, 주방 등에서 공중낙하균의 오염을 피하기는 어렵다. 분변세균은 사람이나 동물의 분변으로 배설되어 토양이나 하수를 오염시키기 때문에 경구감염병, 세균성 식중독, 기생충 감염 등을 일으킬 수 있다.

3) 식품의 위생지표세균

식품이 위생적으로 취급되어 안전한지를 판정하는 것은 매우 중요하나 병원세균을 모두 검사하는 것은 현실적으로 많은 어려움이 있다. 보통 위생적으로 지표가 되는 병원균을 정하여 식품의 안전성을 평가하는데 이 지표가 되는 세균을 위생지표세균sanitary indicative bacteria이라고 한다. 대장균군, 분변계 대장균, 장구균 등이 여기에 속한다.

장관 내에 존재하는 대장균, 자연계에 존재하는 에르위니아 카로토보라*Erwinia carotovora*, 장관과 자연계에 존재 가능한 엔테로박터 아에로제네스*Enterobacter aerogenes*, 엔테로박터 클로아카*Enterobacter cloacae* 등도 위생지표세균으로 사용한다.

이 균들을 위생지표로 사용하는 이유는 병원성은 없지만 이들의 검출로 병원성이 있는 살모넬라*Salmonella*속, 시겔라*Shigella*속과 같은 균의 존재 가능성을 추정할 수 있기 때문이다.

(1) 대장균군coliforms

대장균군이란 담즙함유 배지에서 배양할 때 48시간 내에 유당을 분해하여 산과 이산화탄소 가스를 생성하고 그람음성의 포자를 형성하지 않는 모든 호기성 또는 혐기성 간균을 말한다. 대장균*Escherichia*속, 엔테로박터*Enterobacter*속, 클렙시엘라*Klebsiella*속, 시트로박터*Citrobacter*속의 균이 여기에 속한다. 일반적으로 식품에서 대장균군이 검출된 경우 비위생적인 취급과 전염성 병원균의 오염 가능성이 있다.

(2) 분변계 대장균fecal coliforms

대장균 중 에스케리아 콜리*Escherichia coli* : *E. coli* 배지에서 24시간 또는 48시간 배양했을 때 양성반응을 나타내는 모든 세균을 분변계 대장균이라고 하며, 분변오염의 지표로서 대장균군보다 더 정확하다.

분변계 대장균군의 정성법인 indole test, methyl red test, Voges-Proskauer test, citrate utilization test, 즉 IMViC에서 +, +, −, − 반응을 나타내는 세균이 전형적인 *E. coli*이

다. *E. coli* 중 일반 세균학적 특성은 차이가 없으나 설사를 주요 증상으로 유발하는 대장균을 병원성 대장균이라 한다. 병원성 대장균은 독성 발현특징에 따라 4종류로 분류한다. 이 중 베로톡신을 생산하는 *E. coli* O157:H7은 장관출혈성 대장균으로 식품위생상 큰 문제를 일으키며 법정전염병균 제1군으로 분류하고 있다.

분변계 대장균군의 정성법인 IMViC

1. Iindole test : 트립토판에서 인돌을 생성한다(+).
2. Methyl red test : 포도당 또는 유당의 발효로 생성된 산이 메틸 레드 지시약에 산성반응을 나타낸다(+).
3. Voges-Proskauer test : 당을 발효시켜 2,3-부틸렌글리콜을 생성하지 않는다(-).
4. Citrate utilization test : citrate를 유일한 탄소 급원으로 사용할 수 없다(-).

(3) 장구균enterococcus

장구균은 그람양성인 통성혐기성 구균으로 장내 상재균이다. 이 균은 카탈라제catalase 음성이며 란스필드Lancefield 혈청형의 D군에 속한다. 식품에서 중요한 장구균은 스트렙토코커스 패칼리스*Streptococcus faecalis*, 스트렙토코커스 패시움*Streptococcus faecium*이다. 장구균은 대장균군과 달리 분변에 오염되지 않은 환경에서 검출되지 않기 때문에 분변오염의 지표성이 높은 것으로 간주한다. 특히 식품의 가공과정에서 생존율이 높아 가열식품, 냉동식품, 건조식품 등의 오염지표로 유용하다.

4. 식중독

식중독은 병원성 세균, 화학물질, 동식물의 자연독 등에 오염된 식품의 섭취로 발생하는 건강장애로, 식품에 의한 식인성 질환foodborne disease이다. 우리나라의 「식품위생법」에서는 "식중독은 식품 섭취로 인하여 인체에 유해한 미생물 또는 유독물질에 의하여 발생하였거나 발생한 것으로 판단되는 감염성 질환 또는 독소형 질환"이라고 정의하고 있으며, 세계보건기구는 "식품 또는 물의 섭취에 의해 발생했거나 발생한 것으로 생각되는 감염성 또는 독소형 질환"을 식중독이라고 하였다.

식중독은 원인물질에 따라 세균성 식중독, 자연독 식중독, 화학물질에 의한 화학적 식중독으로 나누며, 기생충에 의한 감염, 병원미생물에 의한 경구감염병, 영양장애, 외상과 이물에 의한 건강장애는 식중독에 포함시키지 않는다.

1) 세균성 식중독

식중독은 약 80%가 세균에 의할 정도로 그 원인에 있어 세균이 가장 많은 비율을 차지한다. 세균성 식중독은 증식된 다량의 세균을 한꺼번에 섭취하거나 생성된 독소에 의해 발생하며 감염형, 독소형, 중간형(감염독소형)으로 나뉜다. 감염형은 다량의 식중독균을 경구 섭취했을 때 발생하고, 독소형은 세균이 생산한 독소가 원인이 된다. 중간형은 장관 내에서 증식한 세균이 생산한 독소에 의한다. 세균성 식중독의 원인식품과 증상은 표 4-3과 같다.

표 4-3 세균성 식중독의 원인식품과 증상

구분	종류		원인식품	증상	잠복기
감염형 식중독	병원성 대장균 식중독	장관병원성 대장균EPEC	햄버거, 치즈, 소시지, 채소 샐러드, 원유, 도시락, 샌드위치, 로스트비프	위장염형(설사, 복통, 구토, 발열)	12~14시간
		장관조직침입성 대장균EIEC		이질형(설사, 복통, 발열, 구토)	12~72시간
		장독소성 대장균ETEC		위장염형(설사, 복통, 구토, 발열)	EPEC와 비슷
		장관출혈성 대장균EHEC		출혈성(혈변, 복통, 구토)	
	살모넬라 식중독		가금류, 육류, 알류, 크림과 그 가공품	발열, 복통, 설사, 구토, (점)혈변	12~48시간 (평균 24시간)
	장염비브리오 식중독		어패류와 그 가공품 (생선회, 생선초밥)	상복부통증, 구토, 설사, 고열(37~39℃), 혈변	8~24시간 (평균 20시간)
	캄필로박터 식중독		육류, 살균하지 않은 우유와 물	두통, 설사, 복통, 발열, 혈액성 설사	2~5일
독소형 식중독	보툴리누스 식중독		햄, 소시지, 채소통조림, 과일통조림	메스꺼움, 구토, 복통, 설사, 시력장애, 두통, 근력 감퇴, 변비, 신경장애, 호흡마비	12~36시간
	포도상구균 식중독		김밥, 도시락, 떡, 빵 등 곡류와 그 가공품	구토, 설사, 심한 복통	2~6시간
중간형 식중독	클로스트리디움 퍼프린젠스 식중독		육가공품, 어육, 튀긴 음식, 면류	복통, 설사	6~22시간 (평균 12시간)
	세레우스 식중독	설사형	육류, 우유, 채소, 서류	복통, 설사	8~16시간
		구토형	곡류, 콩류	메스꺼움, 구토	30분~6시간

(1) 감염형 식중독

① 병원성 대장균 식중독

- 특징 : 병원성 대장균에 의한 식중독은 여름에 약간 많은 편이나 계절에 관계없이 발생한다. 식중독의 원인이 되는 병원성 대장균은 그 발병기전에 따라 장관병원성 대장균EPEC, 장관조직침입성 대장균EIEC, 장독소성 대장균ETEC, 장관출혈성 대장균 EHEC의 4가지로 구분한다. 출혈성 대장염을 유발하고 베로톡신이라는 강력한 독소를 생성하는 O-157균은 EHEC에 속한다. EIEC는 이질균과 같이 사람을 고유숙주로 하며, 식육이나 동물에서는 볼 수 없고 드물지만 식품을 매개로 일어날 수도 있다. EPEC와 ETEC는 식품을 통해 감염되며 신생아나 유아를 제외하고는 사람 대 사람의 감염은 볼 수 없다. 병원성 대장균은 가축, 애완동물, 건강한 일반인 그리고 자연환경에 광범위하게 분포되어 있으므로 이 균에 오염·증식된 식품이면 식중독을 일으킬 수 있다. 주 원인식품은 햄버거, 치즈, 소시지, 채소 샐러드, 샌드위치, 도시락, 로스트비프 등이며 유아의 경우 오염된 우유가 원인이다. 식중독 환자 또는 보균자의 분변이나 이들의 손을 통해 조리된 식품이 오염되기도 한다.
- 증상 : 병원성 대장균은 섭취 후 12~24시간 또는 72시간 후 증상이 나타난다. EPEC와 ETEC는 설사와 복통을, EIEC는 이질과 같은 증상을, EHEC는 혈액성 설사를 일으키며, 이들의 공통증상은 복통과 설사이다.
- 예방법 : 병원성 대장균은 열에 약하여 75℃에서 3분간 가열하면 사멸하므로 식품이나 음료수를 반드시 가열 섭취하고 다진 고기는 속까지 충분히 익혀 먹는 것이 좋다. 사람이 주된 보균자이므로 식품 관련 종사자들은 손을 자주 씻고 개인위생과 환경위생을 철저히 관리해야 한다.

② 살모넬라 식중독

- 특징 : 살모넬라 식중독의 원인균으로는 장염균*Salmonella enteritidis*, 쥐티푸스균*S. typhimurium*, 돼지콜레라균S. chloraesuis 등이 있다. 이 식중독은 특히 6~9월에 많이 발생하며 원인식품은 가금류, 육류, 알류, 크림과 그 가공품이다. 이 균은 사람과 온혈동물의 장관에서 발견되며 분변을 통해 식품을 오염시킨다.
- 증상 : 12~48시간(평균 24시간)의 잠복기를 거쳐 발열, 복통, 설사, 구토증상을 보인다.

치사율은 1% 이하이며 다른 식중독에 비해 급격한 발열증상을 나타낸다. 설사는 1일 수회, 수양성이며 심하면 (점)혈변을 보인다.

- 예방법 : 살모넬라균은 62~65℃에서 20분간 가열하면 사멸하므로 가열이 가장 효과적인 예방법이다. 10℃ 이하에서는 거의 증식되지 않으므로 식품을 저온 보관하고, 일반적인 세균성 식중독의 예방원칙을 따른다.

③ 장염비브리오 식중독

- 특징 : 장염비브리오 식중독은 5~11월, 특히 기온이 30℃ 이상일 때 많이 발생한다. 이 식중독의 원인균은 3~5%의 소금물에서 잘 자라는 장염비브리오균*Vibrio parahaemolyticus*이다. 이 균은 식염농도 10℃ 이하에서는 잘 생육되지 않고 10% 이상에서는 생육이 정지되며, 최적생육온도는 37℃이다. 열에 비교적 약하여 60℃에서 5분 이내에 사멸한다. 원인식품은 어패류와 그 가공품이며, 특히 생선회나 생선초밥 등 어패류를 날것으로 섭취했을 때 발생한다.
- 증상 : 잠복기는 8~24시간(평균 20시간)으로, 전형적인 급성 위장염을 일으키는데 복통과 설사가 주요 증상이다. 대부분 상복부의 심한 통증으로 시작하여 구역질, 구토, 설사를 동반하며 37~39℃의 고열이 나기도 한다. 심하면 쌀뜨물 같은 설사를 하거나 혈변을 보여 세균성 이질로 의심되기도 한다.
- 예방법 : 어패류의 생식을 피하는 것이 가장 좋은 예방법이며 70℃에서 15분 이상, 80℃에서 7~8분 이상 가열 섭취하는 것이 안전하다. 생식품은 조리된 식품과 분리 취급하여 교차오염을 피하고, 조리 여부에 관계없이 모든 수산물은 5℃ 이하에서 냉장 보관한다. 오염된 어패류로부터 조리기구, 행주, 손 등을 통한 2차 오염이 일어나지 않도록 주의한다.

④ 캄필로박터 식중독

- 특징 : 캄필로박터 식중독의 주 원인균은 캄필로박터 제주니*Campylobacter jejuni*이며, 캄필로박터 콜리*Campylobacter coli*도 가끔 식중독을 일으킨다. 이들은 43℃에서는 활발하게 증식하는 미호기성 균으로 3~6%의 산소가 존재할 때만 생육할 수 있다. 원인식품은 육류, 살균하지 않은 우유나 물 등이며, 식품뿐 아니라 가축, 애완동물,

새, 파리 등을 통해서도 감염이 일어날 수 있다.

- 증상 : 2~5일의 잠복기를 거쳐 2~7일간 증상이 지속된다. 주요 증상은 두통, 설사, 복통, 발열이며 사망한 예는 거의 없다. 캄필로박터 제주니는 복통과 심한 혈액성 설사를 유발한다.
- 예방법 : 육류, 우유, 음료수 등의 오염을 방지하고 열에 약하므로 적절히 가열 살균한다. 생고기는 익혀 먹고 생식품을 취급한 후 도마나 손을 깨끗이 씻는 것이 중요하다. 원인균은 25℃ 이하에서는 증식하지 않으므로 냉장 보관할 필요는 없다.

(2) 독소형 식중독

① 보툴리누스 식중독(보툴리즘)

- 특징 : 보툴리누스 식중독botulism은 클로스트리디움 보툴리눔*Clostridium botulinum* 균이 식품을 오염시켜 혐기상태에서 증식할 때 생산하는 독소에 의해 발생한다. 유아 급사의 원인으로 알려진 이 균은 독소의 항원성에 따라 A~G형으로 분류하며 이 중 사람에게 식중독을 일으키는 것은 A, B, E, F형이다. 보툴리누스 독소는 가장 치사율이 높은 강력한 신경독소이다. 주 원인식품은 햄, 소시지, 채소나 과일의 통조림이다.
- 증상 : 보통 12~36시간의 잠복기를 거쳐 신경증상이 나타나는데 2~4시간 이내에 발병하기도 한다. 잠복기가 짧을수록 중증이며, E형은 A형과 B형보다 잠복기가 짧다. 보툴리즘은 메스꺼움, 구토, 복통, 설사와 같은 소화기증상과 시력장애, 두통, 근력감퇴, 변비, 신경장애 증상을 보이며 호흡마비로 사망에 이른다.
- 예방법 : 클로스트리디움 보툴리눔의 주 오염원은 토양과 동물의 분변이고, E형은 어류와 해조류에 널리 분포되어 있으므로 채소 등은 깨끗이 세척하고 어류는 장 내용물이 어육에 오염되지 않도록 한다. 독소는 열에 불안정하여 80℃에서 30분, 100℃에서 2~3분 가열로 완전히 파괴되므로 충분히 가열한다. 그러나 이 균의 아포는 열저항성이 커서 A형 아포는 120℃에서 30분 이상 가열해야 파괴되므로 일반 가정에서 그와 같은 방법을 사용하기는 곤란하다. 이 균은 식품의 pH를 4.6 이하로 감소, 수분활성도를 0.94 이하로 조절, 4℃보다 낮은 온도에서 보존, 아질산나트륨과 같은 항균제 첨가 등의 방법으로 증식을 억제할 수 있다.

② 포도상구균 식중독

- 특징 : 포도상구균 식중독은 살모넬라 및 장염비브리오와 함께 우리나라에서 발생 빈도가 높은 식중독이다. 이 식중독은 황색포도상구균*Staphylococcus aureus*이 식품에 증식하여 생산한 장내독소enterotoxin를 경구 섭취함으로써 발생한다. 장내 독소는 면역학적 특징에 따라 A~F형으로 나누며 이 식중독의 90% 이상이 A형 독소에 의한 것이다. 독소는 내열성이 있어 100℃에서 60분간 가열해도 파괴되지 않는다. 원인식품은 다양하여 우리나라에서는 김밥, 도시락, 떡, 빵 등 전분을 주원료로 하는 곡류와 그 가공품에 분포되어 있으며, 유럽과 미국에서는 우유와 유가공품, 육제품, 알제품 등이 원인이 된다. 이 균은 작업자의 손, 기침, 재채기를 통해 또는 요리도구로 맛을 볼 때 입에서 식품으로 전파된다. 이 세균의 주요 오염원은 사람과 동물이며 거의 모든 기관과 조직에 침투하여 감염, 괴사, 화농성 염증을 일으키고 건강한 사람의 피부에서도 쉽게 분리된다.
- 증상 : 잠복기는 2~6시간이며 1~2일 지속된다. 증상이 가벼워서 24~48시간 내에 대부분 회복되며 치사율은 매우 낮다. 구토, 설사, 심한 복통을 유발하는 급성 위장염이 주요 증상이다.
- 예방법 : 식품 취급자의 개인위생에 주의하고 화농성 환자와 인두염 환자는 조리에 참여하지 말아야 한다. 상처가 있을 경우 잘 봉합하고 비닐장갑 등을 착용하여 음식을 취급한다. 조리사가 맛볼 때 사용한 수저 등을 재사용하지 말고 식품 접촉 표면, 용기, 도구 등을 위생적인 상태로 유지한다. 조리된 음식은 60℃ 이상 또는 4℃ 이하로 보관하여 독소가 생성되지 않도록 하고, 남은 음식은 재가열 후 24~36시간 내에 사용해야 한다.

(3) 중간형 식중독

① 클로스트리디움 퍼프린젠스 식중독

- 특징 : 클로스트리디움 퍼프린젠스 식중독은 클로스트리디움 퍼프린젠스*Clostridium perfringens*가 증식된 식품을 섭취하여 발생하는 것으로, 이 세균이 장관 내에 아포를 형성할 때 생산한 독소가 직접적인 원인이 된다. 웰치균*Welchii*이라 부르는 이 세균은 가스괴저균이라고도 한다. 독소는 면역학적 특성에 따라 A~F형으로 분류되

며, 이 식중독은 거의 A형 독소가 원인이다. A형 아포는 내열성이 커서 100℃에서 1~4시간 가열해도 파괴되지 않는다. 원인식품은 육가공품, 어육, 튀긴 음식, 면류 등이며, 가열조리 후 하루 이상 방치된 식품에 의해 발병하는 경우가 많다. 발생률은 낮으나 그 규모가 크고 증상은 가벼운 것이 특징이다.

- 증상 : 잠복기는 6~22시간(평균 12시간)에 보통 가벼운 증세를 보이며 1~2일 내에 회복되는데, 출혈성인 경우 치사율이 40% 정도 된다. 주요 증상은 복통과 설사이며 구토, 발열 등은 드문 편이다.
- 예방법 : 조리한 음식은 가급적 빨리 섭취하고, 바로 먹을 수 없을 경우에는 작은 용기에 나누어 담아 혐기적 상태가 되지 않게 하며 신속히 냉각·냉장하여 아포의 발아와 증식을 억제한다. 섭취 직전에 63℃ 이상으로 재가열하여 균을 사멸시켜야 한다.

② 세레우스 식중독

- 특징 : 바실러스 세레우스*Bacillus cereus*에 의한 세레우스 식중독은 설사형과 구토형이 있다. 설사형 식중독은 대량으로 섭취된 원인균이 장내에서 증식할 때 생산되는 고분자 장내독소에 의해 설사를 유발하는 중간형 식중독이다. 구토형 식중독은 식품에서 다량의 세균이 증식할 때 생산되는 독소에 의해 구토를 유발하는 독소형 식중독이다. 바실러스 세레우스는 토양, 먼지 등 자연계에 널리 분포하는데 설사형 식중독 균은 육류, 우유, 채소, 서류 등에, 구토형 식중독 균은 곡류와 콩류에 분포한다.
- 증상 : 설사형은 잠복기가 8~16시간이며 증상은 12~14시간까지 지속된다. 설사형 식중독의 증상은 클로스트리디움 퍼프린전스 식중독과 유사하며 복통과 설사가 주요 증상이다. 구토형은 30분~6시간의 잠복기를 거쳐 24시간 정도 지속되며 메스꺼움과 구토가 주요 증상이다.
- 예방법 : 바실러스 세레우스의 아포는 가열조리로는 파괴되지 않아 밥 등이 일정 온도의 범위에 이르면 증식하여 독소를 분비하므로 소량씩 조리하여 실온 방치시간을 최대한 줄여야 한다. 조리한 음식은 신속히 섭취하고 남은 음식은 5℃ 이하로 재빨리 식혀 냉장 보관한다. 일단 보관한 식품은 반드시 재가열하여 섭취한다.

(4) 알레르기성 식중독과 바이러스성 식중독

① 알레르기성 식중독

알레르기성 식중독은 프로테우스 모르가니*Proteus morganii*가 생산하는 부패산물인 히스타민에 의해 발생한다. 이 균은 히스티딘의 함량이 높은 생선인 고등어, 꽁치, 정어리, 참치 등 붉은살 생선의 살에 많이 부착되어 번식하면서 다량의 히스타민을 생산한다. 잠복기는 5분~1시간(보통 30분)이며, 주요 증상은 안면 홍조, 상반신이나 전신의 붉은 홍조, 눈이나 입 주위 그리고 귓바퀴의 열감, 두드러기, 두통, 발열, 구토, 설사 등이다.

② 바이러스성 식중독

바이러스성 식중독은 세균성 식중독과 달리 주로 겨울철에 유행하고 감염경로가 오염된 식품, 음료수, 환자의 분변, 공기 등 매우 다양하다. 바이러스는 세균보다 훨씬 작으며 그들이 자라고 번식할 수 있는 숙주(인간과 동물)를 필요로 한다. 바이러스는 보통 식품에서 식품으로, 작업자나 오염된 음료수에서 식품으로 전파된다.

식품위생에서는 로타바이러스, A형 간염 바이러스, 노로바이러스가 특히 중요하다. 2006년 6월에 발생한 노로바이러스에 의한 대규모 학교급식 사고를 계기로 노로바이러스를 포함한 4개 바이러스성 장관감염증을 2006년 6월부터 전염병예방법상(현 감염병의 예방 및 관리에 관한 법률) 병원체 감시대상 지정감염병으로 지정하여 관리하고 있다. 바이러스성 식중독의 특징은 표 4-4와 같다.

로타바이러스rotavirus

- 특징 : 로타바이러스는 항원성에 의해 A~G의 혈청형군으로 분류되며 사람의 설사에서 검출되는 것은 대부분 A형이다. A형 로타바이러스는 로타바이러스 위장염을 유발하고 유아와 어린이에게서 심한 설사를 일으키는 주요 원인이다. 이 바이러스의 감염량은 10~100입자이다. 로타바이러스는 분변이나 구강경로를 통해 그리고 오염된 손에 의해 전파된다. 감염된 조리사가 만든 음식, 샐러드, 과일 등이 원인식품이다.
- 증상 : 잠복기는 1~3일이며 구토로 시작하여 4~8일 정도 설사가 지속되는데, 특히 젖먹이 어린이와 유아에게 심한 설사를 일으킨다. 로타바이러스 위장염의 일반적 증상은 구토, 묽은 설사, 미열이며 환자는 다수의 바이러스를 배설한다.
- 예방법 : 로타바이러스는 세균을 예방하는 환경이면 전염을 막을 수 있다. 식품을

잘 익혀 먹고 개인위생을 철저히 하면 예방이 가능하다.

A형 간염 바이러스

- 특징 : A형 간염 바이러스는 감염성 간염이라 불리는 간 질환을 일으키며 감염량은 10~100입자이다. 간염 바이러스는 감염되어도 6개월간 증상이 나타나지 않을 수도 있으며, 증상이 나타나기 전 1주일간, 그리고 증상이 사라진 후 2주일간 전염성이 있다. A형 간염 바이러스는 오염된 물에서 수확한 굴과 대합, 오염된 물로 세척한 생채소에서 발견되며 감염된 조리사가 취급한 대부분의 식품은 이 바이러스에 오염될 수 있다. 대표적 원인식품은 샐러드, 고기, 샌드위치, 빵, 찬 음료수 등이다.
- 증상 : 잠복기는 15~50일이며, 간염 증세가 약하면 지속기간이 몇 주인 반면 심할 경우 몇 달간 계속될 수도 있다. 주요 증상은 갑작스런 발열, 메스꺼움, 구역질, 현기증, 복부 불쾌감, 피로이며 수일 후에 황달이 나타난다.
- 예방 : 수산물을 날것으로 섭취하지 않으며 조리사는 개인위생을 철저히 한다. 식품을 다루기 전과 화장실을 다녀온 후에는 손과 손톱을 깨끗이 한다.

노로바이러스norovirus

- 특징 : 노로바이러스는 사람에게 급성 장염을 일으키는 바이러스 그룹으로 Norwalk-like virusNLV's라고도 한다. 이 바이러스는 매우 적은 양으로도 감염되고 감염력 또한 강하며, 크기가 작아 식품이나 음료수를 쉽게 오염시킨다. 사람의 몸 밖에서는 증식할 수 없지만 식품이나 물을 통해 감염될 수 있다. 감염자의 구토물이나 분변에서 발견되며 감염자의 손이나 기구 등을 통해 식품을 오염시킨다. 조개와 굴이 대표적 원인식품이다.
- 증상 : 노로바이러스에 감염되면 구역질, 구토, 설사, 복통 등이 나타나며 대부분 1~3일이 지나면 완전히 회복된다. 바이러스에 감염된 지 24~48시간 후에 증상이 나타나기 시작하며 회복 후 최소 3일간 전염성을 보이는데 길게는 2주간 전염력을 갖기도 한다.
- 예방법 : 노로바이러스에 대한 항바이러스제가 없으므로 감염되지 않도록 예방을 철저히 해야 한다.

노로바이러스 예방수칙

1. 조리 전후에 손 씻기를 생활화한다.
2. 음식물은 85℃에서 1분 이상 가열하여 섭취한다.
3. 식품용수는 가급적 수돗물을 사용한다.
4. 노로바이러스 감염증상이 있는 사람은 완치 후 3일 이상 조리업무 종사를 금지한다.
5. 노로바이러스 감염증상이 있는 자는 즉시 치료하여 전염 확산을 막는다.
6. 환자가 발생한 시설은 반드시 살균·소독한다. 소독제로는 차아염소산나트륨을 사용한다.

출처 : 식품의약품안전처(http://www.mfds.go.kr)

표 4-4 **바이러스성 식중독의 특징**

구분	원인식품	증상	감염량	잠복기
로타바이러스	감염된 조리사가 만든 음식, 샐러드, 과일	구토, 묽은 설사, 미열	10~100입자	1~3일
A형 간염 바이러스	샐러드, 고기, 샌드위치, 빵, 찬 음료수	갑작스런 발열, 메스꺼움, 구역질, 현기증, 복부 불쾌감, 피로, 황달	10~100입자	15~50일
노로바이러스	조개, 굴	구역질, 구토, 설사, 복통	매우 적음	24~48시간

2) 자연독 식중독

식품에는 자연적으로 생성 또는 축적된 유독성분인 자연독이 존재하기도 하는데 이를 잘못하여 섭취함으로써 발생하는 식중독을 자연독 식중독이라고 한다. 자연독에는 식물 및 동물 유래의 자연독과 곰팡이가 생성하는 곰팡이독이 있다 표 4-5.

표 4-5 **자연독의 종류**

구분		내용
식물성 자연독		독버섯, 감자, 시안배당체 함유식품(청매·수수·카사바·리마콩 등), 목화씨 등
동물성 자연독	어류	복어중독, 시구아테라중독
	조개류	마비성 조개중독, 신경성 조개중독, 설사성 조개중독, 기억상실성 조개중독 등
곰팡이독		황변미중독, 맥각중독 등

(1) 식물성 자연독

① 독버섯

식물성 자연독에 의한 식중독은 대부분 독버섯에 의한 것이다. 50여 종의 독버섯 중 20여 종이 맹독성인 것으로 알려져 있다. 식중독을 일으키는 대표적인 독버섯으로는 알광대버섯, 광대버섯, 화경버섯, (굽은)외대버섯, 미치광이버섯, 독깔대기버섯, 냄새무당버섯, 땀버섯 등이 있다. 버섯의 유독성분으로는 아마니타톡신amanitatoxin, 무스카린muscarine, 무스카리딘muscaridine, 팔로톡신phallotoxin, 사일로시빈psilocybin, 사일로신psilocin, 이보텐산ibotenic acid, 무시몰muscimol, 부포테닌bufotenine 등이 있다. 특히 무스카린은 대표적 버섯독으로 땀버섯, 광대버섯, 마귀광대버섯 등에 들어 있다. 아마니타톡신은 알광대버섯, 독우산광대버섯, 흰알광대버섯 등에 함유된 독성분으로 가장 맹독성이고 내열성이어서 섭취하면 혼수상태 후 2~4일 이내에 사망한다.

독버섯에 의한 중독증상은 종류에 따라 다르며, 구토와 복통 등을 일으키는 위장장애형, 경련과 혼수, 황달과 같은 증상을 보이는 콜레라형, 근육경련과 같은 증상이 나타나는 뇌증상형으로 나눈다. 주요 독버섯의 특징은 표 4-6과 같다.

표 4-6 **버섯의 유독성분과 중독증상**

유독성분	함유버섯	중독증상
아마니타톡신amanitatoxin (치사율 70%의 맹독)	광대버섯, 알광대버섯, 독우산버섯	설사, 구토, 복통, 간장과 신장 조직의 괴사, 혼수
무스카린muscarine	파리버섯, 마귀버섯, 땀버섯, 붉은 광대버섯	구토, 설사, 발한, 동공축소, 호흡곤란
무스카리딘muscaridine	광대버섯	동공확대, 근육경직 등의 뇌증상
팔로톡신phallotoxin (용혈작용)	알광대버섯, 독우산버섯	구토, 심한 설사 등 콜레라와 유사한 증상
사일로시빈psilocybin, 사일로신psilocin(향정신성 유독성분)	미치광이버섯, 목장말똥버섯	환각작용, 기억력 감퇴, 지각능력 상실, 동공확대
이보텐산ibotenic acid, 무시몰muscimol(향정신성 유독성분)	광대버섯, 마귀광대버섯	구토, 환각, 정신착란
부포테닌bufotenine	광대버섯, 마귀광대버섯, 땀버섯	정신착란, 환각, 혼수

② 감자

감자가 빛을 받아 녹변하거나 발아 또는 상처가 나면 콜린에스터라제 저해작용choline esterase inhibitor을 하는 솔라닌 함량이 10배 이상 증가되어 독성을 나타낸다.

중추신경에 독성이 나타나는 솔라닌은 소화기장애, 신경전달 방해 등을 일으켜 복통, 설사, 구토, 발열, 두통, 언어장애, 현기증, 마비증과 같은 중독증상을 보인다.

솔라닌은 물에 녹지 않고 열에 대해 안정하여 보통의 가열조리로는 쉽게 파괴되지 않으므로 발아 부위나 녹색 부위를 제거한 후 조리해야 한다.

③ 시안배당체 함유식물

시안배당체는 청매(익지 않은 매실), 복숭아, 살구, 수수, 쓴 아몬드bitter almond, 카사바 등에 함유되어 있으며, 식물에는 20여 종의 시안배당체가 존재한다 표 4-7.

표 4-7 시안배당체의 종류와 함유식물

종류	함유식물
아미그달린amygdalin	청매, 쓴 아몬드, 살구씨, 복숭아씨
듀린dhurrin	수수
리나마린linamarin	카사바, 리마콩, 아마씨

시안배당체는 식물조직이 파괴될 때 효소에 의해 가수분해되어 유독한 하이드로시안산HCN을 생성한다. HCN은 중추신경을 자극하는 동시에 현기증을 일으키며 혈액 중의 산화·환원작용을 억제하여 사망에 이르게 한다. 식품을 가열하여 가수분해효소를 불활성화시키거나 물에 담가 시안배당체를 용출시키면 HCN의 생성을 억제할 수 있다.

④ 목화씨

목화씨에는 폴리페놀화합물인 고시폴이라는 유독물질이 함유되어 있다. 고시폴은 리신lysine과 결합하여 리신의 이용도를 감소시키고, 철과 불용성 염을 형성하여 흡수를 방해하며, 피로·위장장애·식욕감퇴·현기증 등의 중독증상을 일으킨다.

정제되지 않은 면실유와 면실유박에 고시폴이 잔존하므로 면실유박은 식품의 원료나 사료로의 이용이 제한되어 왔다.

⑤ 콩류

대두, 강낭콩, 완두콩 등에는 단백질가수분해효소 저해제가 함유되어 있는데 이 저해제는 일부 곡류와 감자류에도 존재한다. 대표적 단백질가수분해효소 저해제는 대두에 존재하는 트립신 저해제trypsin inhibitor로서 보통 100℃에서 30분 정도 가열하면 거의 파괴된다.

⑥ 독미나리

미나리와 유사한 모양인 독미나리의 지하경(땅속줄기)에는 시쿠톡신cicutoxin이라는 유독성분이 함유되어 있다. 시쿠톡신은 호흡곤란이나 경련 등을 일으킨다.

⑦ 고사리

고사리에 존재하는 유독물질인 프타퀴로시드ptaquiloside는 발암성의 매우 불안정한 물질이다. 고사리의 발암성은 지상부보다 뿌리 쪽이 강한 것으로 알려져 있다.

고사리의 떫고 쓴맛을 물로 충분히 우려내면 이 독성분이 분해되어 쉽게 제거된다.

(2) 동물성 자연독

① 복어중독

복어의 유독성분인 테트로도톡신tetrodotoxin은 복어의 알, 난소, 간 등에 많으며 껍질과 근육조직에도 미량 존재한다. 여러 종류의 복어 중 검복, 매리복, 황복 등의 독성이 가장 강하고, 계절별로는 난소의 무게가 가장 커지는 산란기 직전인 4~6월에 강한 독성을 보인다. 테트로도톡신은 난소와 간장에 많이 존재하며, 산에 안정하고 물에 녹지 않는다. 열에 안정하여 가열에 의해 파괴되지 않는다.

복어중독의 증상은 섭취 후 20분~3시간 이내에 나타난다. 먼저 입술, 혀끝, 손끝이 마비된 후 구토, 두통, 복통을 보이며 계속해서 안면과 사지의 지각마비, 언어장애, 혈압강하, 호흡곤란, 청색증cyanosis을 일으키고 결국 의식을 잃고 호흡이 정지되어 사망한다. 복어중독은 50% 이상의 치사율을 보이지만 독성분이 체외로 빨리 배설되는 특징이 있어 중독 초기에 신속한 응급조치가 중요하다. 복어중독을 예방하기 위해서는 복어요리 전문가가 조리해야 하며 복어 조리에 사용한 기구는 철저히 세척해야 한다.

② 조개류 중독

- 마비성 조개중독 : 마비성 조개중독은 유독화된 섭조개, 홍합, 모시조개와 같은 이매패 등을 섭취함으로써 발생한다. 이 조개류는 유독플랑크톤을 섭취하여 독소가 중장선(조개의 간)에 축적되면서 유독화된다. 마비성 조개독의 생성은 적조현상과 관계가 있어 조개류는 적조가 지속되는 동안 독성이 증가하지만 적조가 끝나면 3주 내에 독을 배설하거나 분해한다. 마비성 조개중독의 원인물질인 삭시톡신saxitoxin은 열에 안정하여 일반 가열조리에 의해 쉽게 파괴되지 않으며 수용성이므로 끓이는 과정에서 다른 조직으로 이동하거나 다른 식품 또는 음식물을 오염시킬 수 있어 주의가 필요하다. 이 조개독은 섭취한 지 30분 정도 지나면 입술을 시작으로 얼굴, 목, 혀, 손발 등에 마비가 시작되고 언어장애, 두통, 구토, 메스꺼움 등이 나타나며 심한 경우 호흡마비로 사망한다. 증세가 약한 경우에는 1~2일 이내에 회복되지만 심하면 12시간 이내에 사망하며 치사율은 10% 정도이다. 이 조개독의 독성은 5~9월, 특히 한여름에 매우 강하다.
- 설사성 조개중독 : 설사성 조개중독은 유독화된 가리비, 모시조개, 바지락 등의 조개류 섭취에 의해 발병한다. 이 조개류는 유독플랑크톤을 섭취하여 이들이 생산한 독소를 체내(주로 중장선)에 축적함으로써 유독화된다. 설사성 조개독에 의한 조개류의 독성화는 초여름에 많이 발생하며 우리나라 남해안에서는 3~8월에 이 조개독이 검출된다. 설사성 조개중독의 원인물질인 오카다산okadaic acid 등은 지용성 화합물이며 내열성이어서 가열조리에 의해 파괴되지 않는다. 설사성 조개독을 섭취하면 수시간 내에 중독증상이 나타나고 설사, 구토, 복통과 같은 급성 위장염 증세를 보이나 보통 3일 이내에 회복된다.
- 베네루핀 중독 : 베네루핀 중독은 바지락, 굴, 모시조개와 같은 이매패의 중장선에 함유된 베네루핀이라는 내열성 독소에 의해 발생하며 치사율은 50%에 이른다. 베네루핀 중독은 1~2일 정도의 잠복기를 거쳐 변비, 구토, 두통, 권태 그리고 팔다리 등의 피하에 암적색의 좁쌀 크기 정도의 출혈 반점이 나타난다. 이 독은 간장독의 일종으로 간장비대, 황달 등과 같은 간기능 저하증상을 보이며 심하면 의식의 혼탁, 토혈, 혈변이 나타나고 호흡곤란으로 사망한다.

(3) 곰팡이독

곰팡이독mycotoxin은 곡류, 과일, 채소 등의 저장 또는 유통과정에서 곰팡이가 생성하는 유독물질로 사람이나 동물에게 급성 또는 만성적인 장애를 일으킨다. 곰팡이독을 생산하는 곰팡이로는 아스페르길루스*Aspergillus*속, 페니실륨*Penicillium*속, 푸사륨*Fusarium*속 등이 있으며, 곡류, 콩류와 그 가공식품 등 탄수화물이 풍부한 것이 원인식품이다. 곰팡이독은 독성을 나타내는 신체기관에 따라 간장독, 신장독, 신경독으로 나눌 수 있다 표 4-8. 우리나라는 고온다습한 여름 기후가 곰팡이 번식에 적합하고 곡류가 주식이므로 곰팡이독의 위험성이 높다.

표 4-8 곰팡이독의 종류와 독성

종류	곰팡이독	독성
간장독	aflatoxin, sterigmatocystin, luteoskyrin, ochratoxin	간경변, 간종양, 간세포의 괴사 유발
신장독	citrinin, citreomycetin, kojic acid	급만성 신장장해의 유발
신경독	patulin, maltoryzine, citreoviridin, cyclopiazonic acid	뇌와 중추신경계의 장해 유발

① 아플라톡신

아플라톡신aflatoxin은 아스페르길루스 플라버스*Aspergillus flavus*, 아스페르길루스 파라시티쿠스*A. parasiticus*와 같은 아스페르길루스속 곰팡이가 생산하는 대사산물이다. 아플라톡신의 최적 생성조건은 수분 16% 이상, 온도 25~30℃, 상대습도 80~85% 이상이다. 쌀, 보리, 옥수수 등의 곡류와 땅콩이 대표적 원인식품이다.

아플라톡신은 열에 매우 안정하여 일반 가열처리나 조리에 의해 파괴되지 않으며 발암성이 강하기 때문에 엄격히 규제하고 있다. 아플라톡신 유도체 중 B_1의 독성이 가장 강하고 B_2, G_1, G_2 등도 강한 독성을 나타낸다. 아플라톡신 B_1은 강력한 발암물질로 지용성이며 강산이나 강알칼리하에서는 독성이 낮은 유도체로 분해된다.

② 황변미독

쌀은 고온다습한 곳에 장기간 보관하면 페니실륨속 곰팡이가 생육하여 황변미yellow rice로 변한다. 황변미에는 황변미독이 함유되어 있는데, 황변미독을 생성하는 곰팡이는

표 4-9 **황변미독의 종류와 중독증상**

종류	황변미독	원인균	중독증상
톡시카리움 황변미	citreoviridin	*Penicillium citreoviride*	호흡장애, 신경장애, 경련, 혈액순환장애
아이슬란디다 황변미	luteoskyrin, islanditoxin	*Penicillium islandicum*	간경화, 간종양, 간암
태국 황변미	citrinin	*Penicillium citrinin*	사구체장애, 신장비대, 급만성의 신장증

수분함량 14~15% 정도에서 생육이 활발해진다. 황변미로는 톡시카리움toxicarium 황변미, 아이슬란디다islandida 황변미, 태국 황변미 등 3종류가 있다 표 4-9. 톡시카리움 황변미의 유독성분은 시트리오비리딘citreoviridin이라는 신경독으로 호흡장애, 신경장애, 경련, 혈액순환장애 등을 일으키고 심하면 호흡마비로 사망하며, 만성 중독 시 빈혈을 일으킨다. 이 곰팡이독은 자외선이나 2일 정도의 햇빛조사에 의해 파괴된다. 아이슬란디다 황변미에는 지용성의 지효성 독소인 루테오스키린luteoskyrin과 수용성의 속효성 독소인 아이슬란디톡신islanditoxin이 존재한다. 이 곰팡이독은 간장독이면서 발암성 독이다. 태국 황변미에는 강한 신장독인 시트리닌citrinin이 존재하며 사구체장애, 신장비대, 급성 또는 만성의 신장증을 일으킨다.

③ 맥각독

맥각중독은 맥각균*Claviceps pueprea, Claviceps paspali*이 보리, 호밀 등의 꽃에 기생하여 생성하는 흑자색의 균핵인 맥각이 혼입된 곡류를 섭취할 때 발생한다. 맥각중독은 중세 유럽의 라이보리 생산지에서 많이 발생하였으며, 맥각균에 오염된 보리는 흑청색을 띠고 조직이 쉽게 부서진다. 맥각에는 에르고타민ergotamine, 에르고톡신ergotoxin, 에르고메트린ergometrin, 에르고신ergosine, 에르고크리스틴ergocristine 등 5종의 유독알칼로이드가 존재하며 각기 다른 증상을 유발한다. 곡류 중에 맥각이 0.5% 이상 혼입되면 만성중독을 일으키고 7% 이상이면 치명적이다. 맥각에 의한 급성 중독 시 구토, 설사, 복통, 지각이상, 운동장애, 유산, 조산 등의 증상이 나타난다. 만성 중독에는 경련발작을 일으키는 경련형과 말초혈관의 순환장애에 의해 사지의 괴저를 일으키는 괴저형이 있다. 맥각은 열에 상당히 안정한 알칼로이드이므로 일반 조리나 가공에 의해 파괴되지 않는다.

④ 오크라톡신

오크라톡신ochratoxin의 주 생산균은 아스페르길루스 오크라세우스*Aspergillus ochraceus*이며 이 균은 곡류와 그 가공품, 과일, 향신료 등과 같은 여러 식품에서 발견된다. 오크라톡신 A, B, C 중 A가 가장 강한 독성을 보인다. 오크라톡신은 동물에서 기형을 일으키고 간과 신장에 치명적인 손상을 주며 발암성이 강한 것으로 알려져 있으나 인체에 대한 독성은 명확하게 밝혀지지 않았다.

⑤ 파튤린

파튤린patulin은 사과, 복숭아 등 갈변을 일으키는 대부분의 과일에서 발견된다. 특히 상처가 나거나 부패된 사과에는 사과 부패균인 페니실륨 엑스판숨*Penicillium expansum*이 번식하여 파튤린을 생성한다. 파튤린은 산에 안정하여 각종 과일주스에서도 문제를 일으키므로 과일주스의 수출입 시에 반드시 검색하는 규제물질이다. 파튤린은 내열성이 강하여 통조림이나 병조림 식품을 오염시킬 수 있으나 알코올 발효에 의해 파괴되므로 알코올 음료에서는 검출되지 않는다. 파튤린은 신경독으로 출혈성 폐부종, 간장과 비장 및 신장의 모세혈관 손상, 뇌와 중추신경의 출혈반 등을 유발하며 피하종양을 일으킨다.

3) 화학적 식중독

화학적 식중독은 식품의 제조, 가공, 유통과정 중 허용되지 않은 식품첨가물, 유해금속, 농약 등이 첨가되거나 식품성분에서 변형·생성된 유독물질을 사람이 섭취함으로써 발생한다.

(1) 유해식품첨가물

식품의 변질 억제, 품질 개량, 기호도 또는 영양 강화를 위해 허용하지 않는 유독물질을 식품의 제조와 가공과정에서 사용하면 식중독이 발생한다. 식중독을 일으키는 허가되지 않은 유해식품첨가물은 표 4-10과 같다.

(2) 잔류농약

농약은 사용목적에 따라 살충제, 살균제, 제초제 등으로 구분하며 대표적 농약으로는 유기인제, 유기염소제, 카바메이트제, 유기수은제, 유기비소제, 유기불소제 등이 있다. 잔

표 4-10 유해식품첨가물의 종류와 특징

분류	종류	특징
보존료	붕산 H_3BO_3, 붕사 $Na_2B_4O_7$.	• 어육연제품, 마가린, 버터 등에 사용했던 물질 • 소화불량, 체중감소, 구토, 설사, 홍반생성 등의 독성으로 사용 금지
	포름알데히드 HCHO 포르말린(포름알데히드의 수용액)	• 주류, 장류, 유제품 및 육제품에 사용 • 체내 축적 시 두통, 구토, 현기증, 식도나 위에 염증 유발
	말라카이트그린 malachite green	• 발암물질로 1990년대부터 식용 어류에 사용 금지 • 양식 어류의 병해 방지용으로 불법 사용
	살리실산 salicylic acid	• 과일주, 청주, 식초 등에 사용하였으나 1972년 이후 사용 금지
착색료	오우라민 auramine	• 황색의 염기성 타르색소로 사용 금지 • 1950년대에 일본에서 과자, 국수, 카레가루, 단무지 등에 사용
	로다민 B rhodamine B	• 동물에서 발암성으로 인해 전 세계적으로 사용이 금지된 염기성 타르색소 • 과거에 일본에서 가마보코, 우메보시 같은 적색이나 분홍색 식품에 사용
	파라니트로아닐린 p-nitroaniline	• 지용성인 황색 합성착색료로 혈액이나 신경에 독성 발현
	실크 스칼렛 silk scalet	• 등적색의 수용성 타르색소 • 이 색소로 착색된 대구알젓의 섭취로 중독사고 발생
표백제	롱가리트 rongalite	• 과거 물엿, 우엉, 연근의 표백제로 사용 • 아황산과 포름알데히드가 잔류하여 독성 발현
	삼염화질소 NCl_3	• 과거에 밀가루개량제로 사용하였으나 이 밀가루로 만든 음식을 먹은 개가 히스테리 증상을 보여 사용 금지
감미료	둘신 dulcin	• 청량음료, 과자, 절임류 등에 널리 사용되었으나 동물실험에서 간종양을 유발하여 1966년부터 사용 금지 • 소화효소를 억제하며 분해되면 혈액독인 *p*-아미노페놀이 생성되어 중추신경 자극
	사이클라메이트 cyclamate	• 발암성(방광암) 유발 논란으로 우리나라는 1970년부터 사용 금지 • 미국, 일본, 한국은 사용을 금지하지만 CODEX, EU, 호주, 뉴질랜드, 중국 등 약 55개국에서는 사용을 허가
	파라-니트로-오르토-톨루이딘 p-nitro-o-toluidine	• 중독 시 위통, 식욕부진, 권태감, 황달, 혼수(간장독), 심하면 사망하는 맹독성인 속효성 유해감미료
	에틸렌글리콜 ethylene glycol	• 식혜나 팥앙금에 불법으로 사용 • 섭취 시 수산이 유리되어 뇌나 신장기능에 이상을 일으켜 호흡곤란, 구토, 신경장애를 유발하며 심하면 사망
기타	메탄올 CH_3OH	• 알코올 발효과정에서 펙틴이 있을 때 생성되므로 과실주, 증류주 등에 함유 • 메탄올은 체내에서 포름알데히드를 거쳐 포름산으로 분해되는데 이 두 물질이 실명을 유발하고 서서히 산화되어 산독증 유발 • 급성 중독증상 : 두통, 현기증, 구토, 복통, 설사, 실명, 심하면 환각, 호흡장애, 심장쇠약 등으로 사망 • 만성 중독증상 : 두통, 흉통, 신경염

류농약은 농작물 재배에 사용되었던 농약이 수확 후에도 잔류되는 경우와, 수질이나 토양으로 방출되었던 잔류농약이 다시 동식물의 체내로 유입되어 농축 또는 오염되는 경우가 있다. 농약은 체내 축적 후 매우 느리게 분해되므로 인체에 심각한 영향을 미친다.

① 유기인제

유기인제는 살충효과가 우수하여 가장 많은 종류가 사용되지만 맹독성에 급성 중독사고도 많으며 토양 침출수로 유실되거나 대기 중으로 증발되는 등 잔류문제도 심각하다. 저독성 유기인제인 말라티온malathion, 디아지논diazinon, 수미티온sumition 등이 허용되어 있다. 콜린에스터라제 작용을 저해하는 이 농약은 복통, 설사, 구토의 중독증상을 보이며, 심하면 중추신경이상과 호흡곤란으로 사망하게 된다.

② 유기염소제

유기염소제는 유기인제에 비해 사람과 동물에 대한 독성이 약하여 급성 중독은 적은 편이다. 반감기가 긴 농약으로서 지용성으로 분해되지 않고 체내 지방조직과 신경조직에 축적되어 만성 중독의 위험이 매우 높다. 최근 사용량이 많아 환경오염 문제가 심각해지면서 여러 나라에서 엄격히 제한하고 있으며, 우리나라도 일부 농작물의 안전사용기준(잔류허용량 등)이 설정되어 있다. 살충제로는 DDT, DDD, BHC, 메톡시클로르, 클로르덴, 헵타클로르, 드린제(알드린·엔드린·디엘드린) 등이, 살균제로는 프탈라마이드제(캡탄·캡탈폴·폴펫), 제초제로는 PCP, 2,4-D, 2,4,5-T 등이 많이 사용되어 왔으며, 1971년 DDT와 BHC는 사용이 금지되었다.

③ 카바메이트제

카바메이트제는 유기염소제의 대체물로 등장하여 살충제, 제초제로 사용되며 중독증상과 반응기작이 유기인제와 매우 유사하다. 콜린에스터라제 저해작용을 하며 중독되면 바로 증상이 나타나지만 유기인제에 비해 독성과 증상이 약하고 대사속도가 더 빠르다.

④ 유기수은제

유기수은제는 유기수은화합물로 콩나물 재배나 볍씨소독 등 종자소독, 살포, 살충 등에 널리 사용되었으나 현재는 금지되었다. 유기수은은 알릴계와 알킬계로 나뉘는데, 무기수은(금속수은으로 이온형과 아말감 포함)과 알릴수은화합물은 분뇨와 함께 배설되어 심각한 중독을 야기하지 않으나 알킬수은화합물은 신경계에 심각한 피해를 입혀 중증 중독증을 유발한다. 미나마타병의 원인물질인 메틸수은도 알킬계 유기수은이다. 유기수은은 일정량 이상이 뇌, 신장, 간 등 체내에 축적되어 주로 만성 중독을 유발하며, 중추신경계를 공격하여 시력, 언어, 보행, 사지감각의 이상, 정신착란을 동반한다.

⑤ 유기비소제

유기비소제는 벼의 병해충용으로 사용되는 침투성 농약으로 동식물, 인체 및 생태계에 침투하여 분해되지 않고 축적된다. 유기비소 살균제로는 아소진, 네오아소진, 우르바지드 등이 있다. 비소는 모세혈관을 마비시키며, 미량으로 장기간 노출되면 내성이 생겨 중독량이 상당히 증가한다.

⑥ 유기불소제

유기불소제는 급성 살서제로 주로 사용되는데 우리나라에서는 살서제를 보건약제로 구분한다. 유기불소 살서제로는 프라톨, 푸솔, 니솔, 모노플루오로아세트아미드 등이 있으며 맹독성이다. 유기불소제는 체내에서 구연산citric acid을 분해하는 아코티나아제aconitase의 강력한 저해제인 모노플루오로시트르산monofluorocitric acid을 생성하여 구연산을 축적시킴으로써 독성을 나타낸다.

(3) 제조·가공·조리·저장·유통 중 생성

식품의 제조, 가공, 조리, 저장, 유통 중 변이된 성분이나 성분 간 상호작용으로 생성된 독성분을 섭취하면 식중독을 일으키고 나아가 암을 유발할 수 있다.

① 니트로사민

니트로사민nitrosamine은 아질산과 이급아민이 산성조건에서 반응할 때 생성되는 발암성 물질이며 가열조리할 때나 위장 내에서 생성된다. 아질산은 햄, 소시지 등의 발색과 보존을 목적으로 사용하는 첨가물이며 체내에서 질산염이 환원되어 생성되기도 한다. 이급아민은 동물성 식품에 널리 존재한다. 니트로사민은 아질산에 의해 아민이 산화되어 형성되므로 산화방지제(아스코르브산·폴리페놀류·토코페롤 등)를 사용하면 그 생성이 억제된다.

② 포름알데히드

식품의 색을 보존하기 위해 사용하는 침지액이나 첨가물과 식품성분이 반응하여 포름알데히드를 생성하기도 한다. 즉 어패류 흑변 방지용 침지액의 산성아황산나트륨$NaHSO_3$과 트리메틸아민옥사이드TMAO가 반응하거나 허용첨가물인 과산화수소가 글리신과 반응할 때 만들어진다. 포름알데히드는 체내에 축적되면 소화작용을 저해하여 두통, 구토, 현기증, 식도염, 위염을 유발한다.

③ 트랜스지방산

천연에 존재하는 불포화지방산은 시스*cis*형이지만 가열, 빛 등에 의해 인체에 유해한 트랜스*trans*형으로 전환된다. 시중에 유통되는 대부분의 가공식품과 패스트푸드에 사용하는 마가린 및 쇼트닝은 트랜스지방을 함유한 대표적 식품이다. 트랜스지방은 혈액 내 LDLlow-density lipoprotein(저밀도지질단백질)의 농도를 높여 혈관벽에 축적시키고 HDLhigh-density lipoprotein(고밀도지질단백질)을 억제하여 각종 순환계 질병과 성인병(심장병·동맥경화증·고혈압·당뇨병)을 일으킨다. 기억력 감퇴, 면역력 감소, 심근세포의 칼슘축적으로 인한 부정맥을 유발하며 발암 관련성이 의심되고 있다.

④ 3-MCPD와 1,3-DCP

식물성 단백질의 가수분해물인 HVPhydrolyzed vegetable protein를 원료로 한 수프, 소스, 양념과 구운 빵의 제조과정 중에는 발암의심물질인 3-MCPD3-monochloropropane-1,2-diol와 1,3-DCP1,3-dichloro-2-propanol가 생성된다. 3-MCPD는 1990년대에 산분해간장에서 검출되어 논란의 대상이 되면서 널리 알려진 물질이다.

⑤ 다환방향족 탄화수소

다환방향족 탄화수소polycyclic aromatic hydrocarbon, PAH란 주로 석탄, 종이, 목재, 석유가 불완전 연소되어 만들어진 여러 개의 벤젠고리가 있는 화합물군을 총칭한다.

일부 PAH는 소량으로도 염색체에 돌연변이를 일으키거나 암을 유발한다. 암유발물질로 가장 먼저 구조가 규명된 것은 벤조피렌으로 강력한 발암성과 오랜 잔류성이 있다. 벤조피렌에 의한 급성 독성은 용혈현상에 의한 빈혈 및 면역계 저하, 만성 독성은 생식 및 발달이상과 암을 유발한다. PAH는 조리과정에서 유도된 독성 물질로서 과도하게 직화구이한 생선, 햄버거, 훈제육류 가공품과 같은 가공조리식품에 다량 존재한다. 그 밖에 공장지대에서 수확한 채소류, 두류, 곡류나 어패류 등 조리, 가열, 가공되지 않은 생식품이나 여기에서 추출한 식물성 기름에도 상당량 함유되어 있으며 미생물에 의해 생합성되기도 한다.

⑥ 헤테로고리 아민류

헤테로고리 아민류heterocyclic amines, HCAs는 수조어육류를 고온에서 조리할 때 생성되는 방향족 질소화합물로 돌연변이성이 강하고 동물에서 암을 유발하는 것이 확인되었다. 이 물질은 아미노산과 크레아틴이 반응하거나 아미노산이 단독으로 반응할 때 생성된다. 가열조리 시 식품에서 발생되는 양은 적지만 구이, 튀김 등 고온의 건열조리뿐 아니라 습열조리 중에도 형성되며, 특히 고온으로 조리할 때 주의해야 한다.

⑦ 아크릴아미드

아크릴아미드는 식품 내에서 아미노-카보닐 반응에 의해 생성되는 물질로 페닐알라닌이 주 원인물질이다. 식품의 조리, 가공 중 감자, 곡류, 시리얼 등을 120℃ 이상의 고온으로 가열할 때 생성되는 물질로 프렌치프라이, 포테이토칩, 감자스낵류, 비스킷, 누룽지 등에서 아크릴아미드가 발견되었다. 아크릴아미드는 신경독소로 알려진 물질이며 최근 남성의 생식능력 저하와 발암성이 의심되고 있다.

⑧ 에틸카바메이트

국제암연구소에서 발암가능물질로 분류된 에틸카바메이트ethyl carbamate, urethane가 일부 발효식품(미소·나토·치즈·요구르트·김치·간장)과 알코올성 음료(와인·청주·위스키)에서 검출되었다. 일정 농도 이상에 단기간이라도 노출되면 구토, 의식불명, 출혈을 유발하고 신장과 간에 손상을 일으킨다. 발효식품의 소비량이 많으면 에틸카바메이트에 노출될 가능성이 상대적으로 높아지며, 특히 알코올을 많이 마시면 그 섭취량도 증가한다.

(4) 기구·용기·포장재에 의한 혼입

① 합성수지제

고분자화합물인 합성수지제는 중합반응에 참여하지 못한 단량체와 소량체oligomer가 용출되거나 기능 개선을 위해 사용한 가소제와 열 안정제 등의 첨가제가 잔류 또는 용출되어 독성을 나타내기도 한다. 합성수지제는 열 반응성에 따라 열 경화성 수지와 열 가소성 수지로 분류된다. 열 경화성 수지는 주로 포름알데히드에 의해서, 열 가소성 수지는 주로 물성 개선과 변질 방지를 위해 사용하는 각종 첨가제에 의해서 독성을 나타낸다 표 4-11.

표 4-11 **합성수지제의 종류와 특징**

종류	특징
열 경화성 수지	1. 가열하면 유동성을 상실하고 단단해지며 냉각해도 유연해지지 않는 내열성 수지이다. 2. 페놀, 포름알데히드(포르말린)가 용출되어 독성을 보인다. 3. 유해한 열경화성 수지 • 페놀수지 : 페놀과 포름알데히드 용출 • 요소수지와 멜라민수지 : 포름알데히드 용출
열 가소성 수지	1. 가열 시 유연해지나 냉각하면 단단해지는 가소성 수지이다. 2. 제조 시 사용하는 열 안정제나 가소제 등의 첨가제가 용출되거나 중합되지 않고 잔류하는 단량체가 독성을 보인다. 3. 첨가제 중 특히 디에틸헥실프탈레이트DEHP, DOP와 디부틸프탈레이트DBP가 맹독성을 보인다. 4. 유해한 열 가소성 수지 • 폴리스티렌PS수지 : 약한 독성을 지닌 스티렌의 중합체로 '식품공전'에 스티렌 함유량을 1,000ppm 이하로 규정하고 있다. 아이스크림 용기, 유산균음료 용기, 발포성 컵라면 용기 등에 사용된다. • 폴리카보네이트PC 수지 : 원료인 비스페놀A가 내분비 교란물질이며, 단체급식용 식기, 유아용 젖병과 식기 등에 많이 사용되었으나 현재는 사용을 제한하고 있다. • 폴리염화비닐PVC 수지 : 발암성인 염화비닐의 중합체인 PVC는 맹독성이 가장 높은 수지로서 이 수지의 변질 방지제로 사용하는 가소제와 열 안정제의 유해성이 문제이며 병, 식육제품의 포장 필름으로 사용된다. • 폴리염화비닐리덴PVDC 수지 : PVC 다음으로 맹독성인 수지로서 가소제와 안정제의 유해성이 문제이며 식육제품의 포장 필름으로 사용된다.
테프론	1. 테프론 자체는 유해하지 않지만 원료인 PFOAperfluorooctanoic acid, C-8의 유해성이 논란이 되고 있다. 2. PFOA는 매우 안정하고 서서히 배설되어 체내에 축적되며 반감기는 4~9년이다. 3. 테프론 코팅 조리기구를 370℃에서 3~5분 가열 시 발암성인 헥사플루오로에탄hexafluoroethane, 옥타플루오로이소부틸렌octafluoroisobutylene 등 약 15종의 유독물질이 생성되는데, 이들의 발암성 및 최기형과 관련된 안전성에 대한 연구가 미국 FDA에서 진행 중이다.

② 금속제와 금속관

금속 용기에 산도나 염도가 높은 식품이 담겨 있으면 일부 금속이 용출되어 식품에 전이되며, 기구나 용기 제조 시 오염된 금속 불순물(주로 납·카드뮴·비소)이 인체로 스며들거나 축적되기도 한다. 중금속(비중 0.4 이상인 금속) 중 카드뮴, 수은, 납 등은 체내에 축적되므로 만성 독성의 위험이 있으며, 비소는 발암성이 있다 표 4-12.

표 4-12 **유해금속의 특징과 중독증상**

종류	특징	중독증상
구리 Cu	• 약산성에 의한 구리제 용기의 부식으로 생성된 녹청이 식품에 이행 시, 녹색채소 가공품의 발색제나 녹색 검 첨가제인 동클로로필린나트륨sodium copper chlorophyllin을 기준량 이상 사용 시 발생한다. • 중독량 : 3~10g	• 다량의 타액 분비, 메스꺼움, 구토, 현기증, 효소작용 억제, 인후작열감, 간세포 괴사, 심하면 사망
아연 Zn	• 산에 의해 아연도금 용기에서 아연이 용출된다. • 치사량 : 3~5g(황산아연$ZnSO_4$), 1~2g(염화아연$ZnCl_2$)	• 구토, 오심, 혈성 설사, 복통, 혼수, 허탈, 심하면 사망
주석 Sn	• 산성 통조림식품에서 무기이온 형태의 주석이 용출되어 식품으로 이행되는데, 체내로 흡수되는 양은 적지만 250ppm 이상 다량 섭취 시 유해하다. • 가장 독성이 강한 트리부틸주석tributyltin, TBT은 선박부착방해제로 사용된 유기주석으로 굴, 홍합 등을 오염시켜 이 오염된 해산물을 섭취할 경우 체내에 축적된다.	• 메스꺼움, 구토, 복통, 설사 등 식중독증상
납 Pb	• 산성 통조림식품에서 납이 용출되어 식품으로 이행되거나 도자기 또는 법랑의 유약성분, 농약(비산납$PbHAsO_4$), 안료, 도료의 성분, 자동차의 배기가스 성분으로 용출된다.	• 급성 중독 : 구토, 현기증, 구역질, 인사불성, 사지마비 • 만성 중독 : 빈혈, 연산통
수은 Hg	• 농약이나 방부제의 성분으로 식품에 오남용 시 인체에 축적된다. • 생태계의 무기수은($HgCl_2$ 등)은 적절한 조건이 되면 유해한 유기수은(메틸수은·에틸수은 등)으로 전환된다. • 무기수은은 소량이라도 장시간 중독 시 심각한 증세를 보인다.	• 무기수은중독 : 장의 작열감, 구역질, 구토, 권태, 신기능장해, 무뇨증, 단백뇨, 혈뇨
카드뮴 Cd	• 폐수가 배출되는 주변에서 경작된 농작물을 장기간 섭취 시 심각한 독성이 나타난다. • 각종 용기의 도금, 도자기 식기의 유약성분으로 사용되어 인체에 이행되며 산에 의해 용출된다. • 대부분 만성 중독이며 드물게 급성 중독이 발생한다.	• 급성 중독 : 구토, 설사, 복통
비소 As	• 수산물에 다량 함유되어 있으며 아비산As_2O_3, 비산납, 비산As_2O_5의 형태로 존재한다. • 아비산의 중독량과 치사량 : 각각 50mg 이상, 100~300mg	• 급성 중독 : 구토, 설사, 연하곤란, 신장장애(단백뇨·혈뇨·무뇨), 심하면 사망 • 만성 중독 : 피부발진, 흑피증, 암(폐암·간암·피부암 등)

CHAPTER

05

역학과 감염병의 관리

1. 역학의 정의와 분류 ı 2. 역학의 발생인자와 발생현상 ı 3. 감염병의 발생과 면역
4. 감염병의 분류와 관리 ı 5. 감염병의 종류

CHAPTER

05

생각해보기

공중보건에서 가장 중요하여 국가적 차원의 관리가 필요한 것이 바로 역학과 감염병의 관리이다. 사회가 다변화하고 국가 간의 소통과 교류가 활발한 현대에서는 한 나라에서 발병한 질병이 다른 나라로 급속히 확산되고 또 감염병의 종류가 다양한 만큼 그 관리나 예방에 세계적으로 관심을 기울여야 한다.

1. 역학의 정의와 분류

역학에 대해 클라크E.G. Clark는 인간집단의 건강, 질병, 결손, 불능, 사망 등의 분포를 결정하는 각종 요인과 상태를 연구하는 학문이라고 정의하였으며, 국제역학회는 인간집단 내에 발생하는 질병의 빈도와 분포를 결정하는 요인을 연구하는 학문이라고 하였다.

역학epidemiology은 epi(=upon)+demos(=people)+ology(=science)의 합성어로, 인간을 대상으로 하여 질병의 발생·분포·유행경향을 밝히고 그 원인을 규명하며 생활습관병을 연구하는 학문으로서 해당 질병에 대한 예방대책을 강구하는 것이 목적이다.

역학의 역할은 크게 5가지로 나눠 볼 수 있다.

- 질병발생의 원인 규명 역할
- 질병발생의 유행을 감시하는 역할
- 보건산업의 기획과 평가자료를 제공하는 역할
- 질병의 자연사(질병의 발생, 진행, 특성파악, 치료, 처치 등)를 연구하는 역할
- 임상분야에 활용하는 역할

따라서 역학이란 인간집단을 대상으로 건강한 상태에서 사망에까지 모든 사건을 규명하고 인간의 건강증진과 질병예방을 추구하는 학문이다.

역학은 크게 5가지로 분류한다. 1단계 역학인 기술역학, 2단계 역학인 분석역학과 실험역학, 3단계 역학인 이론역학, 마지막 단계인 임상역학으로 나눌 수 있다.

1) 기술역학(1단계 역학)

기술역학이란 기술역학정 방법이라고도 한다. 질병의 발생분포와 발생경향을 사실적으로 기록하여 질병과의 연관성과 상관관계를 파악하는 것, 현실적으로 일어나는 건강현상의 빈도를 그대로의 모습으로 기록, 관찰하는 것으로서 크게 4가지로 나눈다. 첫째, 인구학적 특성who은 연령, 성별, 인종, 결혼, 경제력, 직업, 가족관계 등을 말한다. 둘째, 지역(장소)적 특성where으로 국가나 지역사회, 도시와 농촌의 특징을 말한다. 셋째, 시간적 특성when으로 발생년월일, 시간, 질병 유행의 주기적, 계절적 변화 등을 설명하는 것이

다. 마지막으로 질병발생의 원인적 특성what을 들 수 있다. 예를 들어, 대장암 발병률을 연도별, 성별, 연령별, 지역별로 비교한다면 이것은 기술역학 영역이다.

기술역학은 인구집단을 대상으로 질병 관련 특성을 확인하여 위험요인과 발생요인을 찾는 가장 기본적인 과정이다. 이것은 기존의 자료를 정리하여 얻거나 실제로 조사를 통해 얻는다. 이를 통해 질병의 원인을 해명하는 기초자료가 만들어지므로 역학연구에서 중요하다 할 수 있다.

2) 분석역학(2단계 역학)

분석역학은 기술역학의 자료를 바탕으로 가설을 설정하고 이를 입증하는 방법이며, 가설에 대한 원인why을 규명하고 질병발생의 요인과 인간의 관계를 파악하는 것으로서 크게 3가지 연구로 나눌 수 있다.

먼저 단면조사 연구는 특정 시점 및 기간 내 질병과 인구집단의 속성관계를 연구하는 것이다. 이것은 한번에 대상집단의 질병양상과 이에 관련된 인자들을 동시에 파악할 수 있어 비용이 절감되고 자주 이용되는 연구이다.

다음으로 환자-대조군 연구는 환자군과 질병이 없는 대조군을 선정하여 질병발생의 위험요인에 대한 두 집단 간의 과거 노출 정도를 조사함으로써 상호 관련성을 확인하는 것이다.

마지막으로 코호트cohort 연구는 공통사항을 찾고 있는 특정인들, 역학적으로는 어떤 특성이나 병원 폭로를 공통으로 하는 사람의 집단 또는 시간적 개념이 필요하다. 예를 들어, 결혼 코호트는 특정 기간에 결혼한 집단을 뜻한다. 전향적 코호트 연구prospective cohort study는 질병에 이환되지 않은 집단이 대상이며 질병요인과 관련있다고 생각되는 집단과 그렇지 않은 집단을 비교 관찰하여 질병의 발생률을 비교 분석한다. 후향적 코호트 연구retrospective cohort study는 과거의 원인을 바탕으로 현재의 결과를 알고자 하는 방법으로 과거의 기록에 근거를 두고 질병의 원인이라 생각하는 요소를 가진 사람과 그렇지 않은 사람 사이에 현재까지 발생한 질병의 차이를 비교분석하는 것이다.

우리나라 질병관리본부에서는 국가필수보건의료 연구 인프라 구축을 위한 코호트 사업을 진행중이며 일반인 대상 코호트, 환자군 코호트, 특수집단

코호트cohort
질병발생의 요인이 되는 동일한 특성을 가진 인구집단

및 모델 코호트 등 영역별로 사업을 진행하고 있다. 각 연구의 장단점은 표 5-1과 같다.

표 5-1 **역학연구 연구설계별 장단점**

구분	장점	단점
단면조사 연구	• 단시간 내에 결과를 알 수 있다. • 환자-대조군 연구보다 편견이 적고 자료의 정확도가 높다. • 여러 질병과 원인의 관련성을 동시에 비교 가능하다. • 시간과 경비가 절약된다.	• 표본의 크기가 커야 한다. • 급성 감염병 조사에 효율적이지 않다. • 유병률이 낮은 질병은 수행 불가능하다. • 인과관계를 밝히기 힘들다.
환자-대조군 연구	• 연구시간, 경비, 노력이 절약된다. • 조사대상자 수가 적어도 가능하다. • 단기간에 결론이 도출될 수 있다. • 희귀병, 잠복기가 긴 병에 적합하다.	• 환자군과 대조군의 선정이 어렵다. • 기억에 의존하여 편견이 있다. • 일반화가 어렵다. • 위험도 산출이 불가능하다.
코호트 연구	• 질병발생 위험률, 발병률 등이 비교적 정확히 산출된다. • 편견이 적고 신뢰도가 높다. • 인과관계를 확인할 수 있다. • 일반화가 가능하다.	• 시간, 노력, 비용이 많이 든다. • 관찰기간이 길고 대상자가 많다. • 중도 탈락자가 많고 탈락하면 정확도가 문제된다.

3) 실험역학(2단계 역학)

실험역학은 질병발생의 원인을 실험적으로 규명하려는 2단계 역학으로 역학적 사실을 검증하기 위해 인간집단을 사용하거나 실험동물(쥐)을 대상으로 실험한다. 실험군과 대조군으로 나누어 조사하며, 모집단으로부터 조사대상을 선정하고 전수조사와 표본조사를 시행한다. 예를 들어, 흡연이 폐암 발생률을 높인다는 가정을 검증하는 단계에서 타당성을 입증할 연구방법은 실험역학 연구이다.

4) 이론역학(3단계 역학)

이론역학은 질병의 발생과 유행의 법칙 및 현상을 분석하여 수식화하는 3단계 역학으로서 역학을 수학적·통계학적으로 규명하는 것이다.

5) 임상역학

임상역학은 환자를 대상으로 조사를 실시하여 그 자료를 바탕으로 연구를 하는 것이다.

2. 역학의 발생인자와 발생현상

1) 역학의 발생인자

역학은 ① 병인(병의 원인), ② 숙주, ③ 환경의 3가지를 이용하여 질병과 건강의 관계를 설명한다. 즉 질병발생의 3대 인자는 병인, 숙주, 환경인 것이다. 병인은 병의 원인이 되는 것을 말하며 단일요인이 될 수도 있으나 복합적인 요인도 있다. 병의 원인이 외부에서 작용한 것은 외인, 체내에 원인이 있으면 내인이라 한다. 숙주는 생물(미생물)이 기생하는 대상이 되는 생물을 말하며, 숙주는 특정 종일 수도 있지만 기생충처럼 다른 숙주를 필요로 하는 경우도 있다. 이것을 고든J. Gordon의 다병인복합성 이론Lever Theory이라고 한다. 고든은 질병의 발생이 3요인 간의 균형으로 발생한다고 하여 환경이 변하거나 병원체의 침입력이 커지거나 숙주의 면역력이 변하면 평형이 깨진다고 설명한다.

스노우J. Snow는 콜레라의 발생을 역학적으로 규명하였으며, 골드버거J. Goldberger는 펠라그라pellagra(니아신niacin 결핍증)의 연구를 통해 당시 나병으로 잘못 알고 있던 증상을 새롭게 규명하였다.

질병발생에 작용하는 역학적 요인에 관한 학설은 크게 3가지가 있다. 첫째, 삼각형모형설(3대 요인설)로 병인, 숙주, 환경의 3대 요인이 상호작용을 일으켜 질병이 발생한다는 것이다. 둘째, 거미줄모형설로 질병은 어떤 요인에 의해 발생하는 것이 아니라 선행하는 여러 요인의 상호작용으로 발생한다는 것이다. 셋째, 수레바퀴모형설은 숙주를 중심으로

질병발생의 역학적 요인

- 병인
  - 생물적 인자 : 세균, 바이러스, 기생충 등
  - 물리화학적 인자 : 대기, 수질, 계절 등
- 숙주
  - 성별, 연령별, 종족, 직업, 계급, 결혼, 체질요인 등
- 환경
  - 생물 환경 : 병원소, 곤충, 기생충 등
  - 물리적 환경 : 계절, 기후 등
  - 사회적 환경 : 직업, 풍습, 경제생활 등

유전적 요인과 숙주를 둘러싼 환경적 요인의 상호작용으로 발생한다는 것이다. 수레바퀴 모형설의 역학적 인자로는 생물학적 환경요인(병원소, 기생충, 곤충 등), 물리화학적 환경요인(계절, 기후 등), 사회적 환경요인(직업, 풍습, 경제상황 등), 숙주의 유전적 요인(종족, 가족력, 체질요인 등) 등이 작용한다. 질병에 관한 역학조사 시 영향을 주는 요소로는 질병의 특성 파악, 현장조사field investigation, 검사실 소견, 분석과 해석, 대책 등이 있다.

질병발생의 역학적 요인

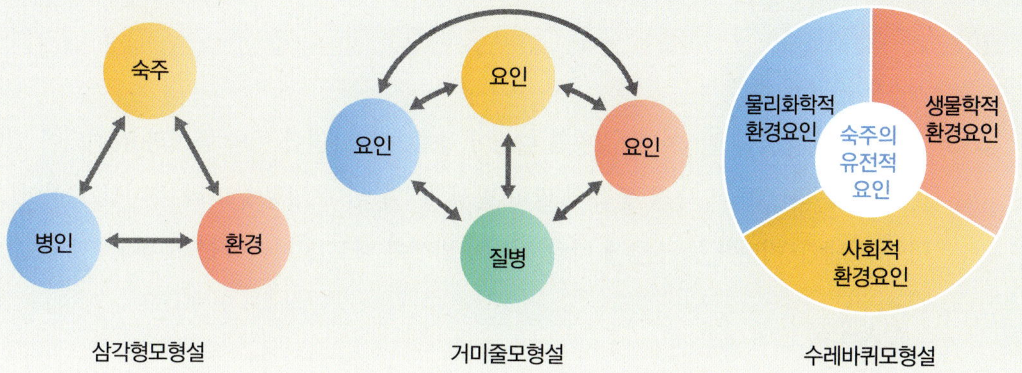

2) 역학의 발생현상

역학은 크게 시간적, 지리적, 생물학적, 사회적 현상으로 발생한다.

(1) 시간적 현상

역학의 시간적 현상은 추세변화, 순환변화, 계절변화, 불규칙변화라는 5가지 종류의 변화로 나타난다. 추세변화(장기변화)는 20~30년 정도의 간격으로 질병발생이 반복되는 것으로 장티푸스, 디프테리아, 이질이 이에 속하는 질병이다. 순환변화는 2~3년 주기로 발생되는 질병(예 : 홍역 2년, 일본뇌염 3~4년, 백일해 2~4년)이며, 계절변화는 소화기계(여름) 및 호흡기계(겨울) 질병과 곤충(가을) 질병처럼 1년 주기로 나타나는 것이다. 단기변화는 시간별, 날짜별 주단위로 변화하는 급성 감염병의 집단발생 시 볼 수 있는 현상이다. 마지막으로 불규칙변화는 돌발적으로 발생하며, 외국 감염병의 국내 침입, 콜레라, 페스트,

황열 등에서 나타나는 변화 등을 말한다.

(2) 지리적 현상

역학의 지리적 현상이란 질병의 발생에 대해 해안지역, 산악지역, 열대, 한대 등의 지역이나 위치, 특정 장소 등에 따라 질병의 발생이 다르게 나타난다는 것이다. 대표적 예로 범발적으로 발생하는 독감과 에이즈가 있으며, 전국적으로 유행하는 것에는 장티푸스가 있다. 지방적·편재적偏在的 특징을 보이는 것으로는 간흡충, 폐흡충, 사상충증이 있으며, 산발적 질병으로는 렙토스피라증이 있다.

(3) 생물학적 현상

역학의 생물학적 현상이란 질병의 발생이 종족, 성별, 연령 등의 특색과 관련되어 있다는 것이다. 즉 질병이 특정 종족에 많이 발생하거나 남녀 성별에 따라 차이를 보이며, 노년기·장년기·어린이 등 연령에 따라 질병의 발생이 다르게 나타나는 것이다.

(4) 사회적 현상

역학의 사회적 현상이란 도시, 농촌, 교통수단, 직업, 경제수준 등과 관련한 질병발생을 말한다.

3. 감염병의 발생과 면역

1) 감염병의 발생설

감염병이란 병원성 미생물이 생물에 감염을 일으키고 전파되는 것을 말한다. 감염병의 발생에 대한 이론은 종교설(선악신설) ⇒ 점성설 ⇒ 장기설(말라리아) ⇒ 접촉감염설(페스트) ⇒ 미생물감염설(세균설)로 발전해 왔다. 각 발생설을 정리하면 표 5-2와 같다.

2) 감염병의 발생

감염병이 집단적으로 발생하여 유행하는 데는 감염원, 감염경로, 감수성의 3가지 조건이 필요하며, 감염병의 발병요소로는 병원체, 병원소, 전파 등이 있다 표 5-3.

표 5-2 **감염병의 발생설**

구분	특징
종교설	질병을 죄악에 대한 벌로 생각하여 제물이나 사람을 바쳐야 다스릴 수 있다고 믿었으며, 죄인에게 노한 신이 주는 벌이라 하여 신벌설이라고도 하였다.
점성설	질병의 발생이 환경의 물리적 상태와 관련이 있다 하여 별자리의 이동을 관찰함으로써 감염병의 유행, 전쟁, 기아 등을 점치던 시대에 지배적인 설이었다.
장기설	감염병의 전파는 나쁜 공기나 공기 중의 유독물질 때문에 발생한다는 설이다. 모기에 의한 말라리아가 바람을 따라 전파된 것이 증명된 후 유독가스, 즉 장기에 의해 퍼진다는 견해이다.
접촉감염설	접촉에 의해 질병에 감염된다는 설로 16세기 매독이 유럽 전역에 만연한 사건이 근거가 되었다.
미생물감염설	현미경의 발명으로 세균의 존재가 알려지면서 질병의 원인이 미생물이라는 사실이 인정되었다. 로버트 콕에 의해 탄저, 결핵, 콜레라균이 발견되면서 이 주장이 확인되었으며 예방접종 백신도 개발되었다.

표 5-3 **감염병의 발생요소와 발병요소**

발생요소	발병요소	요건
감염원	병원체	양적으로나 질적으로 질병을 일으킬 수 있을 만큼 충분해야 한다.
	병원소	
감염경로	병원소로부터 병원체 탈출	병원체에 감염될 수 있는 환경조건이 구비되어야 한다.
	전파	
	새로운 숙주로의 침입	
감수성	숙주의 감수성	병원체에 대한 면역성이 없어야 하며 감수성이 있어야 한다.

(1) 병원체

병원체는 세균, 바이러스, 리케치아, 기생충으로 나눈다. 이 중 세균으로는 콜레라·장티푸스·디프테리아·결핵균·한센·백일해가 있으며, 바이러스성에 의한 것으로는 폴리오·홍역·유행성 이하선염·일본뇌염·광견병·AIDS·간염이 있다. 리케치아성으로는 발진티푸스·발진열·양충병, 기생충으로는 말라리아·회충·십이지장충·디스토마 등이 있다.

(2) 병원소

① 인간병원소

인간병원소에서 환자는 현성 감염(은닉·간과·전구기·현성 환자)과 불현성 감염(무증상·잠복기 환자)으로 나눈다. 보균자는 감염병 관리에서 가장 중요한데, 역학적 의의를 살펴보

현성 감염과 불현성 감염

- 현성 감염apparent infection : 병원성 미생물이 생체에 침입하여 정착, 증식하고 질병의 증상을 확실히 보이는 것
- 불현성 감염inapparent infection : 병원성 미생물이 생체에 감염되어도 아무런 임상증상이 나타나지 않는 것, 항체의 수치가 높아진 것

면 자유로운 활동으로 인해 감염병의 영역이 넓고 자타가 경계하지 않으므로 전파 기회가 많으며 환자보다 그 숫자가 많은 것이 특징이다.

보균자는 보균상태에 따라 회복기보균자, 잠복기보균자, 건강보균자로 나눈다. 회복기(발병 후) 보균자는 이질, 장티푸스, 디프테리아에서 나타난다. 잠복기(발병 전)보균자는 디프테리아, 홍역, 백일해, 볼거리, 유행성 뇌척수막염에서 나타난다. 건강보균자(불현성 감염)는 폴리오와 일본뇌염에서 나타난다. 또 보균기간에 따라 3개월 이내로 보균하는 일시보균자, 3개월 이상 보균하는 만성 보균자(장티푸스, B형 감염)와 영구보균자로 나눈다.

보균자
체내에 병원체를 보유하지만 외견상 또는 자각적으로 병의 증세가 나타나지 않는 사람

② 동물병원소

동물병원소는 병원체를 가진 동물에 의해 인간이 감염되는 인수공통감염병을 유발하게 되는데, 각 동물별 유발 질병은 다음과 같다.

- 쥐 : 콜레라, 페스트, 살모넬라, 서교증, 발진열, 렙토스피라증, 쯔쯔가무시증
- 개 : 광견병
- 고양이 : 살모넬라, 톡소플라스마, 서교열
- 돼지 : 살모넬라, 일본뇌염, 파상열brucellosis
- 소 : 살모넬라, 결핵, 탄저, 파상열
- 양 : 탄저, 파상열
- 조류 : 살모넬라

③ 기타 병원소

기타 병원소로는 토양에 의한 파상풍(흙 속 깊은 곳, 혐기성)이 있다.

(3) 병원소로부터의 병원체 탈출과 전파

병원체의 병원소 탈출경로와 침입경로는 주로 호흡기계(결핵, 감기, 홍역 등), 소화기계(장티푸스, 콜레라 등), 비뇨생식기계(성병, 임질), 점막, 피부이며 모든 매개체와 병원소가 병원체의 숙주 내 침입 시에 직접적으로 관여하는 감염원이 될 수 있다.

병원체의 전파에는 직접전파, 간접전파, 침입이 있다. 직접전파는 환자와의 접촉, 기침, 재채기 등으로 직접 감염되는 것이며, 간접전파는 전파체가 존재하고 병원체가 병원소 밖에서 일정 기간 생존력을 발휘해야 가능하다. 공기, 물, 식품, 환자가 사용한 개달물, 곤충 등이 매개체(전파체) 역할을 하는 것으로 표 5-4로 정리하였다.

> **개달물**
> 매개체가 숙주의 내부로 들어가지 않고 병원체를 운반하는 순단으로만 작용하는 것(예: 수건, 완구, 옷, 책 등)

표 5-4 **병원체의 전파**

<table>
<tr><td>직접전파</td><td colspan="4">접촉, 기침, 재채기의 비말핵에 의한 것 : 성병, 결핵, 홍역, 나병, 피부질환</td></tr>
<tr><td rowspan="9">간접전파</td><td rowspan="2">비활성전파체</td><td>공동전파체</td><td colspan="2">공기, 물, 식품, 우유, 토양</td></tr>
<tr><td>개달물</td><td colspan="2">환자가 사용한 공동전파체를 제외한 수건, 식기, 침구류, 의류, 책, 장난감, 세면구, 침, 주사기</td></tr>
<tr><td rowspan="7">활성전파체(매개곤충)</td><td>기계적 전파</td><td colspan="2">파리, 바퀴 등이 건강체에 전하기만 하는 것</td></tr>
<tr><td rowspan="6">생물학적 전파</td><td colspan="2">이, 벼룩, 진드기, 모기 등이 생활하는 중에 전파</td></tr>
<tr><td>증식형</td><td>뇌염, 황열, 페스트, 뎅기열, 재귀열</td></tr>
<tr><td>배설형</td><td>발진티푸스, 발진열</td></tr>
<tr><td>발육형</td><td>사상충증</td></tr>
<tr><td>발육증식형</td><td>말라리아, 수면병</td></tr>
<tr><td>경란형(난소전이형)</td><td>록키산홍반열, 양충병(쯔쯔가무시증)</td></tr>
</table>

※ 공기 전파 중에 비말에 의한 전파는 직접 전파이고, 비말핵에 의한 전파는 간접전파이다.

(4) 숙주의 감수성과 면역성

① 감수성

감수성은 숙주에 침입한 병원체에 대항하여 감염이나 발병을 막을 수 있는 능력이 없는 상태를 말하며, 이는 개인이나 질병의 종류에 따라 다르다. 드 루더De Rudder는 급성 호흡기계 감염병에서 감수성 보균자가 감염되어 발병하는 비율을 %로 나타내어, 두창 95%, 홍역 95%, 백일해 60~80%, 성홍열 40%, 디프테리아 10%, 소아마비 0.1%로 감수성지수를 산출하였다.

② 면역성

병원성 미생물과 그 생성물, 음식물, 화학물질, 약, 꽃가루 등의 외부인자를 항원이라 한다. 면역immunity은 역병을 면한다는 뜻의 라틴어 immunitas에서 유래하였다. 면역이란 특정 감염균인 항원에 대해 자기 몸을 방어하고 임상적인 증상을 없애거나 가볍게 하는 능력을 말하며, 선천면역과 후천면역으로 구분한다 표 5-5. 선천면역은 태어날 때부터 면역성을 가지고 있으며, 후천면역은 태어난 후 질병에 감염되거나 백신 등을 통해 면역력을 얻게 되는 것이다.

표 5-5 면역의 분류

<table>
<tr><th colspan="3">구분</th><th colspan="2">내용</th></tr>
<tr><td colspan="3">선천면역</td><td colspan="2">종별, 인종, 개인적 차이로 태어날 때부터 가진 면역성</td></tr>
<tr><td rowspan="4">후천면역</td><td rowspan="2">능동면역</td><td>자연능동면역</td><td>장티푸스, 디프테리아, 홍역, 백일해, 폴리오, 일본뇌염 등</td><td rowspan="2">발효와 효력 지속시간이 길고 혈청병이 수반되지 않는다.</td></tr>
<tr><td>인공능동면역</td><td>예방접종</td></tr>
<tr><td rowspan="2">수동면역</td><td>자연수동면역</td><td>모체로부터 얻은 면역</td><td rowspan="2">발효와 효력 지속기간이 짧고 혈청병이 수반된다.</td></tr>
<tr><td>인공수동면역</td><td>항독소, 감마글로불린</td></tr>
</table>

후천면역에는 능동면역과 수동면역이 있는데, 능동면역은 외부에서 침입해 들어간 항원에 의해 항체가 생산됨으로써 생기는 면역을 말하며, 자연능동면역과 인공능동면역으로 나뉜다. 수동면역은 다른 개체가 형성한 항체를 통해 면역력을 얻는 것으로 자연수동면역, 인공수동면역이 있다.

자연능동면역은 질병의 이완 후 생기는 면역으로 영구면역, 약한 면역, 감염면역이 있다. 한 번 질환을 앓고 난 후 평생 면역을 얻게 되는 영구면역으로는 두창, 홍역, 수두, 유행성 이하선염, 백일해, 성홍열이 있다. 약한 면역으로는 디프테리아, 폐렴, 인플루엔자, 수막구균성 수막염, 세균성 이질 등이 있으며, 병원체를 몸속에 가지고 있는 동안에는 그 병원체의 침입에 대해 면역성을 가지는 감염면역으로는 매독, 임질, 말라리아 등이 있다.

인공능동면역은 백신 접종 후 면역이 생기는 것으로 이 백신이나 톡소이드를 통해 면

표 5-6 인공능동면역의 종류

구분			내용
백신	세균	생균백신	결핵, 탄저
		사균백신	콜레라, 장티푸스, 파라티푸스, 백일해
	리케치아	사균백신	발진티푸스
	바이러스	생균백신	폴리오sabin, 두창, 풍진
		사균백신	폴리오salk, 일본뇌염
톡소이드			디프테리아, 파상풍

폴리오는 소아에게 하지마비를 일으키는 가장 무서운 질병으로 알려져 있으며, 3가지 혈청형(1형, 2형, 3형)이 존재함. 1955년 Salk가 개발한 주사용 폴리오 불활성화 백신(Inactivated Polio Vaccine, IPV)이 사용 허가를 받았고, 1963년 Sabin이 개발한 경구용 3가 폴리오 생백신(Trivalent Oral Poliovirus Vaccine, TOPV)이 사용 허가를 받았으며, 1978년 Van Wezel이 개발한 주사용 개량 폴리오 불활성화 백신(Enhanced-potency Inactivated Poliovirus Vaccine, eIPV)을 사용한 이래, 마비성 환자는 급격히 감소함

역력을 만든다. 백신을 통한 면역 생성에는 결핵, 콜레라 등이 있으며 톡소이드의 경우로는 디프테리아와 파상풍이 있다 표 5-6.

수동면역 중에서 자연수동면역은 모체로부터 얻은 면역(태반면역·모유면역)을 말한다. 인공수동면역은 항독소, 감마글로불린, 면역혈청 접종 후에 형성된다.

> **백신**
> 사균이나 생균의 항원으로 생체 내 면역체 형성을 유도하는 것
>
> **톡소이드**
> 병원균의 독성을 없애고 그 항원성만 남긴 것

3) 감염병의 예방대책

외래 감염병의 국내 침입에 대한 대책은 국민의 건강을 위해 국가적으로 매우 중요한 과제로서 검역과 격리로 구분한다. 검역이란 오염지역에서 들어온 입국자, 물품, 항공기, 선박 등을 검사 및 차단하는 것이며, 격리란 현성(질병의 증상을 나타내는) 환자를 분리하여 건강인의 안전을 지키고 감염병의 확산을 막는 것이다.

우리나라의 검역감염병은 콜레라, 페스트, 황열, 사스SARS 등이며 검역이 필요하지 않은 질병으로는 일본뇌염과 발진티푸스 등이 있다. 검역기간은 감염병에 대한 최장잠복기로 정하며, 격리기간은 환자가 완치될 때까지로 이 기간에 면회는 절대 금지이다. 감시기간은 질병에 따라 다른데 콜레라는 120시간, 페스트와 황열은 144시간, 사스는 240시간이다.

국내 감염병의 예방대책은 크게 2가지 방법으로 병원소 제거(사람은 격리, 동물은 소각이

나 매장으로 제거)와 환경위생관리(소독, 철저한 식품위생관리, 음용수관리)에 의해 시행된다. 그러나 호흡기계 감염병은 이러한 환경위생관리로는 성과를 얻을 수 없는 질병으로서 다른 대책을 마련해야 한다. 홍보교육도 국내 감염병의 예방대책으로 중요한 부분이다.

레벨과 클락Leavell & Clark은 질병의 자연사에 따른 예방적 조치를 제시하였는데 질병의 단계별로 다양한 예방수단을 제안하여 1차, 2차, 3차 예방으로 분류하였다 표 5-7. 즉 1차 예방은 환경위생, 건강증진, 예방접종이며, 2차 예방은 조기진단과 치료, 집단검진이며, 3차 예방은 재활, 사회생활 복귀를 말한다.

표 5-7 **질병의 시기와 예방수준(Leavell & Clark, 1965)**

구분	예방내용	예방수준
1단계 : 비병원성기	적극적 예방 : 환경위생과 건강증진	1차 예방
2단계 : 초기병원성기	소극적 예방 : 특수예방과 예방접종	
3단계 : 불현성 감염기	중증 예방 : 조기진단 및 치료와 집단검진	2차 예방
4단계 : 발현성 질환기	진단과 치료	
5단계 : 회복기	무능력 예방, 재활, 사회생활 복귀	3차 예방

4) 예방접종

(1) 예방접종 질병

우리나라는 출생 후 시기별로 예방주사를 통해 감염병을 예방하도록 하고 있다. 예방접종이 필요한 질병은 그림 5-1과 같다. 결핵을 비롯하여 경구용 소아마비, DPT, 홍역, 뇌염, B형 간염 등이 국가에서 지정한 필수예방접종 질병이며 각 질병의 특성에 따라 여러 회에 걸쳐 접종한다. 해당 질병의 유행 시나 환자와 접촉 시, 화상을 입었을 때는(파상풍) 수시로 추가접종하는 경우도 있다.

(2) 예방접종 시기

우리나라에서 시행하는 예방접종사업은 국가필수예방접종과 기타 예방접종으로 나눈다. 영유아를 대상으로 BCG, B형 간염, 디프테리아, 파상풍, 백일해 등이 필수예방접종으로 시행되며, 그 외 일본뇌염 등 각 시기에 접종을 해야 하는 기타 접종이 있다.

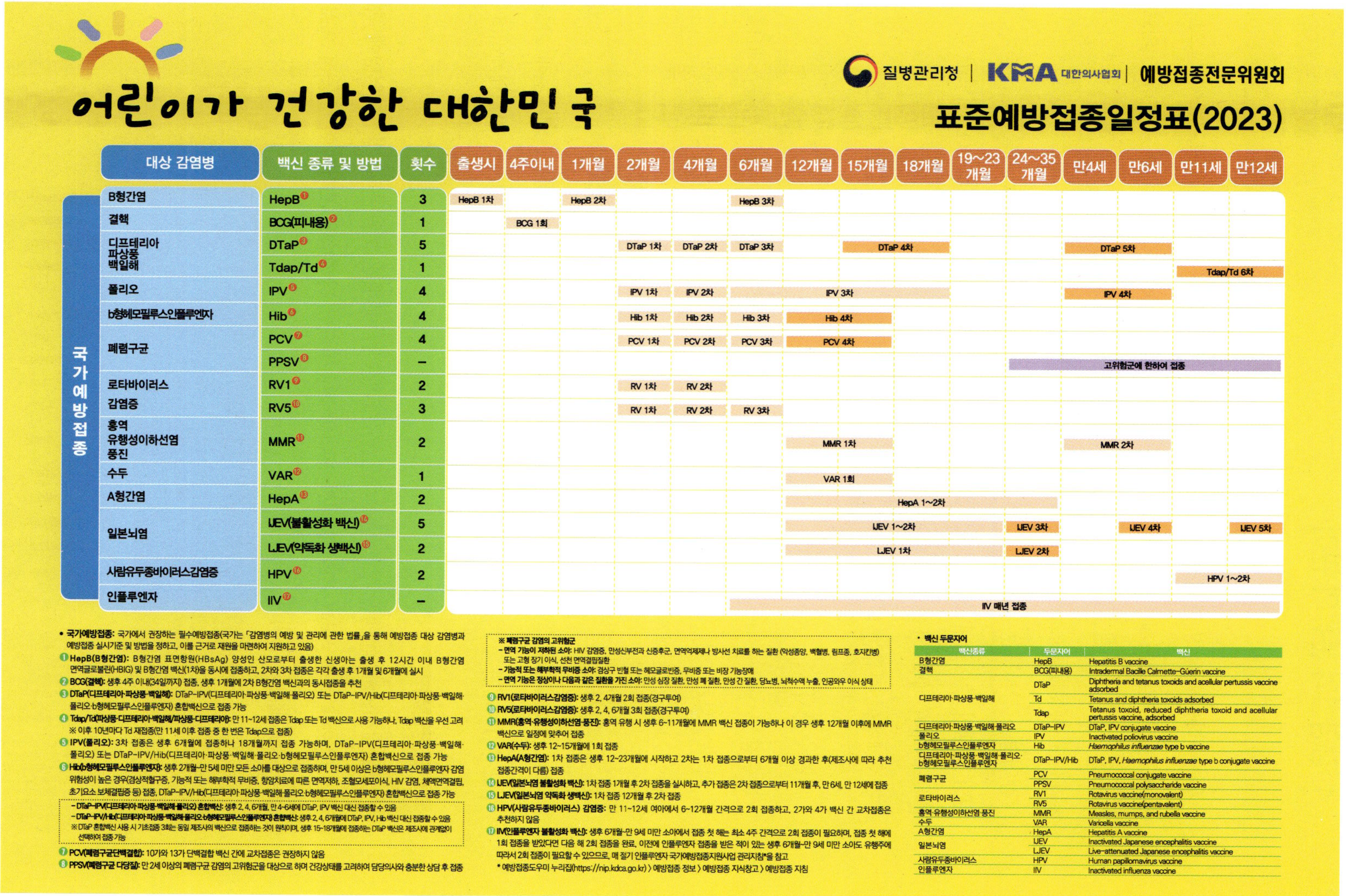

어린이가 건강한 대한민국
질병관리청
KMA 대한의사협회
예방접종전문위원회
표준예방접종일정표(2023)
대상 감염병
백신 종류 및 방법
횟수
출생시
4주이내
1개월
2개월
4개월
6개월
12개월
15개월
18개월
19~23 개월
24~35 개월
만4세
만6세
만11세
만12세
국가예방접종
B형간염
HepB
3
HepB 1차
HepB 2차
HepB 3차
결핵
BCG(피내용)
1
BCG 1회
디프테리아 파상풍 백일해
DTaP
5
DTaP 1차
DTaP 2차
DTaP 3차
DTaP 4차
DTaP 5차
Tdap/Td
1
Tdap/Td 6차
폴리오
IPV
4
IPV 1차
IPV 2차
IPV 3차
IPV 4차
b형헤모필루스인플루엔자
Hib
4
Hib 1차
Hib 2차
Hib 3차
Hib 4차
폐렴구균
PCV
4
PCV 1차
PCV 2차
PCV 3차
PCV 4차
PPSV
–
고위험군에 한하여 접종
로타바이러스 감염증
RV1
2
RV 1차
RV 2차
RV5
3
RV 1차
RV 2차
RV 3차
홍역 유행성이하선염 풍진
MMR
2
MMR 1차
MMR 2차
수두
VAR
1
VAR 1회
A형간염
HepA
2
HepA 1~2차
일본뇌염
IJEV(불활성화 백신)
5
IJEV 1~2차
IJEV 3차
IJEV 4차
IJEV 5차
LJEV(약독화 생백신)
2
LJEV 1차
LJEV 2차
사람유두종바이러스감염증
HPV
2
HPV 1~2차
인플루엔자
IIV
–
IIV 매년 접종

그림 5-1 예방접종표

출처 : 질병관리청 예방접종도우미, 2023

4. 감염병의 분류와 관리

1) 감염병의 감시체계

우리나라의 감염병 관리는 감염병 발생 시 의무적으로 지체없이 관할보건소에 신고토록 하는 전수감시체계Mandatory Surveillance System와 일정한 기준에 의해 참여하는 의료기관을 표본감시기관으로 지정하여 7일 이내에 관할보건소에 신고하도록 하는 표본감시체계Sentinel Surveillance System를 운영하고 있다.

감염병을 감시하는 목적은 ① 대상 질병에 의해 발생되는 문제의 크기를 예측하고, ② 질병 발생의 추이를 관찰하며, ③ 질병의 집단 발생 및 유행을 확인하고, ④ 새로운 문제를 찾아내어 예방·관리 활동 등에 적용하는 것 이다.

감시체계의 종류는 다음과 같다.

(1) 전수감시

전수감시Infectious disease Surveillance'는 「감염병의 예방 및 관리에 관한 법률」 제11조에 의하여 모든 의사, 치과의사, 한의사, 의료기관의 장, 부대장(군의관), 감염병병원체 확인기관의 장이 신고 의무를 갖는 감시체계이다.

(2) 표본감시

'표본감시Sentinel Surveillance'는 「감염병의 예방 및 관리에 관한 법률」 제11조에 의하여 표본감시기관을 지정하고 지정된 기관에 한하여 신고를 받아 운영하는 감시체계이다.

(3) 보완감시

'보완감시Supplementary Surveillance'는 감염병 감시체계를 보완하고, 법정감염병에 속하지 않으나 발생상황과 추이에 대한 모니터링이 필요한 감염병을 포함하여 능동적 으로 신속하게 대처하기 위한 감시체계이다.

2) 감염병의 분류 및 종류

(1) 감염속도와 위해정도에 의한 분류

2022년 현재 우리나라는 법정 감염병을 감염속도와 위해정도에 따라 표 5-8과 같이 4개급으로 분류하여 관리하고 있다. 1급부터 4급에 속하는 감염병외에도 기타감염병으로 기생충과 세계보건기구 감시대상 감염병 등은 표 5-9에 정의하여 분류하였다.

표 5-8 감염병의 분류와 종류

구분	제1급감염병	제2급감염병	제3급감염병	제4급감염병
특성	생물테러감염병 또는 치명률이 높거나 집단 발생의 우려가 커서 발생 또는 유행 즉시 신고, 음압격리와 같은 높은 수준의 격리가 필요한 감염병(16종)	전파가능성을 고려하여 발생 또는 유행 시 24시간 이내에 신고, 격리가 필요한 감염병(24종)	발생을 계속 감시할 필요가 있어 발생 또는 유행 시 24시간 이내 신고하여야 하는 감염병(26종)	유행 여부를 조사하기 위하여 표본감시 활동이 필요한 감염병(23종)
종류	가. 에볼라바이러스병 나. 마버그열 다. 라싸열 라. 크리미안콩고출혈열 마. 남아메리카출혈열 바. 리프트밸리열 사. 두창 아. 페스트 자. 탄저 차. 보툴리눔독소증 카. 야토병 타. 중증급성호흡기증후군SARS 파. 중동호흡기증후군MERS 하. 동물인플루엔자 인체감염증 거. 신종인플루엔자 너. 디프테리아	가. 결핵 나. 수두 다. 홍역 라. 콜레라 마. 장티푸스 바. 파라티푸스 사. 세균성이질 아. 장출혈성대장균감염증 자. A형간염 차. 백일해 카. 유행성이하선염 타. 선천성풍진 파. 후천성풍진 하. 폴리오 거. 수막구균 감염증 너. b형헤모필루스인플루엔자 더. 폐렴구균 감염증 러. 한센병 머. 성홍열 버. 반코마이신내성황색포도알균VRSA 감염증 서. 카바페넴내성장내세균속균종CRE 감염증 어. 코로나바이러스감염증-19 저. 원숭이두창	가. 파상풍 나. B형간염 다. 일본뇌염 라. C형간염 마. 말라리아 바. 레지오넬라증 사. 비브리오패혈증 아. 발진티푸스 자. 발진열 차. 쯔쯔가무시증 카. 렙토스피라증 타. 브루셀라증 파. 공수병 하. 신증후군출혈열 거. 후천성면역결핍증AIDS 너. 크로이츠펠트-야콥병CJD 및 변종크로이츠펠트-야콥병vCJD 더. 황열 러. 뎅기열 머. 큐열 버. 웨스트나일열 서. 라임병 어. 진드기매개뇌염 저. 유비저	가. 인플루엔자 나. 매독(梅毒) 다. 회충증 라. 편충증 마. 요충증 바. 간흡충증 사. 폐흡충증 아. 장흡충증 자. 수족구병 차. 임질 카. 클라미디아감염증 타. 연성하감 파. 성기단순포진 하. 첨규콘딜롬 거. 반코마이신내성장알균VRE 감염증 너. 메티실린내성황색포도알균MRSA 감염증 더. 다제내성녹농균MRPA 감염증 러. 다제내성아시네토박터바우마니균MRAB 감염증 머. 장관감염증[1] 버. 급성호흡기감염증[2] 서. 해외유입기생충감염증[3]

(계속)

구분	제1급감염병	제2급감염병	제3급감염병	제4급감염병
종류			처. 치쿤구니야열 커. 중증열성혈소판감소증후군SFTS 터. 지카바이러스 감염증	어. 엔테로바이러스감염증 저. 사람유두종바이러스감염증
감시방법	전수감시[6)]	전수감시	전수감시	표본감시[7)]
신고[4]	즉시	24시간 이내	24시간 이내	7일 이내
보고[5)]	즉시	24시간 이내	24시간 이내	7일 이내

1) 장관감염증 : 살모넬라균 감염증, 장염비브리오균 감염증, 장독소성대장균(ETEC) 감염증, 장침습성대장균(EIEC) 감염증, 장병원성대장균(EPEC) 감염증, 캄필로박터균 감염증, 클로스트리듐 퍼프린젠스 감염증, 황색포도알균 감염증, 바실루스 세레우스균 감염증, 예르시니아 엔테로콜리티카 감염증, 리스테리아 모노사이토제네스 감염증, 그룹 A형 로타바이러스 감염증, 아스트로바이러스 감염증, 장내 아데노바이러스 감염증, 노로바이러스 감염증, 사포바이러스 감염증, 이질아메바 감염증, 람블편모충 감염증, 작은와포자충 감염증, 원포자충 감염증
2) 급성호흡기감염증 : 아데노바이러스 감염증, 사람 보카바이러스 감염증, 파라인플루엔자바이러스 감염증, 호흡기세포융합바이러스 감염증, 리노바이러스 감염증, 사람 메타뉴모바이러스 감염증, 사람 코로나바이러스 감염증, 마이코플라스마 폐렴균 감염증, 클라미디아 폐렴균 감염증
3) 해외유입기생충감염증 : 리슈만편모충증, 바베스열원충증, 아프리카수면병, 샤가스병, 주혈흡충증, 광동주혈선충증, 악구충증, 사상충증, 포충증, 톡소포자충증, 메디나충증
4) 신고 : 의사, 치과의사, 한의사, 의료기관의 장 → 관할 보건소로 신고
5) 보고 : 보건소장 → 특별자치도지사 또는 시장·군수·구청장 → 특별시장·광역시장·도지사 → 질병관리청으로 보고
6) 전수감시 : 감염병의 예방 및 관리에 관한 법률 제11조에 의하여 모든 의사, 치과의사, 한의사, 의료기관의 장, 부대장(군의관), 감염병병원체 확인기관의 장이 신고 의무를 갖는 감시체계임
7) 표본감시 : 감염병의 예방 및 관리에 관한 법률 제16조 및 제11조제5항에 의하여 표본감시기관을 지정하고 지정된 기관에 한하여 신고를 받아 운영하는 감시체계임

출처 : 질병관리청, 2022

표 5-9 기타 감염병 분류

구분	정의	기타 감염병 분류	근거
기생충감염병(7종)	기생충에 감염되어 발생하는 감염병	1. 회충증 2. 편충증 3. 요충증 4. 간흡충증 5. 폐흡충증 6. 장흡충증 7. 해외유입기생충감염증	감염병예방법 제2조제6호
세계보건기구 감시대상 감염병(9종)	세계보건기구가 국제공중보건의 비상사태에 대비하기 위하여 감시대상으로 정한 질환	1. 두창 2. 폴리오 3. 신종인플루엔자 4. 중증급성호흡기증후군SARS 5. 콜레라 6. 폐렴형 페스트 7. 황열 8. 바이러스성 출혈열 9. 웨스트나일열	감염병예방법 제2조제8호
생물테러감염병(8종)	고의 또는 테러 등을 목적으로 이용된 병원체에 의하여 발생된 감염병	1. 탄저 2. 보툴리눔독소증 3. 페스트 4. 마버그열 5. 에볼라바이러스병 6. 라싸열 7. 두창 8. 야토병	감염병예방법 제2조제9호

(계속)

구분	정의	기타 감염병 분류	근거
성매개 감염병(7종)	성 접촉을 통하여 전파되는 감염병	1. 매독 2. 임질 3. 클라미디아 감염증 4. 연성하감 5. 성기단순포진 6. 첨규콘딜롬 7. 사람유두종바이러스 감염증	감염병예방법 제2조제10호
인수공통감염병(10종)	동물과 사람 간에 서로 전파되는 병원체에 의하여 발생되는 감염병	1. 장출혈성대장균감염증 2. 일본뇌염 3. 브루셀라증 4. 탄저 5. 공수병 6. 동물인플루엔자 인체감염증 7. 중증급성호흡기증후군SARS 8. 변종크로이츠펠트-야콥병vCJD 9. 큐열 10. 결핵	감염병예방법 제2조제11호
의료관련감염병(6종)	환자나 임산부 등이 의료행위를 적용받는 과정에서 발생한 감염병	1. 반코마이신내성황색포도알균VRSA 감염증 2. 반코마이신내성장알균VRE 감염증 3. 메티실린내성황색포도알균MRSA 감염증 4. 다제내성녹농균MRPA 감염증 5. 다제내성아시네토박터바우마니균MRAB 감염증 6. 카바페넴내성장내세균속균종CRE 감염증	감염병예방법 제2조제12호
관리대상 해외 신종감염병	기존 감염병의 변이 및 변종 또는 기존에 알려지지 아니한 새로운 병원체에 의해 발생하여 국제적으로 보건문제를 야기하고 국내 유입에 대비하여야 하는 감염병	질병관리청장이 보건복지부장관과 협의하여 지정	감염병예방법 제2조제20호
검역감염병	외국에서 발생하여 국내로 들어올 우려가 있거나 우리나라에서 발생하여 외국으로 번질 우려가 있어 검역법에서 검역대상감염병으로 지정한 감염병	1. 콜레라 2. 페스트 3. 황열 4. 중증급성호흡기증후군SARS 5. 동물인플루엔자 인체감염증 6. 신종인플루엔자 7. 중동호흡기증후군MERS 8. 에볼라바이러스병 9. 그 외 질병청장이 고시하는 감염병	검역법 제2조제호

출처 : 질병관리청, 2022

(2) 침입경로에 의한 분류

감염병을 일으키는 병원체는 호흡기, 소화기, 피부점막을 통해 침입한다 표 5-10. 소화기를 통한 감염병은 대부분 간접전파로서 질병의 증상이 발현된 이후 감염이 가능하며 경제적, 지역적, 계절적 특성이 크다. 지역사회의 경제 및 환경위생 상태와 관련하여 감염도가 달라지며 매개체와 감염경로에 따라 발병률, 치사율, 2차 발병률 등에 현저한 차이가 있는 것도 특징이라 할 수 있다.

호흡기를 통한 감염병은 대부분 인간보균자로부터 감수성자에게 직접 전파되며 계절에 따라 다양하여 관리가 어렵다. 연령, 성별, 사회경제적 상태에 따라 발생률이 다르다. 피부점막을 통한 감염병도 주로 직접 전파되며 대표적인 예로 매독, 임질, 페스트 등이 있다.

표 5-10 **침입경로에 의한 감염병의 분류**

구분		감염병
호흡기	세균성	디프테리아, 백일해, 성홍열, 수막구균성 수막염, 결핵
	바이러스성	홍역, 유행성 이하선염, 두창, 풍진
소화기	세균성	콜레라, 장티푸스, 파라티푸스, 세균성 이질
	바이러스성	폴리오, 유행성 간염
	아메바성	아메바성 이질
피부점막	세균성	매독, 임질, 연성하감, 파상풍, 페스트
	바이러스성	일본뇌염, 트라코마
	리케치아성	발진티푸스

(3) 병원체에 의한 분류

감염병은 주로 세균에 의해 감염되며 그 외에 바이러스와 리케치아도 원인이 된다. 세균성 감염병으로는 디프테리아, 결핵, 장티푸스, 콜레라, 세균성 이질, 페스트, 파라티푸스, 성홍열, 백일해, 매독, 임질, 나병 등이 있다. 바이러스성 감염병으로는 일본뇌염, 유행성 이하선염, 홍역, 폴리오, 두창, 유행성 간염, 독감, 광견병, 황열, 풍진 등이 있으며, 리케치아성에는 발진티푸스, 발진열, 참호열, 록키산홍반열, 큐열, 양충병(쯔쯔가무시증) 등이 속한다.

3) 감염병의 관리

감염병을 관리하기 위한 3대 원칙 중 첫 번째는 전파예방(병인대책)으로 감염병과 감염 경로를 관리하는 것이다(병원소 제거, 감염원 감소, 병원소 격리, 기타 환경 및 식품위생, 위생해충구제 등). 두 번째인 면역증강(환경대책)은 감수성자의 예방접종과 저항력 증강(영양과 건강관리), 소독을 말한다. 마지막은 환자조치(숙주대책)로서 적절한 치료를 통해 감염병을 관리하는 것이다.

감염병에서 가장 관리가 어려운 경우는 외견상 건강해 보이나 균을 보유하고 있어 감염 가능성이 있는 건강한 보균자이며, 각 질환별로 가장 이상적인 관리방법은 다음과 같다.

① 호흡기계 질환 : 예방접종

② 소화기계 질환 : 철저한 환경위생(식품위생)

③ 성병 질환 : 접촉자 조사와 접촉 방지

④ 피부점막 질환 : 상처 예방

국가에서 감염병 관리를 위해 적극적으로 하는 관리가 집단검진이다. 감염병의 관리를 위해 집단검진을 시행하는 목적은 질병에 대한 역학적 연구, 자연사와 발병기전의 규명, 조기진단(주요 목적), 보건교육에 있다.

5. 감염병의 종류

감염병은 병의 감염속도와 인체의 위해 정도에 따라 제1군에서 5군까지 분류되며, 그 외에도 여러 가지 종류가 있다.

1) 제1급감염병

(1) 디프테리아diphtheria

디프테리아는 인후, 코 등의 상피조직에 국소적 염증을 일으킨다. 체외독소를 분비하여 혈류를 통해 신체 각 부위로 이동하고 심근과 신경조직에 결합하여 장해를 유발하는 급성 독소매개성 호흡기 감염병이다.

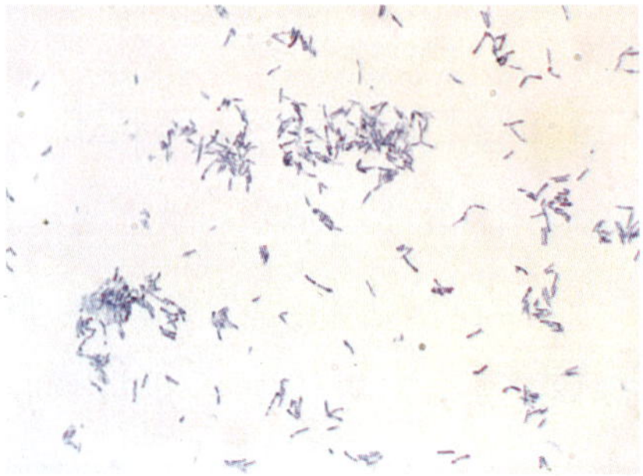

그림 5-2 디프테리아균
출처 : 질병관리청(http://www.kdca.go.kr/)

① 특징

디프테리아는 코리네박테리움 디프테리아 *Corynebacterium diphtheriae* 중 독소생산주가 원인균이다. 이 균은 그람양성간균으로 아포와 편모는 없으며 일광, 열, 화학약품에 대한 저항력이 비교적 약하다.

② 발병과 증상

10세 이하, 특히 1~4세 유아가 전 환자의 60%를 차지하며, 늦은 가을이나 이른 봄에 많이 발생한다. 사망률은 5~32%이며, 잠복기는 2~5일이다. 발병 초기에는 전형적인 증상이 없으며, 발열도 38.5℃를 넘지 않으나 하루가 경과하면 인두부위에 삼출물이 보이면서 그 부위를 덮게 된다. 이것이 기도를 막아 기도폐색을 일으키기도 하며, 인두에 감염된 균이 점막이나 상피세포에서 증식하여 체외독소를 생성한다. 편도선이 붓고 발열이 있으며 혈류 중에 균은 없으나 독소로 인해 전신증상이 나타나고 심장장해나 위막에 의한 기도폐쇄로 호흡곤란을 일으킨다.

③ 예방

모든 영유아는 2, 4, 6개월에 기초접종을 하여야하고 추가 접종은 15~18개월, 4~6세, 11~12세에 각각 하여야 한다.

(2) 탄저anthrax

탄저는 비탈저라고도 하며 탄저균*Bacillus anthracis* 감염에 의한 인수공통감염병이다. 오염된 목초지에서 이 균의 아포에 의해 동물(소·양·염소·돼지 등)이 감염되며, 인간에게는 주로 감염된 동물이나 그 부산물에서 균의 포자를 흡입 또는 섭취할 경우 감염된다.

① 특징

탄저의 병원체는 바실러스 안스라시스로 그람양성간균에 호기성이며 아포를 형성한다. 아포는 습열에서 100℃로 2~5분 가열하면 파괴되고, 건열에서는 150℃로 30~60분을 견디며 10% 포르말린에 15분 처리로 사멸된다. 탄저균에 의한 병독소가 발병에 관여한다.

② 발병과 증상

소, 양, 염소, 말 등 초식동물과 가축 또는 야생동물이 보유숙주이며, 탄저로 동물이 사망했을 때 주위에 균을 퍼뜨리게 된다. 피부감염은 감염된 동물이 죽었을 때 사체와 접촉하여 발생하지만, 파리가 매개되는 경우도 있으며 오염된 털, 모피나 관련 제품을 통해서도 가능하다. 인후감염이나 장감염은 오염된 고기를 먹었을 때 발병하며, 실험실 내 감염도 발생할 수 있다.

탄저는 피부탄저, 폐탄저, 장탄저로 나타난다. 피부탄저는 피부의 상처를 통한 감염 부위(손·팔·얼굴·목 등)에 벌레에 물린 듯한 구진이 나타나는데, 1~2일이 지나면 지름 1~3cm 크기의 둥근 수포성 궤양이 형성된 후 중앙에 괴사성 가피eschar가 형성되며 부종과 소양감을 동반한다. 1~2주가 지나면 병변이 건조되어 가피는 떨어지고 흉터가 남으며 전신증상으로 발열, 피로감, 두통이 올 수 있다.

폐탄저는 초기에 미열, 마른기침, 피로감 등 가벼운 상기도염의 증세를 보이나 탄저균이 종격동으로 침입하면 출혈성 괴사와 부종을 유발하여 종격동 확장, 호흡곤란, 고열, 빈맥, 마른기침, 토혈 등이 발생하고 패혈성 쇼크로 급속히 진행되어 사망한다.

장탄저는 초기에 구역질, 구토, 식욕부진, 발진 등 비특이적 증상이 있은 후 토혈, 복통, 혈변 등이 나타나고 패혈증으로 진행된다.

③ 예방

이환동물을 조기에 발견하고 격리하여 치료한다. 이환동물의 사체는 소독을 철저히 하

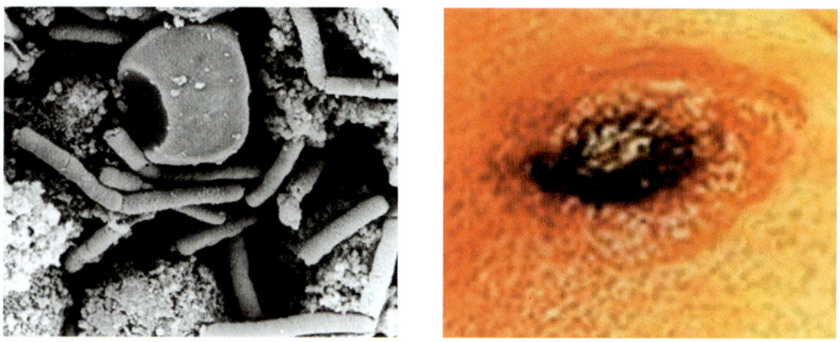

그림 5-3 탄저균과 피부탄저

고 분비물과 혈액이 토양에 오염되지 않도록 하며, 가축은 예방접종을 실시한다. 소독을 할 때는 아포가 내열성이므로 가열하거나 고압증기를 이용한다.

(3) 두창small pox

① 특징

두창은 천연두(속칭 : 마마, 손님)라 불리는 발열, 수포, 농포성의 병적인 피부 변화를 특징으로 하는 급성 질환으로, 두창바이러스*Variola virus*에 의해 발생한다. 사망률이 매우 높은 감염 질환으로, 한때 우리나라를 포함하여 전 세계 사망원인의 10%를 차지하기도 했다. 1979년에 전 세계적으로 사라진 질병으로 선언되었으며 현재까지 자연적인 발생은 보고된 바가 없으나, 최근에 두창바이러스가 생물테러 무기로 이용될 가능성이 알려지면서 다시 관심이 높아지고, 우리나라에서는 제4군 감염병으로 관리하고 있다.

② 발병과 증상

환자의 입, 코, 인후점막에 있는 두창바이러스가 기침 등의 비말 형태로 주위 사람에게 전파된다. 오염된 옷이나 침구류 등에 의한 감염도 가능하며 빌딩, 버스, 기차 등 밀폐된 공간에서는 두창바이러스가 공기 중에 떠다니면서 전파될 수도 있다.

대두창Variola major은 병원성이 매우 높으며, 소두창Variola minor은 그보다 훨씬 낮다. 자연적인 유행 시 대두창의 경우 치사율이 15~50%로 보고되고 있으며, 소두창은 1% 정도이다. 전혀 두창이 발생한 적이 없는 인구집단에서 발생한 경우 치사율이 50~90%로 보고되었으며, 1세 이하의 영아와 노년층에서 치사율이 가장 높다.

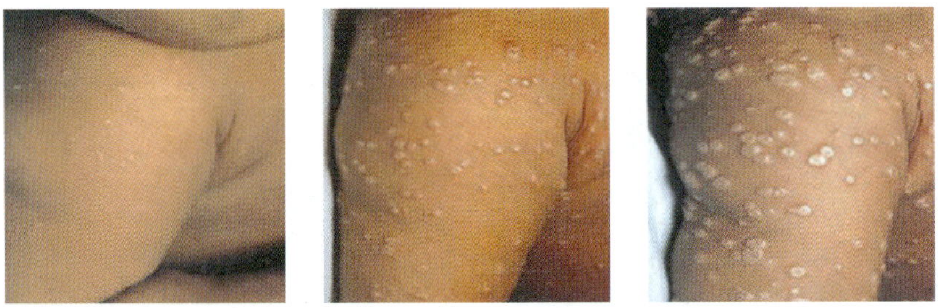

그림 5-4 두창의 증상
출처 : 질병관리청(http://www.kdca.go.kr/)

③ 예방

손씻기등 기본적인 감염예방 수칙을 잘 준수하고 오염된 손으로 눈, 코, 입 등 점막을 만지지 않아야 한다. 야생동물 및 반려동물 접촉 시 개인보호구 착용 등 주의가 필요하다. 원숭이 두창 발생국에서 귀국 후 발열과 오한이 있을 경우 주위 사람과의 접촉을 하지 않도록 한다.

(4) 조류인플루엔자avian influenza, AI

① 특징

일반적으로 인플루엔자 바이러스는 단쇄, 나선형 RNA 바이러스로서 각기 다른 8개의 RNA 분절로 구성되어 있다. 이들은 헤마글루티닌hemagglutinin, HA과 뉴라미니다아제neuraminidase, NA의 표면항원유전자와 6개의 내부유전자로 나뉜다. 이 가운데 대유행을 일으키는 것은 A형 바이러스로서 표면단백질(HA와 NA)에 의해 몇 가지 종류로 나눌 수 있다.

헤마글루티닌은 체내로 침투하는 역할을 하고 뉴라미니다아제는 세포 내로 침투하는 역할을 담당하는데 이 중 사람에게는 H1·H2·H3와 N1·N2가, 조류에게는 H5·H7이 주로 감염을 일으키는 것으로 알려져 있다.

② 발병과 증상

감염된 조류의 콧물 등 호흡기 분비물과 대변에 포함된 바이러스를 다른 조류가 섭취함으로써 감염 및 전파되며, 사람도 이렇게 배출된 바이러스가 코나 입으로 침투하여 감염되는 것으로 추정하고 있다. 이 질병은 AI에 감염된 청둥오리 등 야생조류가 닭이나 오리와 접촉하거나 야생조류의 분변에 닭이나 오리가 접촉하여 전파하므로 이를 완벽하게 차단하는 것은 어렵다.

일반적으로 사람의 감기가 전혀 다른 종인 개나 고양이에게 감염되지 않는 것처럼 조류인플루엔자 바이러스는 특정 종에만 특이하게 반응하기 때문에highly species specific 인체에 발병할 가능성은 매우 낮다.

③ 예방

조류인플루엔자 발생 시 발생농장뿐 아니라 3km 이내의 닭, 오리, 달걀은 전부 폐기조치되고 3~10km 사이의 조류와 그 생산물에 대해서도 이동을 통제하기 때문에 오염된 닭, 오리, 달걀이 유통될 가능성은 거의 없다. 조류 도축장에서는 도축검사의 실시로 건강한 개체만 도축하여 유통시키며, 바이러스 자체가 열에 약해 75℃ 이상에서 5분만 가열해도 사멸되므로 충분히 가열조리를 한 경우에는 감염 가능성이 없다.

(5) 페스트pest

① 특징

페스트균*Yersinia pestis*에 의한 급성 감염병으로 인수공통감염병이지만 사람 간의 전파도 가능하며, 비말을 통해 감염될 수도 있다.

② 발병과 증상

페스트는 원래 쥐벼룩에 의해 야생설치류에서 전파되고 감염된 쥐벼룩에 물려 발병하며, 감염된 야생동물을 취급하거나 폐(호흡기)페스트 환자가 배출하는 비말을 통해 감염되기도 한다.

페스트의 종류로는 호흡기페스트, 림프절페스트, 패혈증페스트, 페스트수막염, 인두페스트가 있다.

- 호흡기페스트pneumonic plaque : 심한 두통, 피로, 발열, 구토와 현저한 쇠약감으로 시작되어 수액성 혈담과 함께 기침, 호흡곤란이 발생한다.
- 림프절페스트bubonic plaque : 염증에 의해 커진 림프절의buboes 심한 통증과 종창, 현저한 압통이 특징이다.
- 패혈증페스트septicemic plaque : 임상적으로 다른 그람음성패혈증과 구별되지 않으

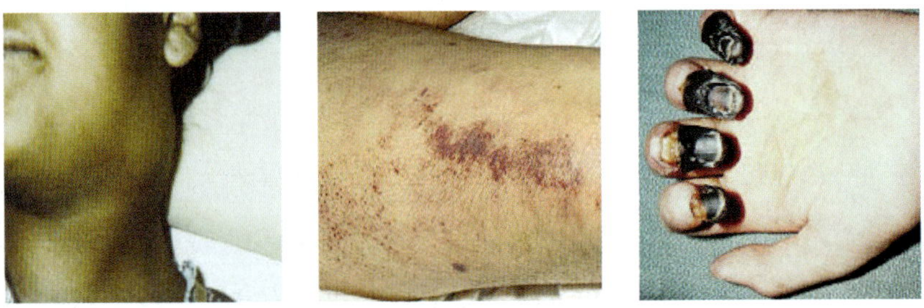

그림 5-5 페스트의 증상
출처 : 질병관리청(http://www.kdca.go.kr/)

며, 패혈성 쇼크나 범발성 혈관 내 응고증을 일으킨다.

- 페스트수막염plaque menigitis : 다른 화농성 수막염과 동일한 증상과 징후를 보인다.
- 인두페스트pharyngeal plaque : 매우 드물지만 균의 섭취나 흡입으로 생길 수 있으며, 전경부 림프절염과 귀 밑부분이 부으면서 편도가 붓고 염증이 생긴다.

③ 예방

쥐와 밀접한 관계가 있는 페스트의 예방대책으로 가장 중요한 것은 구서작업을 철저히 하는 것이며, 폐페스트 환자를 치료하는 의료진이나 근접접촉close contact한 사람은 예방목적으로 7일간 테트라사이클린tetracycline이나 클로람페니콜chloramphenicol을 복용해야 한다. 백신은 예방효과가 불충분하므로 일반인에게는 사용하지 않고 페스트균에 노출될 위험이 많은 실험실 근무자와 페스트감염 위험직업에 종사하는 자에게 권장되고 있다.

2) 제2급감염병

(1) 콜레라cholera

콜레라는 호열자라고도 하며, 콜레라의 독소에 의해 심한 위장증상과 전신증상을 보이는 급성 감염병이다.

① 특징

원인균은 비브리오 콜레라*Vibrio cholerae*로서 그람음성 간균, 통성혐기성이며 협막이나 아포가 없고 편모에 의해 운동성이 있다. 저항력은 약하여 60℃에서 30분, 3% 석탄산에서 5분, 건조상태로 일광에서 1시간이면 사멸된다.

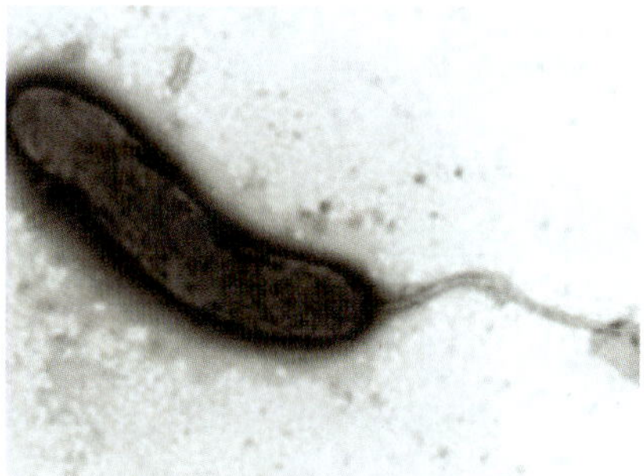

그림 5-6 콜레라균
출처 : 질병관리청(http://www.kdca.go.kr/)

② 발병과 증상

초여름에 시작하여 12월까지, 특히 기온이 높은 7~9월에 걸쳐 많이 발생한다. 20~40세 청장년층에 많으며 치사율은 60%로서 노년과 유년층일수록 높아진다. 증상은 대부분 경미하지만 20명 중 한 명은 물과 같은 심한 설사와 구토를 일으키며 적절히 치료하지 않으면 탈수에 의한 갈증, 근육통, 체온저하 등이 나타난다. 잠복기는 10시간~5일인데 보통 1~3일 정도를 거친다.

③ 예방

개인위생을 철저히 관리하며, 물은 끓여 먹고 음식은 익혀 먹어야 한다. 유행시기에는 반드시 예방접종을 실시한다. 음료수 등 식품에 대한 위생관리와 인분처리, 청소, 파리구제 등 환경위생이 중요하며 환자에게는 안정과 함께 체액을 보급한다.

(2) 장티푸스typhoid fever

① 특징

장티푸스는 살모넬라 타이피균*Salmonella typhi*에 의해 발병하는 급성 전신성 열성질환이다. 원인균은 사람만이 병원소이며 길이가 2~3μm, 직경이 0.6μm 정도의 그람음성간균이다. 협막이 없고 아포도 만들지 않지만 운동성은 있다. O항원과 H항원이 있어서 분류나 진단에 이용된다. 추위에 강한 이 균은 인체 외의 대변에서 60시간 내외, 물에서 5~15일, 얼음에서 3개월 내외, 아이스크림에서 2년, 고여 있는 물에서 6개월, 우유에서 2~3일, 육류에서 8주, 과일에서 6일 생존이 가능하여 생존기간이 비교적 길다.

② 발병과 증상

균수가 100만~10억 개 정도일 때 감염을 일으키며, 환자나 보균자의 대소변에 오염된 음식이나 물을 먹으면 감염된다. 더러운 물이 섞인 해저에서 자란 갑각류나 어패류(특히 굴), 배설물이 묻은 과일 등도 감염원이 된다. 또 보균자가 부주의하게 다룬 우유나 유제품도 원인이 되며 파리가 오염물로부터 다른 음식물에 세균을 전파하기도 한다.

잠복기간은 보통 1~3주이나 균의 수에 따라 다르다. 주요 증상은 발열, 두통, 권태감, 식욕부진, 느린 맥박, 비장(지라) 비대, 장미 모양의 발진, 건성 기침 등이다. 발열로 체온이 상승하는 특징을 갖는다. 치료하지 않을 경우 병의 경과는 3~4주 정도이며 일반적으로 설사보다 변비가 많다. 백혈구, 특히 호산구의 감소가 특징적이고 경증이 흔하나 중증의 비전형적 증상도 일어난다.

치료하지 않을 경우 회장의 파이어판peyer's patch에 궤양이 생겨 간헐적인 하혈이나 천공이 발생하기도 한다. 중증에서는 중추신경계 증상도 나타난다. 지속적인 발열, 무표정한 얼굴, 경도의 난청, 이하선염도 일어날 수 있다. 외과적 합병증으로는 장천공, 장폐색, 관절염, 골수염, 급성 담낭염, 농흉 등이 있다. 사망률은 10%이지만 조기에 항생제로 치료하면 1% 이하로 감소시킬 수 있다. 경증 혹은 불현성 감염이 유행지역에서 흔하다.

③ 예방

일반적인 예방법은

- 올바른 손씻기의 생활화 : 흐르는 물에 비누로 30초 이상 손씻기
- 안전한 음식 섭취 : 음식 익혀먹기, 물 끓여 마시기
- 위생적인 조리하기 등이며

2세 이상에게 Vi다당백신으로 예방접종을 하며 필요 시 3년마다 추가 접종한다.

(3) 파라티푸스parathyroid fever

① 특징

파라티푸스는 파라티푸스균*Salmonella paratyphi*에 의해 감염되며 A, B, C형이 있다. A형은 청장년, B형은 청소년에게 많으며, C형은 우리나라에서 보고된 예가 없다. 국내에서 발생한 파라티푸스는 대부분 B형(A형의 10배)이다. 몸 밖에서의 생존기간은 대변에서 60시간 내외, 물에서 5~15일, 고여 있는 물에서 6개월 이상이며 추위에도 강하다.

② 발병과 증상

장티푸스와 같은 열병으로 나타나며 지속적인 고열, 두통, 비장 증대, 발진 등 증상이 장티푸스와 유사하며 일반적으로 가볍다. 발열증상을 보이는 B형은 식중독과 같이 급성이나 그 정도가 가볍고 치사율도 낮기 때문에 그냥 지나치는 경우가 많다. 잠복기간도 1~3주로 장티푸스와 거의 같다. 감염경로 역시 장티푸스와 같으며 여름철에 많이 발생한다.

③ 예방(출처 : 질병관리청)

일반적인 예방법은

- 올바른 손씻기의 생활화 : 흐르는 물에 비누로 30초 이상 손씻기
- 안전한 음식 섭취 : 음식 익혀먹기, 물 끓여 마시기
- 위생적인 조리하기 등이다.

(4) 이질bacillary dysentery(쉬겔로시스)

이질에는 세균성 이질과 아메바성 이질이 있으며, 일반적으로 세균성 이질을 뜻한다. 세균성 이질은 쉬겔라의 감염에 의한 열성 설사가 특징인 질환이다.

① 특징

이질균*Shigella*은 운동성과 협막이 없으며 아포도 만들지 않는 그람음성의 비교적 작은 간균이다. 저항력이 약하여 60℃에서 15분간 가열하면 사멸된다. 생화학적 성상 및 혈청학적 성상에 의해 A아균*Shigella dysenterise*, B아균*S. flexneri*, C아균*S. boydii*, D아균*S. sonnei* 등으로 나눈다. 이 균은 온혈동물의 장관과 변에 존재하며 수분의 흡수를 인체로 역전시키는 독소를 생산하여 물이 장과 변으로 흘러들어가고 물 같은 설사를 만든다.

② 발병과 증상

사람만이 병원소이나 원숭이 집단의 유행도 보고된 적이 있다. 환자나 보균자에 의한 직접적 혹은 간접적인 대변-경구전파에 의하며, 극소량(10~100개)의 세균도 감염을 일으킨다. 배변 후 손을 깨끗이 씻지 않을 경우 음식을 오염시켜 간접적으로 전파되거나 직접적인 신체적 접촉에 의해 감염된다. 그 밖에 식수, 우유, 바퀴벌레, 파리에 의한 전파도 있다.

잠복기는 보통 1~3일이며, 감염기는 급성 감염기로부터 대변에서 균이 발견되지 않는 기간, 즉 발병 후 4주 이내이다. 이유기의 소아 등에서 감수성이 높고 중증화하기 쉽다. 가구 내 2차 발병률은 10~40% 정도로 높은 편이다. 집단 발생은 위생상태가 불량하고 밀집되어 거주하는 사회복지시설, 정신병원, 교도소, 야영지, 선박 등에서 많이 볼 수 있다.

고열과 구역질, 구토, 경련성 복통, 배변후통증을 동반한 설사가 주요 증상이며 대부분 대변에 혈액이나 고름이 섞여 나오는데, 이는 세균의 침입으로 인해 미세농양이 생기기 때문이다. 환자의 1/3은 수양성 설사의 양상을 보이며, 소아의 경우 경련이 나타나기도 한다. 균종이나 환자의 감수성에 따라 경하거나 증상없이 지나기도 한다. 증상은 보통 4~7일이 지나면 회복된다.

이질로 인해 전 세계적으로 해마다 60만 명 이상이 사망하며 이 중 40% 이상이 10세 미만이다.

③ 예방

세균성 이질의 예방지침은 파라티푸스와 유사하다.

(5) A형 간염hepatitis A

① 특징

A형 간염을 일으키는 바이러스는 직경 27nm의 구형 단일사슬 RNA 바이러스로 산에는 안정하지만 100℃에서 5분간의 가열처리에 의해 불활성화된다.

② 발병과 증상

감염자의 분변, 혈액, 혹은 이것에 오염된 음식이나 물이 원인이며 발병 직후 타액으로도 감염된다. 38℃ 이상의 발열, 전신권태감, 식욕부진, 오심, 구토, 황달, 복통, 설사, 두통을 동반하지만 예후가 좋아서 1~2개월 안에 간기능이 정상화된다. 급성 A형 간염은 다른 간염과 비슷한 증상을 보이며 피로, 무기력, 식욕부진, 열, 근육통, 복통, 오심, 구토 등의 급작스런 증상이 시작된다. 어린이의 경우 설사나 드물게 호흡기계 증상이 나타나기도 하고 며칠에서 일주일 후에는 간염의 특징적 증상인 짙은 소변과 황달, 대변색이 점점 열어지는 현상pale-colored stools 등이 나타난다. 간비대와 상복부 압통tenderness을 일으키기도 한다.

전 세계적으로 많은 환자가 발생하며 유병률은 국가의 경제적 발전과 보건위생의 수준에 의해 영향을 받는다. 6세 이하의 경우에는 무증상이거나 경증을 보이며, 6세 이상은 현증감염이 나타난다.

③ 예방

일반적인 예방법은

- 올바른 손씻기의 생활화 : 흐르는 물에 비누로 30초 이상 손씻기
- 안전한 음식섭취 : 음식 익혀먹기, 물 끓여 마시기
- 위생적인 조리하기 등이다.

12~23개월 소아나 고위험군은 예방접종을 해야 한다.

이외에도 소아청소년이나 성인(주 대상은 20~30대 연령)에서 백신 접종력이 없거나 A형

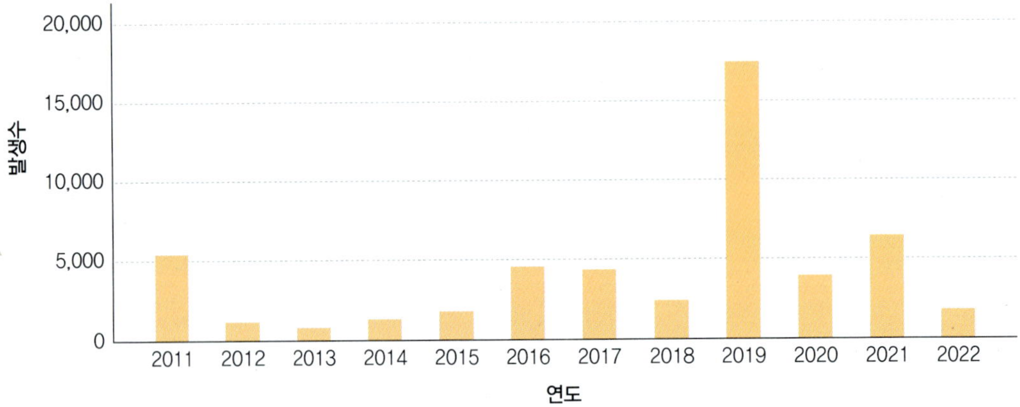

그림 5-7 A형 간염 발생수(2011~2022년)
출처 : 질병관리청(http://www.kdca.go.kr/)

간염을 앓은 적이 없는 자 중 A형간염에 대한 면역을 얻기 원하는 경우는 백신을 접종할 수 있다.

A형 간염 고위험군

- A형 간염의 유행지역(미국, 캐나다, 서유럽, 북유럽, 일본, 뉴질랜드, 호주 이외의 국가)으로의 여행자나 장기 체류자
- 남성 동성애자
- 불법 약물 남용자
- 직업적으로 노출될 위험이 있는 자(실험실 종사자, 의료인, 군인, 요식업 종사자 등)
- 만성 간 질환자
- 혈액응고 질환자
- A형간염 환자와 접촉하는 자

(6) 폴리오polio(소아마비=급성 회백수염)

급성 회백수염이라 하며 중추신경계의 증상을 나타내고 때로는 영구적인 마비를 초래하는 급성의 열성 전신질환이다.

① 특징

소아마비는 폴리오미엘리티스 바이러스poliomyelitis virus에 의해 발병하며 이 바이러스

는 약품에 대한 저항성이 강하고 열에 쉽게 파괴된다.

② 발병과 증상

5~8월에 가장 많이 발병하나 늦여름과 초가을에도 빈번하며 5세 이하에서 특히 많이 나타난다. 바이러스는 감염자의 분변으로 배출되어 경구와 타액, 재채기에 의해 감염된다. 잠복기는 7~12일이며, 마비형의 경우 초기에 감기증상을 보인다. 운동신경을 마비시키며 발열, 두통, 구토, 요통, 복통이 있는 동안이나 열이 내리기 시작할 무렵 사지마비가 일어난다.

③ 예방

폴리오는 국가필수예방접종의 대상이며, 마비후유증과 사망의 방지에 역점을 두어 치료한다.

(7) 결핵tuberculosis

결핵은 대표적 인수공통감염병으로 사람의 결핵은 주로 인형 결핵균에 의해 발생하지만, 소의 결핵을 일으키는 우형 결핵균이 감염된 우유나 유제품을 거쳐 인체에 경구적으로 감염되기도 한다.

① 특징

결핵균은 막대기 모양의 간균으로 굵기 0.2~0.5μm, 길이 1~4μm 크기이며 산소가 많은 환경을 좋아하는 호기성 균이다. 다른 균에 비해 매우 천천히 증식하는 특성이 있어 2개로 분열하는 데 18~24시간이 소요된다. 지방성분이 많은 세포벽에 둘러싸여 있어 건조한 상태와 강한 산이나 알칼리에도 잘 견디나 열과 햇빛에 약하여 직사광선을 쪼이면 수분 내에 죽는다.

② 발병과 증상

폐결핵 초기에는 가래가 없는 마른기침을 하다가 점차 진행되면서 가래가 섞인 기침이 나온다. 기침은 결핵을 비롯하여 감기, 기관지염 등 대부분 호흡기 질환의 가장 흔한 증상이므로 2주 이상 계속될 때에는 반드시 결핵 여부를 의심해야 한다.

객혈이란 폐에서 피가 나는 것을 뜻하는 말로, 폐결핵 환자에게서 육아종 내부의 고름이 가래와 함께 섞여 나올 때 빨간 피가 묻어나올 수 있다.

결핵균은 느린 속도로 증식하면서 몸속의 영양분을 소모시키고 조직과 장기를 파괴하여 소모성 질환이라고도 한다. 따라서 결핵을 앓고 있는 환자의 상당수는 기운이 없고 입맛이 없으며 체중이 감소한다. 결핵은 일반 감기몸살과 달리 39~40℃에 이르는 고열은 드문 편이나 오후가 되면서 몸이 약간 좋지 않은 정도의 미열이 발생했다가 식은땀이 나면서 열이 떨어지는 증상이 반복되는데, 전형적인 결핵 환자는 잠을 잘 때 식은땀을 많이 흘려 베개가 젖을 정도가 된다. 초기에 결핵을 치료하지 않으면 폐 곳곳에 육아종과 공동이 생기면서 폐조직이 망가지기 때문에 폐기능이 점점 나빠져 결국에는 조금만 움직여도 숨이 찬 호흡곤란 증상이 발생할 수 있다.

③ 예방

투베르쿨린 반응을 실시하여 감염 여부를 조기에 발견하고 예방접종으로 BCGbacille de Calmette-Guerin vaccine를 경구투여한다. 우유로 인한 감염을 방지하려면 우유와 유제품을 반드시 살균 처리한다. 환자는 항생물질인 이소니코틴산히드라지드INAH, 파라아미노살리실산PAS, 스트렙토마이신Streptomycin으로 치료한다.

3) 제3급감염병

(1) B형 간염hepatitis B

① 특징

B형 간염은 여름철에 가장 많이 발생하고 청소년 감염이 많다. 이 바이러스는 열 저항성이 커 60℃에서 30분간 가열해도 생존하며, 1ppm의 염소물에서도 사멸하지 않고 건조에 내성을 보인다. 주삿바늘 사고, 약물 남용자의 불결한 침, 장기 이식, 성적 접촉, 산모와 태아의 수직감염으로 발병하며 잠복기는 6주~6개월이다.

② 발병과 증상

전구기에는 오심, 구토, 설사를 일으키며, 발열기에는 오한과 고열을 동반한다. 황달기는 2~4주에서 수개월에 걸쳐 나타난다. 회복기는 2~6주로 이 기간에 치유된다. 50% 이상은 무증상이며 합병증으로 전격성 간염, 만성 간염, 간경변, 간세포암을 유발할 수 있다.

③ 예방

예방을 위해 모든 영유아와 B형 간염 고위험군에게 백신의 접종을 권장하는 대표적 감염병이다.

(2) 일본뇌염Japanese encephalitis

일본뇌염은 플라비바이러스*Flavivirus*속 일본뇌염바이러스Japanese encephalitis virus에 의한 인수공통감염병으로 작은빨간집모기*Culex tritaeniorhynchus*에 의해 매개된다.

① 특징

아시아의 소아에게 발생하는 대표적 뇌염으로 매년 3~5만 명이 감염되어 약 30%의 사망률을 보인다. 일단 일본뇌염에 걸리면 특별한 치료방법이 없으므로 예방이 최선이며, 우리나라에서는 예방접종사업과 관련하여 개선된 백신을 개발하기 위한 연구가 계속되고 있다.

② 발병과 증상

감염자의 95% 이상이 무증상이며 일부에서 열을 동반하는 가벼운 증상이나 바이러스성 수막염으로 이행하기도 한다. 성격 변화와 신경증상이 나타난 후 오한과 두통이 심해지면서 고열과 함께 경련 및 의식소실과 혼수상태로 진행되는 것이 전형적인 임상양상이다. 회복되어도 1/3은 침범 부위에 따라 다양한 신경계 합병증이 남는다.

③ 예방

예방주사는 사백신을 기초접종으로 생후 12~24개월의 모든 건강한 소아에게 7~14일 간격으로 2회 접종하고, 2차 접종 12개월 후 3차 접종을 한다. 추가접종은 만 6세와 만 12세에 한다. 약독화 생백신은 기초접종으로 생후 12~24개월의 모든 건강한 소아에게 1회 접종하고, 1차 접종 12개월 후 2차 접종을 한다. 추가접종은 만 6세에 한다.

(3) 말라리아malaria

말라리아원충*Plasmodium*속 원충이 적혈구와 간세포 내에 기생하여 발병하는 급성 열성 감염병으로, 적혈구가 파괴되면서 주기적인 열 발작, 빈혈, 비장 비대 등의 전형적인 증상을 나타낸다.

① 특징

세계 인구의 약 40%에 달하는 24억 인구가 말라리아 유행지역에 살고 있으며, 매년 약 3~5억 명의 환자가 발생한다. 그중 100만 명 이상이 사망에 이르는 심각한 기생충 감염으로 세계보건기구가 선정한 6대 열대병 중에서도 가장 중요한 질환으로 간주되고 있다.

② 발병과 증상

사람에게 발생하는 말라리아는 5가지가 있다. 전 세계적으로는 삼일열원충과 열대열원충이 95% 이상을 차지하고 있으며, 우리나라의 말라리아는 삼일열원충*Plasmodium vivax* 감염에 의한다.

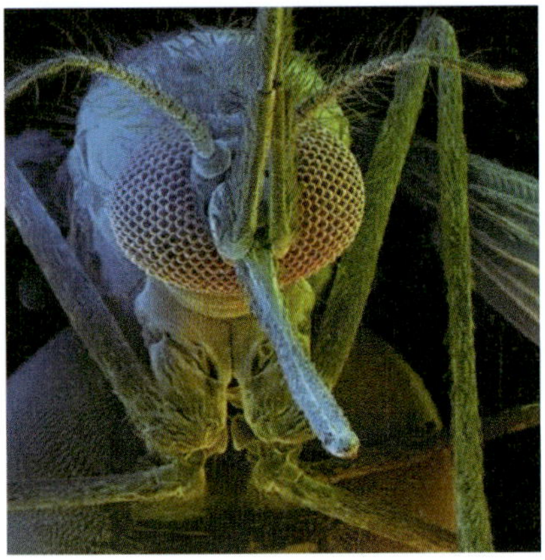

그림 5-8 삼일열 말라리아vivax malaria
출처 : 질병관리청(http://www.kdca.go.kr/)

권태감과 서서히 상승하는 발열이 초기에 수일간 지속되며 오한, 발열, 발한 후 해열이 반복적으로 나타난다. 오한기(춥고 떨리는 시기)에는 춥고 몸이 떨린 후 체온이 상승하며, 고열기에는 체온이 39~41℃까지 상승하고 피부가 건조해진다(90분).

하열기(발한기)에는 침구나 옷을 적실 정도로 심하게 땀을 흘린 후 체온이 정상으로 내려간다(4~6시간). 두통이나 구역질, 설사 등을 동반할 수도 있다. 치료하지 않을 경우 증상은 1주~1개월간, 또는 그 이상에 걸쳐 계속되고 그 후의 재발은 2~5년간의 주기로 나타난다.

③ 예방

말라리아에 대한 백신은 없다. 가능한 한 모기에 물리지 않도록 하는 것이 가장 중요하며, 필요한 경우 의사와 상담하여 말라리아 예방약을 복용한다.

(4) 브루셀라증Brucellosis

인수공통감염병으로 소, 산양, 양, 돼지 등의 유산을 초래하며, 살균되지 않은 유즙이나 감염된 가축의 상처를 통해 감염된다.

① 특징

브루셀라균은 작고 운동성이 없으며 피막이 없는 그람음성간구균으로 아포를 형성하지 않으며, 호기성으로 이산화탄소가 풍부한 37℃에서 잘 자란다. 인체에 감염을 일으키는 브루셀라 종은 4가지이며, 이 중 가장 병원성이 높은 것은 *Brucella melitensis*로 주로 염소, 양, 낙타에게서 일차적으로 발생하며 *B. abortus*는 소, *B. suis*는 돼지, *B. canis*는 개에게서 일차적으로 발생한다. 브루셀라균은 저온 및 고온 살균 시에 사멸되나 이런 과정을 거치지 않은 경우 *B. abortus*는 건조토양에서 4일, 습윤토양에서 66일, 12℃의 퇴비탱크에서는 8개월 이상 생존 가능하며, *B. melitensis*는 우유에서 2일, 치즈나 요구르트에서는 3일간 생존할 수 있다.

② 발병과 증상

잠복기는 절반 정도가 2~3주(급성), 나머지는 불현성(증상이 나타나지 않음)과 만성형으로(수주~수개월) 진행된다. 증상은 1~2일에 걸쳐 갑작스럽게 나타날 수도 있고 일주일에 걸쳐 서서히 시작될 수도 있다. 다양한 증상을 보이나 발열, 오한, 발한, 두통, 근육통, 피로감, 식욕부진, 관절통, 요통, 체중감소 등이 흔하다. 발열 등의 증상이 아침에는 괜찮은 듯하다가 오후나 저녁이 될수록 악화될 수 있다. 간과 비장, 임파선 비대가 나타나며 주요 3가지 증상으로는 발열, 관절통과 관절염, 간과 비장 비대가 있다.

③ 예방

고위험군(축산업 종사자, 수의사, 인공수정사, 도축장 종사자, 부산물처리 종사자, 실험실 근무자)은 감염을 막기 위해 1회용 보호마스크, 보호안경, 보호장갑, 보호복을 사용한다. 작업 후 브루셀라증과 유사한 증상이 발생할 경우 빠른 시간 내에 의료기관에서 진료를 받도록 한다.

(5) HIV와 AIDS

① HIV : Human Immunodeficiency Virus(인체면역결핍바이러스)

HIV는 에이즈를 일으키는 원인 병원체로 인체 내에 들어오면 면역세포를 찾아내어 그 안에서 증식한다. 면역세포를 파괴하는 HIV는 감염인의 모든 체액에 존재하며 혈액, 정액, 질 분비물, 모유에 특히 많다. 주로 보균자와의 성관계나 감염된 혈액의 수혈, 오염된

주삿바늘의 공동 사용, 감염된 산모의 임신과 출산을 통해 바이러스가 전파된다.

② AIDS : Acquired Immune Deficiency Syndrome(후천성 면역결핍증후군)

HIV에 감염되면 몸의 면역세포가 서서히 파괴되어 면역체계가 손상되고, 손상정도가 일정 수준을 넘으면 건강한 사람에게는 잘 나타나지 않는 바이러스, 세균, 곰팡이, 원충이나 기생충에 의한 감염증과 피부암 등 악성 종양이 생겨 사망에 이를 수 있다. AIDS는 이 HIV의 감염으로 나타나는 여러 가지 증상을 말한다. HIV의 감염 사실을 모른 채 수년이 지나면 면역 저하로 인해 각종 감염증이나 질환에 걸리면서 결국 AIDS 환자가 되어 사망하지만, 미리 알고 치료하면 AIDS 환자 상태에 이르지 않도록 막을 수 있다.

HIV 감염인이란 이 바이러스에 감염되어 체내에 HIV를 가지고 있는 사람이며, AIDS 환자란 HIV 감염인 중 CD4 림프구 수가 200/mm^3 미만으로 감소되어 있거나 기회감염증 등 AIDS 관련 증상이 나타난 사람이다. AIDS 환자는 HIV 감염인 중 일부이며 바이러스에 감염되었다고 해서 바로 환자가 되는 것이 아니므로 건강한 상태로 살아가는 감염인도 많이 있다.

기회감염증
보통은 감염증을 일으키지 않는 약한 균이 면역 결핍 환자에게 감염증을 일으키는 것

(6) 신증후군출혈열

① 특징

신증후군출혈열(유행성 출혈열)을 일으키는 한탄 바이러스*Hantaan virus*는 *Bunyaviridae*과의 *Hantavirus*속에 속하며, 종으로는 이외에도 *Seoul virus*(도시형 출혈열의 병원체), *Puumula virus*(Scandinavia형 출혈열의 병원체), *Prospect Hill virus*(미국에서 분리되며 비병원성)가 있다. 한탄 바이러스와 서울 바이러스 등에 의한 급성 발열성 질환이다.

역학적 특징으로 우리나라를 비롯하여 중국, 러시아 등 동북아시아와 스칸디나비아반도, 유럽 및 북남미 지역 등 세계적인 분포를 보이며 연간 환자발생 수는 6~16만 명으로 추정된다. 이 중 절반이 중국에서 발생하며 러시아에서도 매년 수백에서 수천 명이 감염된다.

② 발병과 증상

병원소는 설치류(등줄쥐와 집쥐)이며, 전파경로를 살펴보면 한탄 바이러스는 들쥐의 72~90%를 차지하는 등줄쥐가 주로 매개하며, 서울 바이러스는 도시의 시궁쥐가 전파한다. 설치류가 한탄 바이러스에 감염되면 병적 증상은 나타나지 않으나 타액, 소변, 분변을

통해 바이러스를 체외로 분비하고, 이것이 건조되어 먼지와 함께 공중에 떠다니다가 호흡기를 통해 사람에게 감염된다. 사람과 사람 간에 직접 전파되는 경우는 없다. 잠복기는 1~3주이며, 야외활동이 많은 남자, 군인, 농부, 실험실 요원 등이 고위험군에 속한다.

③ 예방

신증후군출혈열을 예방하기 위해서는 다음 사항에 주의해야 한다(출처 : 질병관리청).

- 풀밭에 앉을 때는 돗자리를 사용한다. 돗자리는 세척하여 햇볕에 말려서 사용하고 보관한다.
- 밤 줍기, 성묘, 등산, 야영 등 야외활동 시에는 겉옷에 기피제를 뿌리고 긴소매 옷과 양말을 착용하며, 풀밭 위에 옷을 벗어 놓거나 눕지 않는다.
- 작업 시에는 기피제로 처리한 작업복과 토시를 착용하고, 바지 끝을 단단히 여며 장화를 신는다.
- 작업 중 풀숲에 앉아서 용변을 보지 않는다.
- 작업이나 야외활동 후에는 샤워나 목욕을 하고, 작업복은 세탁한다.
- 비가 온 뒤 개울가 주변의 풀밭에 가지 않는다.
- 작업이나 야외활동 후 두통, 고열, 오한과 같은 심한 감기증상이 있거나 벌레에 물린 곳이 있으면 즉시 가까운 보건소나 병원에서 진단 및 치료를 받는다.

(7) 공수병rabies

① 특징

공수병(광견병) 바이러스*Rabies virus*의 감염으로 뇌염, 신경증상 등 중추신경계 이상을 일으켜 발병 시 대부분 사망하는 인수공통감염병이다. 공수병바이러스는 직경 60~85nm, 길이 60~400nm 크기에 탄환 모양의 RNA 바이러스이며, 감염동물의 뇌조직 내에서 증식한다.

② 발병과 증상

광견병에 걸린 가축이나 야생동물이 물거나 할퀸 자리에 바이러스가 들어 있는 타액이 묻으면 전파된다. 거의 모든 동물이 공수병 바이러스에 대한 감수성이 있으나 지금까지 밝혀진 바로는 우리나라에서 사람에게 전파되는 병원소(또는 감염원) 역할을 하는 것은 너구리와 개뿐이다. 그 밖에 고양이는 감염원 역할을 할 가능성이 크고, 소는 사람에게 전파를 일으킬 가능성이 매우 낮다.

③ 예방

동물에 물리지 않는 것이 중요하며 박쥐는 연무질 전파가 가능하므로 가급적 피하도록 한다. 수의사나 야생동물관련 종사자, 바이러스를 다루는 실험자 등 고위험군은 예방적 백신을 투여한다.

(8) 크로이츠펠트-야콥병과 광우병

광우병(소해면상 뇌증bovine spongiform encephalopathy, BSE)은 1986년 영국에서 처음 보고되었다. 소에서 발생하는 만성 신경성 질병으로 뇌의 특정 부분이 스펀지처럼 변형되어 각종 신경증상을 보이다가 폐사하므로 소해면상 뇌증이라고 하며, 원인체는 변형 프리온prion이다. 프리온은 핵산을 포함하지 않는 단백질로 정상적인 동물이나 사람의 뇌에 존재하며 PrP라고 한다. 스크래피에 걸린 양, 광우병에 걸린 소, CJD 환자의 뇌에서 PrP가 변질된 형태로 발견되는데 이를 PrP-sc라고 한다. 신경세포의 프리온이 구조가 변형되면 해로운 단백질로 변하고, 이 변형 프리온은 정상 프리온을 자기와 비슷한 병변단백질로 만들기 때문에 뇌의 신경세포를 파괴하여 스펀지 모양의 병변이 나타난다.

사람에게 나타나는 크로이츠펠트-야콥병Creutzfeldt-Jakob disease, CJD은 광우병과 유사한 증상 및 조직 소견을 보이며 변형 프리온에 의해 발생하지만, 광우병이 발견되기 이전부터 인구 백만 명당 한 명꼴로 자연적으로 발생되어 왔으며 현재도 발병되고 있다. 인간광우병은 최근에 문제가 된 변형크로이츠펠트-야콥병varient Creutzfeldt Jacob disease, vCJD이다.

(9) 비브리오패혈증vibrio vulnificus sepsis

① 특징

비브리오패혈증균*Vibrio vulnificus*에 의해 감염된다. 세계적으로 미국, 일본, 타이완, 이스라엘, 스페인, 터키, 태국, 덴마크, 벨기에, 독일, 네덜란드, 스웨덴 등에서 보고되고 있으며, 미국에서는 해안지방에서 매년 10만 명당 0.5명이 발생하고 있다.

② 발병과 증상

비브리오패혈증균은 바다에 살고 있는 그람음성균으로, 염화나트륨의 농도가 1~3%인 배지에서 잘 번식하는 호염성이다. 오랫동안 다른 세균으로 오인되었다가 *V. parahemolyticus*와 달리 젖당lactose을 분해한다는 사실이 밝혀져 1979년에 *V. vulnificus*로 명명되었다. 이 균은 콜리스틴colistin에는 내성이지만 암피실린ampicillin이나 카르베니실린carbenicillin에는 감수성이어서 다른 유사한 세균과 구별할 수 있다.

국내에서는 간 질환을 갖고 있는 고위험군으로부터 매년 20~40명의 환자가 발생하고 있으며, 치사율은 50% 이상이다. 대부분 40세 이상의 남자에게 나타나며, 여름철 서남해안지역의 수온이 18~20℃ 이상이고 염도가 25‰ 정도일 때 주로 발병한다.

- 창상감염형 : 해안에서 조개껍질이나 생선 지느러미 등에 의해 생긴 창상으로 해수에 있던 균이 침입했을 때 창상 부위에 부종과 홍반이 발생하면서 급격히 진행되어 대부분의 경우 수포성 괴사가 생긴다. 잠복기는 12시간이며, 대부분 기존 질환이 없는 청장년의 경우 항생제 및 외과적 치료에 의해 회복된다.
- 패혈증 : 기존에 간 질환을 가진 사람이 오염된 해산물을 생식한 뒤 발생하는 원발성 패혈증으로서 급작스런 발열, 오한, 전신쇠약감 등으로 시작하며 구토와 설사를 동반하기도 한다. 잠복기는 16~24시간이며, 발병 30여 시간 전후에 대부분의 환자가 사지에 피부병소를 보인다. 특히 하지에서 부종, 발적, 반상출혈, 수포, 궤양, 괴사 등이 일어나며 치사율이 40~50%로 높은 편이다.

③ 예방

고위험군 환자는 어패류의 생식을 피하고 피부에 상처가 있는 사람은 오염된 바닷물과 접촉을 금지하며, 여름철 어패류는 가급적 -5℃ 이하로 저온 저장 또는 60℃ 이상으로 가열처리하거나 수돗물에 깨끗이 씻은 후 섭취한다.

(10) C형 간염hepatitis C

① 특징

바이러스성 간염viral hepatitis은 1970년 이후에 A, B, C, D, E의 5종이 발견되었다. 이 중 경구로 감염되는 유행성 간염에 속하는 것은 A·E형 바이러스이고, 혈액을 통해 감염되는 혈청간염에 속하는 것은 B·C·D형이며, B형만 DNA 바이러스이고 나머지는 RNA 바이러스이다. 현재 수혈 후 감염의 90% 이상을 차지하는 non A, non B형 간염 중에 가장 빈도가 높은 것은 C형 간염이며, 전 감염자의 약 50%는 만성 간염이 되고 방치하였을 경우 간경변이나 간암으로 진행되는 경우가 증가하고 있다. C형 간염 바이러스는 소형의 RNA 바이러스로 크기가 35~65nm이다.

② 발병과 증상

수혈이나 혈액제, 주삿바늘, 장기이식, 성적 접촉 등으로 감염된다. 대표적 증상으로 전신 권태감, 식욕부진, 복부 불쾌감, 오심이 나타난다. 발병률은 B형 간염보다 낮으나 만성이 될 가능성이 크다.

③ 예방

C형 간염은 B형 간염과 달리 백신이나 면역글로불린이 없으므로 체액을 통해 간염 바이러스가 전파되지 않도록 주의해야 한다. 주사기는 1회용을 사용하고, 침을 맞거나 문신, 피어싱을 할 때도 반드시 기구를 소독하는 등 일상생활에서 주의가 필요하다.

4) 제4급감염병

(1) 수족구병hand-foot-and-mouth disease

① 특징

병의 이름에서 알 수 있듯이 손, 발, 입에 물집이 생기는 비교적 흔한 급성 바이러스 질환이다. 병원체는 장내 바이러스인 콕사키바이러스 A16, 에코바이러스, 엔테로바이러스 71형이며 대변 또는 호흡기 분비물, 물집의 진물을 접촉하여 감염된다. 증세가 특징적이므로 확인이 어렵지 않으나 간혹 손발 물집이 적거나 물집이 아닌 발진이 생기면 파악이 어려운 경우도 있다. 소아에게 감염력이 높기 때문에 집단발병 방지를 위해 환자는 수포 발생 후 6일간 또는 딱지가 앉을 때까지 가정에서 안정을 취하며 치료할 것을 권고한다.

② 발병과 증상

잠복기는 3~5일로 감염된 사람의 대변이나 호흡기 분비물(침·가래·콧물)을 통해 전파된다. 주로 여름과 가을에 영유아와 어린이에게서 많이 발병한다. 주요 증상은 발열, 인후통, 식욕부진 등으로 시작하며, 발열 후 1~2일에 수포성 구진이 손바닥, 손가락, 발바닥에 생기고, 입안의 변화는 볼의 점막, 잇몸, 혀에 나타난다. 때로는 엉덩이에도 나타나지만 수포가 아닌 발진만 생기는 경우도 많다. 감기증상이 대부분이지만 엔테로바이러스 71형의 경우 드물게는 뇌수막염, 뇌염, 마비증상을 동반하며 면역체계가 완전하지 않은 생후 2주 이내의 신생아가 감염될 경우 사망하는 예도 없지 않다.

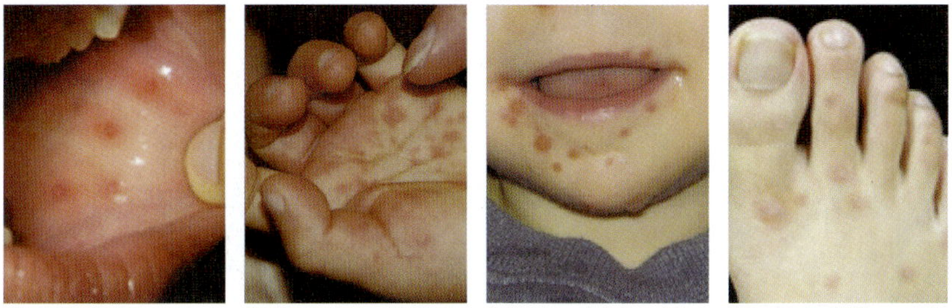

그림 5-9 수족구병의 증상
출처 : 질병관리청(http://www.kdca.go.kr/)

③ 예방

손 씻기와 기침 시 예절 준수 등 개인위생을 철저히 하고, 감염기간 동안에는 집에서 자가격리치료를 해야 한다.

CHAPTER

06

기생충 예방

1. 기생충의 분류와 감염 ı 2. 기생충의 종합적 관리 ı 3. 주요 기생충

CHAPTER

06

생각해보기

기생충parasite이라는 말은 그리스어인 파라para(곁)와 사이트site(먹는 것)에서 유래하였다. 기생충은 일시적 또는 지속적으로 생체에 기생하며 살아 있는 숙주host의 몸에서 영양을 섭취하고 생활하는 매우 작은 생명체로 현미경을 통해 관찰할 수 있다. 숙주란 기생충이 부착되어 기생하는 동물이며, 기생충의 성충이 지속적으로 기생하는 경우를 고유숙주(종말숙주), 성숙되기 전 발육단계에서 다른 생물에 일시적으로 기생하는 경우를 중간숙주라고 한다. 기생충은 주로 경구감염되어 소화기나 다른 내장기관에 기생한다.

1. 기생충의 분류와 감염

1) 기생충의 분류

인체에 해로운 기생충은 형태별로 원생동물에 속하는 원충류protozoa, 후생동물에 속하는 선충류nematoda, 그리고 흡충류trematoda와 조충류cestoda 등으로 나눈다 표 6-1.

표 6-1 기생충의 형태별 분류

분류	주요 기생충
원충류	톡소플라스마, 말라리아, 이질아메바
선충류	구충, 동양선모충, 선모충, 요충, 편충, 회충
흡충류	간흡충, 폐흡충, 장흡충(요코가와흡충)
조충류	광절열두조충, 무구조충, 유구조충

2) 기생충의 감염실태

1971년부터 5년마다 우리나라의 기생충 감염실태를 조사한 결과에 의하면 1971년 국내 기생충 감염률이 80%를 넘는 높은 수치를 보여 중요한 풍토병으로 여겨졌으나, 1997년에는 2.4%로 크게 감소하였다 표 6-2. 2013년에는 2.6%로 2004년(3.6%)보다 감소하였으며 간흡충, 편충이 우리나라의 대표적 기생충으로 나타났다. 질병관리청의 2021년 기생

표 6-2 연도별 장내 기생충 감염현황(%)

연도	충란양성률	회충	구충	편충	간흡충	폐흡충	장흡충	유·무구조충
1971	84.3	54.9	10.7	65.4	4.6	0.09	0	1.9
1976	63.2	41.0	2.2	42.0	1.8	0.07	0	0.7
1981	41.1	13.0	0.5	23.4	2.6	0	1.2	1.1
1986	12.9	2.1	0.1	4.8	2.7	0.002	1.0	0.3
1992	3.8	0.3	0.01	0.2	2.2	0	0.3	0.06
1997	2.4	0.06	0.007	0.04	1.4	0	0.3	0.02
2004	3.7	0.05	0	0.3	0.002	0.002	0.5	0
2013	2.6	0.03	0	0.41	1.86	0	0	0.04

출처 : 질병관리청(http://www.kdca.go.kr)

충 유행지역의 감염현황 조사에 의하면 간흡충(3.1%)이 가장 높았고, 장흡충(1.6%), 편충(0.3%) 순이었다.

과거 우리나라 사람은 주로 회충, 편충 등 토양을 매개로 하는 기생충에 감염되었으나 이후 이들 기생충에 의한 감염은 급격히 감소한 반면, 간디스토마 같은 육류나 어패류를 매개로 한 감염은 감소 추세가 크지 않다. 따라서 이들 기생충의 감염경로를 차단하기 위한 철저한 예방교육이 필요하다.

3) 기생충감염의 경로와 증상

기생충은 중간숙주인 식용동물(수육류와 어패류)의 체내에 기생한 유충을 회나 날것에 가까운 상태로 먹을 때, 충란이나 유충이 부착된 채소를 섭취할 때, 때때로 음료수에 의해 감염된다.

기생충감염에 의한 증상은 기생충의 종류, 감염 부위, 감염자의 건강상태나 체질 등에 따라 다르며, 전신증상과 국소증상으로 나눌 수 있다. 대표적 전신증상으로는 발열, 빈혈, 위장장애, 체중감소, 알레르기에 의한 피부증상, 중추신경증상 등이 있다.

2. 기생충의 종합적 관리

기생충에 의한 질환은 치료보다 예방이 중요하다. 예방관리계획을 세울 때는 기생충의 생활양식과 생활환life cycle을 잘 파악하고 환경의 변화나 화학 약제에 의해 쉽게 제거되는 시기 등을 조사하여 차단함으로써 발육에 중요한 숙주를 제거하여 큰 효과를 거둘 수 있다.

기생충의 관리방법은 대상의 특징이나 내용에 따라 3가지로 분류한다. 첫째는 관리대상의 특징에 따라 개인위생을 주로 하는 개인관리이며, 둘째는 가족, 학교, 직장 등 접촉감염이 잘 일어나는 집단을 대상으로 하는 집단관리, 셋째는 국가적인 기구나 조직을 이용하고 법적인 규제를 동원하는 국가적 관리이다.

관리의 내용에 따라서는 예방조치와 감염 환자의 치료조치로 나눈다. 예방조치로는 토양을 비롯한 병원소의 격리와 박멸, 토양오염 방지, 음료수와 식품위생의 강화, 위생적 환경 개선, 개인위생을 포함한 보건교육, 식습관의 변화, 담수산 가재와 참게의 생식 금지,

불충분한 조리음식의 섭식 금지, 소나 돼지의 위생적 사육, 그리고 특히 용변 후나 식사 전의 손 씻기 등이 필요하다.

3. 주요 기생충

1) 어패류에 의해 감염되는 기생충

(1) 간디스토마

① 감염경로

간디스토마*Clonorchis sinensis*는 간흡충*Chinese liver fluke*이라고도 하며 금강, 낙동강, 섬진강, 영산강 유역의 평야지대에 만연하여 이 지역 주민들의 감염률이 높다. 간디스토마는 주로 민물고기의 생산지역에서 유행하며 대부분 잉엇과에 속하는 어류에 의해 감염된다. 간디스토마의 성충은 10~25×3~5mm 크기에 편평한 구둣주걱 모양이며, 충란(난자)은 27~35×12~20㎛ 크기의 난형에 황갈색의 난각이 있다.

간디스토마의 성충은 사람, 개, 고양이의 담관에 기생하고, 충란을 산란하면 담도를 통해 장관을 거쳐 분변으로 배출된다. 충란 내에는 이미 성숙한 유모유충(미라시듐 miracidium)이 있으며, 충란은 담수에서 제1중간숙주인 쇠우렁이에게 먹힌다. 쇠우렁이의 장관에서 난각을 탈피한 유모유충은 포자낭유충(스포로시스트sporocyst) ⇒ 레디아유충(레디아redia) ⇒ 유미유충(세르카리아cercaria)으로 생장한다. 이 유미유충은 쇠우렁이에서 나와 수중을 떠돌다 제2 중간숙주인 참붕어, 피라미 등과 같은 민물고기 안으로 들어가 피낭유충(메타세르카리아metacercaria)이 된다. 피낭유충에 감염된 민물고기를 날것으로 먹으면 위에서 피낭유충이 분리되고 십이지장에서 탈낭한 후 담도의 말단부로 이동하여 기생하게 된다. 충란에서 성충에 이르는 간디스토마의 전체 생활환은 약 3개월이며, 인체에 기생한 지 1개월 정도 지나면 성숙하여 충란을 배출한다 그림 6-1. 간디스토마의 수명은 약 15~20년이다. 간디스토마는 민물고기를 덜 익혀 먹거나 조리과정 중에 조리기구나 다른 음식을 통해 경구감염되기도 한다.

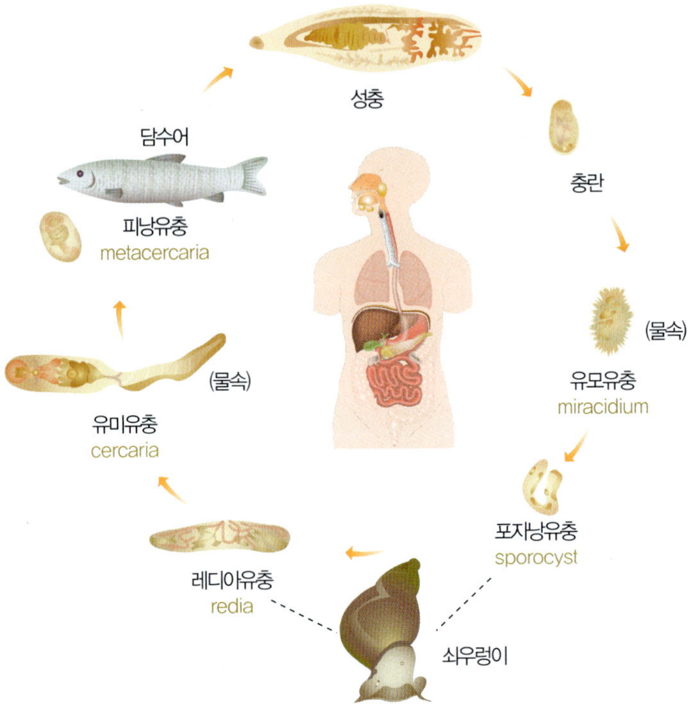

그림 6-1 간디스토마의 생활환

② 감염증상

간디스토마의 감염증상은 숙주의 면역력이나 충체의 수에 따라 차이가 있다. 주요 증상은 소화불량, 복부 불쾌감, 황달, 만성 설사, 위장출혈, 야맹증 등이며 감염, 담석증, 복수, 간경화증, 간암을 유발하기도 한다.

③ 예방

간디스토마를 예방하기 위해서는 민물고기를 날것으로 먹지 말고, 민물고기 조리 후에는 손이나 도마를 깨끗이 씻는다. 간디스토마가 만연한 지역의 생수를 마시지 말고 인분을 위생적으로 처리하며, 제1 중간숙주인 쇠우렁이의 산란기인 4~9월 중에는 수초를 베어 버린다.

(2) 폐디스토마

① 감염경로

폐흡충Oriental lung fluke이라고도 하는 폐디스토마는 개, 고양이, 호랑이 등과 같은 포유동물에서 발견되며 여러 종류의 폐디스토마 중 파라고니머스 웨스터마니*Paragonimus westermani*만이 인체를 고유숙주로 삼는다. 폐디스토마는 주로 폐와 기관지에 감염되지만 흉강, 복강, 피하조직에도 기생한다. 객담이나 분변을 통해 외부로 나온 충란은 수중에서 2~3주간 부화하여 유모유충이 되고 제1 중간숙주인 다슬기 내로 들어가 짧은 꼬리가 달린 유미유충으로 성장한 후 수중으로 나와 유영하다가 제2 중간숙주인 갑각류, 즉 가재나 게 등의 아가미, 간장, 근육 내로 들어가 피낭유충이 된다. 이 제2 중간숙주를 날것으로 먹으면 피낭유충이 십이지장을 뚫고 횡경막과 흉강을 지나 폐에 침입하여 성충이 된다. 경구감염 후 60~90일이 지나면 산란한다 그림 6-2.

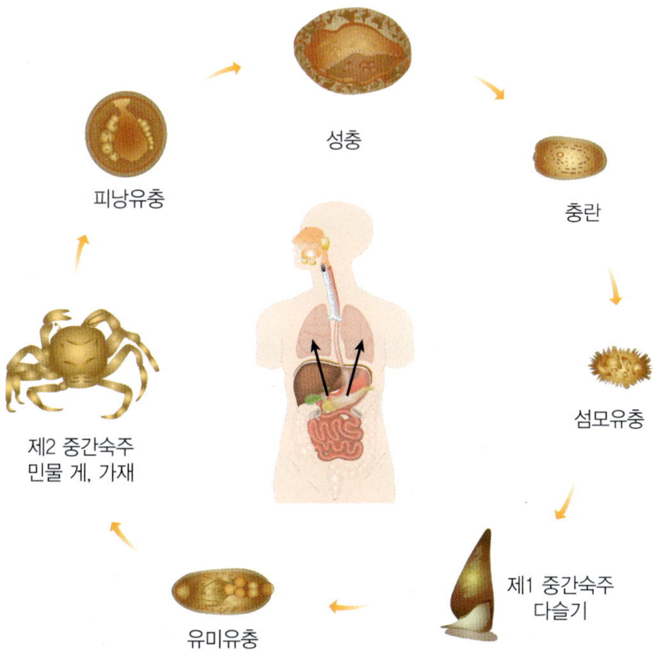

그림 6-2 폐디스토마의 생활환

② 감염증상

폐디스토마에 감염되면 쇠녹색의 가래, 객혈, 흉부통증, 위장장애 등이 나타나며 가장 심한 증상은 혈담이다. 폐디스토마는 폐에 기생하여 피를 빨아 먹고 분비물이 염증을 일으키는데 이때 폐결핵과 유사한 증상을 보인다.

③ 예방

중간숙주인 참게와 가재를 날것으로 먹지 말고 유행지역에서는 반드시 물을 끓여 먹어야 한다. 폐디스토마가 만연한 지역에서는 사람 외에 개, 고양이 등 가축동물, 집쥐 등이 숙주가 될 수 있으므로 이들의 사체는 매장하거나 태우는 것이 좋으며 환자의 객담도 매장이나 소각을 통해 위생적으로 처리해야 한다.

(3) 장흡충

① 감염경로

장흡충Metagonimiasis은 요코가와흡충*Metagonimus yokogawa*이라고도 하며, 동양의 여러 나라에 분포되어 있다. 사람뿐 아니라 개, 고양이, 돼지 등의 육식동물, 그리고 펠리컨과 같이 어류를 먹는 어식조류의 소장점막에 기생하는데, 우리나라의 감염률은 약 1%이며 섬진강 유역이 비교적 감염률이 높다. 장흡충의 성충은 작은 난원형이고 크기가 1.2mm 정도로 작으며 충란은 담갈색이다.

장흡충은 사람의 소장에 기생하고 충란이 배출되면 수중에서 유모유충이 되어 제1 중간숙주인 다슬기 내로 들어가 포자낭유충을 거쳐 레디아유충으로 발육한다. 다슬기에서 유미유충이 배출되어 유영하다가 제2중간숙주인 민물고기(은어·잉어·붕어 등)에 침입하여 피낭유충이 된다. 사람이 민물고기를 날것으로 먹으면 감염된다.

② 감염증상

장흡충은 공장jejunum 상부에 기생하며 보통은 증상이 없지만 다수 감염되면 복통, 설사, 두통, 신경증세 등을 일으킨다. 이 기생충은 성충이 되기 전까지 장점막 내에 깊숙이 들어가 있지만 발육하면 장점막 표면으로 나오기 때문에 간혹 조직이 파괴되어 장염이나 복부불안 등이 발생하고, 심하면 출혈성 설사 등을 보이며 호산구가 증가한다.

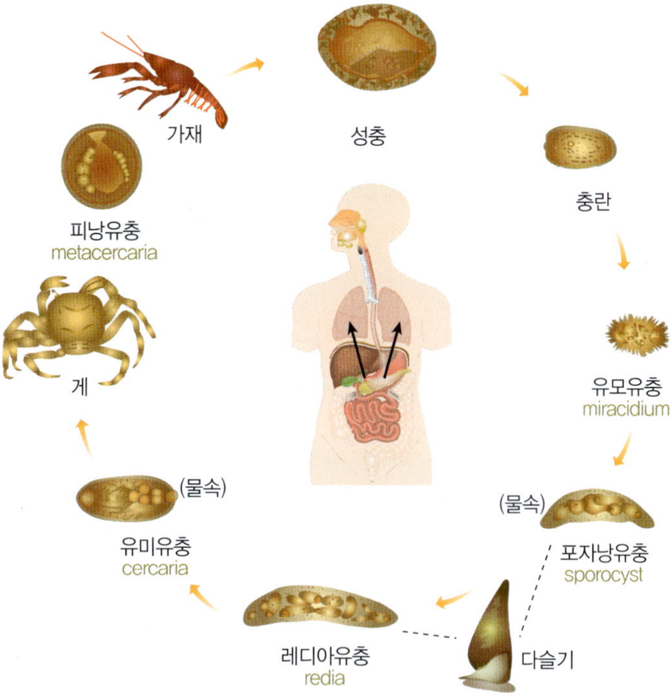

그림 6-3 장흡충의 생활환

③ 예방

은어를 비롯한 민물고기를 날것으로 먹지 않는 것이 중요하다. 장흡충의 예방법은 간흡충과 비슷하다.

(4) 광절열두조충

광절열두조충Diphyllobothrium latum은 인체에 기생하는 조충 중 가장 길어서 긴촌충fish tapeworm이라고도 하며 핀란드, 스웨덴, 이탈리아, 독일, 발트연안, 북미 등 북반구에 주로 분포되어 있다. 우리나라에서 보고된 사례는 많지 않으나 증가 추세에 있다.

이 기생충은 길이가 8~10m로 3,000~4,000개의 체절을 가지고 있으며 각 체절은 길이 2~3mm, 폭 10~12mm로 길이에 비해 폭이 넓기 때문에 광절이라고 한다. 두절은 곤봉 모양에 2개의 흡구가 있어 숙주의 장점막에 흡착 고정할 수 있다.

① 감염경로

이 기생충은 소장에 기생하며, 충란은 분변과 함께 밖으로 나와 물속으로 들어가 2~3주 후에 부화하여 육구유충(코라시듐coracidium)이 되고 제1 중간숙주인 물벼룩에 섭취되어 전의충미충(프로세르코이드procercoid)이 된다. 이것을 제2 중간숙주인 농어, 숭어, 연어 등과 같은 민물고기나 반민물고기가 섭취하면 근육이나 간에서 의충미충(플레로세르코이드plerocercoid)이 된다. 이렇게 감염된 생선의 살을 사람이 섭취하면 1개월 후에 장관에서 성충이 되어 소장 상부에 기생한다 그림 6-4.

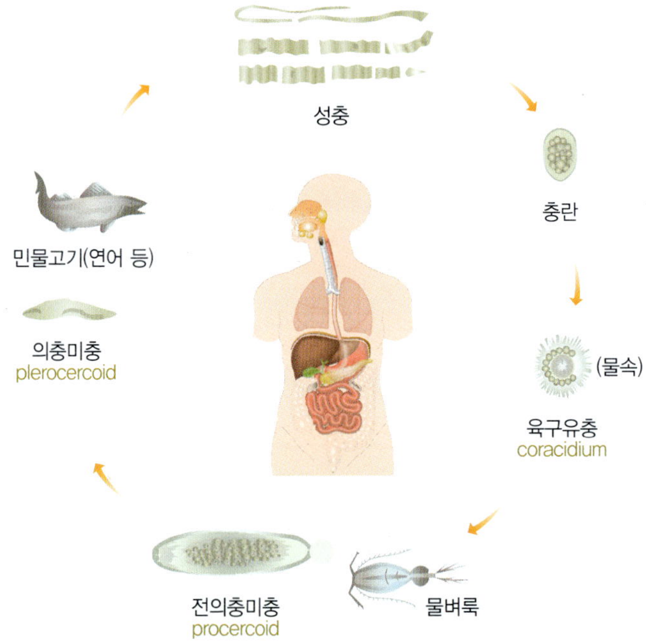

그림 6-4 광절열두조충의 생활환

② 감염증상

광절열두조충에 감염되면 식욕감퇴, 구토, 복통, 설사, 오심, 영양불량, 빈혈 등을 일으키며, 특별한 증상이 나타나지 않는 경우도 있다. 빈혈은 대부분 충체의 독성에 의한 악성형 빈혈이 된다. 배변 시 충체의 일부가 항문에 늘어지게 되면 심한 불쾌감을 준다.

③ 예방

어육 중의 유충은 저항력이 매우 강하여 건조, 냉동, 염지, 훈연 등에 의해서는 죽지 않는다. 그러나 열에는 약하여 50℃로 가열하면 10분 이내에 사멸하므로 중간숙주인 농어, 숭어, 연어 등의 민물고기나 반민물고기를 날것으로 먹지 말고 충분히 익혀 먹어야 한다.

(5) 고래회충

고래, 돌고래, 물개, 바다표범 등과 같은 바다 포유류의 위에 기생하는 회충류가 사람에게 인수공통감염증을 일으키는 것을 아니사키스증Anisakiasis이라고 한다. 사람에게 감염을 일으키는 충체인 아니사키스*Anisakis* spp. 유충에는 고래회충*Anisakis simplex*의 유충*Anisakis* type Ⅰ, 향유고래회충*Anisakis physeteris*의 유충*Anisakis* type Ⅱ, 물개회충*Pseudoterranova decipiens*의 유충*Anisakis* type Ⅲ 등이 있다. 이들 유충은 바닷물고기(해산어류) 또는 낙지와 같은 두족류의 내장벽에 주로 붙어 있는데 단단한 껍질에 싸여 있는 경우가 많으며, 감염된 유충은 근육으로 이동하는 경향이 있다.

① 감염경로

최종숙주인 바다 포유류의 분변으로 배출된 충란은 바닷물 속에서 제1기 유충이 되고, 이 유충은 제1 중간숙주인 바다새우류(크릴새우 등)에 먹힌 후 탈피하여 제2기 유충이 된다. 제2기 유충에 감염된 바다새우류를 제2 중간숙주인 고등어, 전갱이, 정어, 대구, 갈치, 오징어 등의 바닷물고기나 두족류가 먹게 되면 내장이나 근육 내에 기생하여 제3기 유충이 된다. 사람이 이 생선을 날것으로 먹으면 감염되는데, 인체 내에서는 성충이 되지 못하고 제3기 유충으로 1~2주 정도 살다가 죽게 된다 그림 6-5.

② 감염증상

고래회충에 감염되면 복부팽만, 상복부 불쾌감, 식욕부진, 소화불량 등이 계속 되고 설사, 두드러기 등의 증상이 나타나기도 하며, 때때로 위벽을 뚫고 복강 내로 이동하여 복통을 유발하기도 한다. 감염된 생선으로 만든 회를 섭취한 지 3~5시간 후에 구토, 오심, 심한 복통과 같은 급성 증상이 나타나는데 식중독으로 오인되는 경우가 많다.

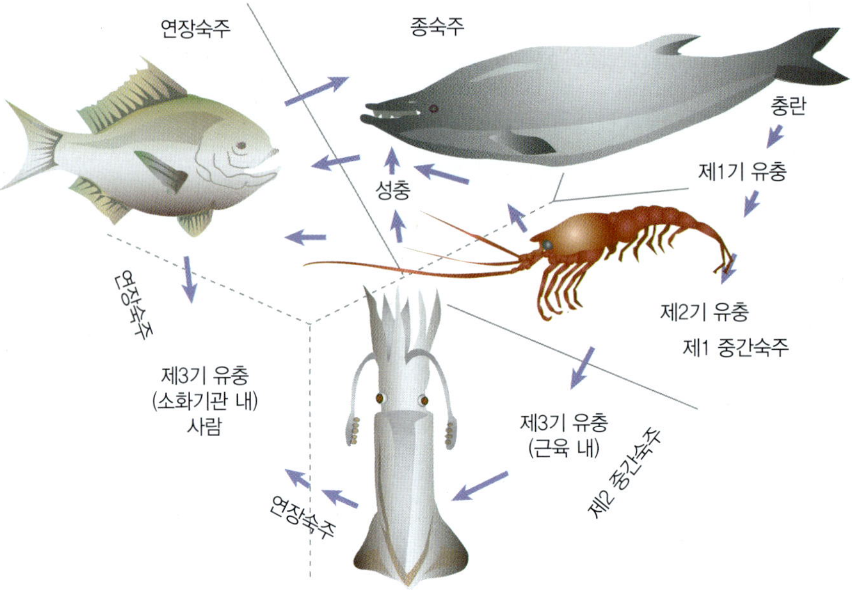

그림 6-5 고래회충의 생활환

③ 예방

신선한 생선에서는 주로 내장(복강)에 서식하고 근육에는 잘 기생하지 않기 때문에 생선을 구입하면 가능한 한 빨리 내장을 제거해야 한다. -20℃ 이하에서 5~6시간 냉동하면 대부분 파괴되며, 열에 약하여 50~60℃ 이상에서는 1분 이내에 사멸하므로 충분히 가열조리하여 섭취해야 한다. 생선회를 매우 얇게 썰거나 먹을 때 꼭꼭 씹어 먹으면 예방할 수 있다.

2) 육류에 의해 감염되는 기생충

(1) 무구조충

① 감염경로

민촌충이라고도 하는 무구조충*Taenia saginata*은 자웅동체이며 유구조충보다 높은 감염률을 보인다. 무구조충의 낭충이 쇠고기를 통해 인체에 감염되므로 쇠고기촌충beef tapeworm이라고도 한다. 무구조충은 길이 4~10m에 1,000~2,000개의 체절이 있으며, 약

20mm의 알이 다량 들어 있는 체절로 잘려 감염된 사람의 분변과 함께 배설된다. 이때 체절이 파열되어 충란이 유리되고 이 충란이 붙어 있는 목초를 중간숙주인 소가 섭취하면 소의 장에서 부화하여 육구유충이 된다. 유충은 혈류를 타고 근육에 침입하여 무구낭충이 된다. 낭충은 허리, 혀, 심장, 임파선, 신장, 식도 등에서도 발견된다. 사람이 낭충을 섭취하면 소장점막에 부착되어 2~3개월 후에 성충이 된다 그림 6-6.

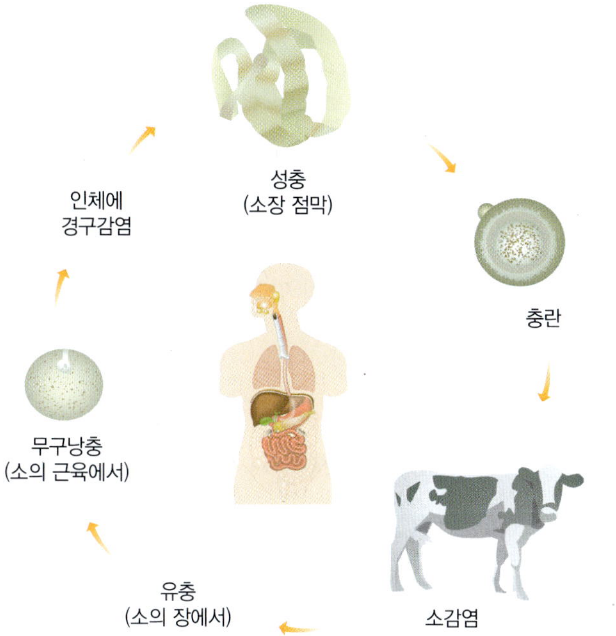

그림 6-6 무구조충의 생활환

② 감염증상

감염증상이 잘 나타나지는 않지만 사람에 따라 복통, 소화불량, 오심, 구토 등 소화기계 장애나 빈혈을 일으킬 수 있다. 체절이 항문을 통해 빠져나올 때 움직임과 이물감이 느껴져 불쾌감을 준다.

③ 예방

쇠고기를 날것으로 먹지 말고 충분히 익혀 먹는다. 낭충은 저온에는 비교적 강하지만 고온에는 약하여 71℃에서 5분간 가열하면 파괴된다. 소의 사료, 특히 목초가 분변에 의해 오염되지 않게 하여 소의 감염을 막고 소의 도축검사를 철저히 하며, 감염된 환자를 빨리 치료하여 감염원을 없앤다.

(2) 유구조충

① 감염경로

유구조충*Taenia solium*은 구형의 머리에 크고 작은 22~32개의 갈고리가 두 줄로 배열되어 있어 갈고리촌충이라고 하며, 돼지고기를 날것으로 먹는 사람에게서 발견되므로 돼지고기촌충pork tapeworm이라고도 부른다. 자웅동체인 유구조충은 사람의 소장에 기생하며, 2~3m 길이에 800~1,000개의 체절이 있다.

체절이 분변을 통해 밖으로 배출되면 충란이 유리된다. 충란은 얇은 알껍질 속에 육구유충이 들어 있으며, 이 낭충을 중간숙주인 돼지가 섭취하면 근육 속에 침입하여 유구낭충이 된다. 이 돼지고기를 사람이 섭취하면 감염되고 소장에서 8~10주 만에 성충이 된다. 때때로 사람이 충란을 직접 섭취하여 낭충이 가슴, 근육, 뇌, 심장, 안구, 피하조직, 혀

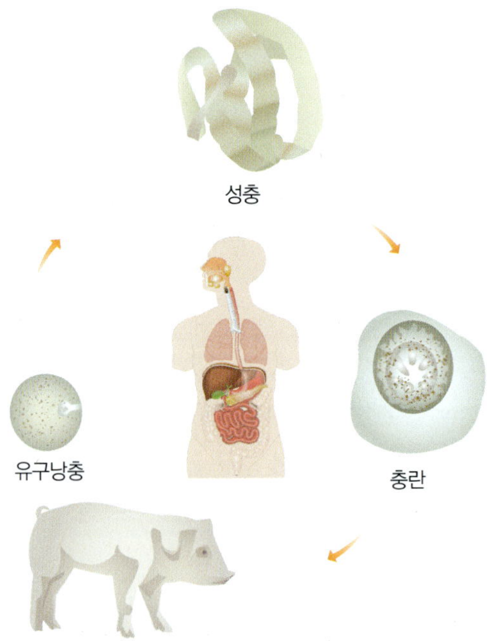

그림 6-7 유구조충의 생활환

등에 기생하기도 하는데 이를 인체유구낭충증이라고 한다 그림 6-7.

② 감염증상

성충은 소장 상부에서 점막 내에 깊숙이 들어가 기생하므로 뚜렷한 증상이 나타나지 않는 경우도 있으나 대부분 다소의 소화불량, 식욕부진, 두통, 변비, 설사 등을 일으킨다. 기생 부위에서 유충이 낭충을 형성하여 발생하는 유구낭충증은 성충의 경우보다 증상이 심하여 구토, 두통, 마비, 경련, 시력장애, 간질증상을 일으키며, 안구에 기생하면 안구통, 실명 등이 발생한다.

③ 예방

돼지고기를 날것이나 불완전하게 익힌 채로 먹지 말고 충분히 익혀서 먹는다. 아울러 돼지의 도축검사를 철저히 하며, 환자나 보균자를 발견하면 즉시 구충시켜 오염원을 제거하고, 환자의 충란에 의한 낭충의 자가감염이 발생하지 않도록 해야 한다.

(3) 선모충

① 감염경로

선모충*Trichinella spiralis*은 전 세계적으로 널리 분포되어 있는 기생충이지만 우리나라에서는 아직 보고된 예가 없다. 쥐에 만연되어 있으며 2차적으로 개, 고양이, 돼지, 여우에 감염되므로 모두 선모충의 숙주가 될 수 있다. 돼지는 주로 쥐를 통해 감염되고, 사람은 주로 돼지고기에 의해 감염된다. 일반적으로 선모충은 돼지고기에 존재하지만 곰, 야생돼지, 하마와 같은 야생사냥육에서도 발견되며 육식동물과 썩은 고기를 먹는 동물에 의해 감염된다.

선모충의 유충은 100×6μm로 모세혈관을 이동할 수 있으며, 회백색을 띠는 성충은 수컷이 1.4~2mm, 암컷이 3~4mm 정도이다. 성충은 소장 상부의 점막 내에 기생하여 유충을 낳고, 유충은 장점막의 혈관을 통해 심장과 폐를 거쳐 온몸의 근육 내에 침입하여 발육하고 피낭에서 기생한다. 이 피낭유충이 있는 생고기를 다른 동물이 섭취하면 장내에서 유충이 탈낭하고 소장점막 깊숙이 침입하여 성충이 되며, 사람은 피낭유충이 있는 돼지고기를 날것으로 먹으면 감염된다 그림 6-8.

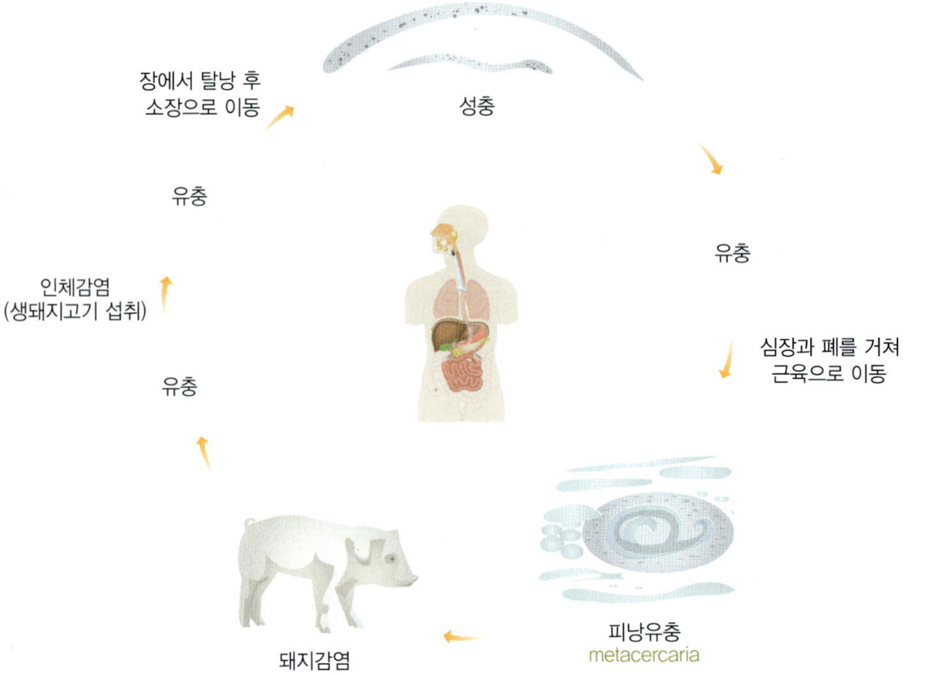

그림 6-8 선모충의 생활환

② 감염증상

감염 초기에는 메스꺼움, 구토, 복통, 설사 등이 나타난다. 감염 후 약 2주가 지나면 성충이 유충을 낳기 시작하는데, 이 유충이 온몸의 근육조직에 퍼지면서 40~41℃의 발열과 근육통이 발생한다. 얼굴이 붓고 고열, 호흡장애 등을 일으키며 심한 경우 횡경막이나 심근에 손상을 주므로 사망할 수도 있다.

③ 예방

돼지고기뿐 아니라 야생사냥육을 날것으로 먹지 않고 충분히 익혀 먹으며, 돼지를 위생적으로 사육한다. 쥐는 병원체를 보유하므로 쥐의 사체를 위생적으로 처리하여 돼지가 섭취하지 못하도록 한다.

(4) 톡소플라스마

① 감염경로

사람을 비롯한 여러 척추동물에 기생하는 톡소플라스마*Toxoplasma gondii*는 전 세계적으로 널리 분포하며, 우리나라에서도 다수의 발생 사례가 있다. 톡소플라스마의 고유숙주는 개, 고양이, 토끼, 쥐, 원숭이, 조류 등이며 중간숙주는 사람을 포함한 온혈동물들이다.

충체는 초승달 모양으로 길이 4~6μm, 폭 2~3μm이며, 이 충체가 조직 내에서 둥근 주머니에 가득 차 있는 낭자cyst는 지름이 20~25μm이다. 톡소플라스마는 충체를 가진 돼지고기나 달걀을 날것으로 또는 덜 익혀 먹을 때 주로 감염되며, 고양이의 분변을 통해 배설된 접합낭자에 오염된 물이나 식품을 통해 감염되기도 한다. 적색육, 특히 돼지고기, 사슴고기, 쇠고기, 양고기 등에서 발견되며, 과일과 채소도 이들의 분변에 의해 오염될 수 있다.

② 감염증상

톡소플라스마에 감염되면 건강한 어린이와 성인은 증상이 나타나지 않거나 발열, 두통, 근육통 등 가벼운 증상을 보인다. 임산부에게 감염되면 태아에 침입하여 기형, 뇌수종, 정신지체 등이 나타나거나 유산 또는 조산의 원인이 되고, 임신 초기에 감염되면 사산을 초래하기도 한다. 면역력이 약한 사람이나 장기이식 환자에게는 눈과 뇌에 심한 손상을 유발하는 톡소플라스마증toxoplasmosis이 발생한다.

③ 예방

생고기나 덜 익은 돼지고기의 섭취를 피하고 완전히 익혀 먹도록 한다. 생고기와 채소를 취급한 후 반드시 손을 씻고 기구와 식기를 잘 세척, 소독하여 조리된 음식에 교차오염되지 않도록 주의한다. 가축이나 애완동물의 위생을 철저히 관리하고, 특히 고양이는 사람과 다른 동물에게 기생충을 전파하는 주원인이므로 식품이 이들의 배설물과 접촉하여 오염되지 않도록 주의해야 한다.

3) 채소류에 의해 감염되는 기생충

채소류를 매개로 감염되는 기생충은 중간숙주가 없으며, 충란 등이 부착된 채소류나 오염된 물의 섭취, 오염된 손에 의한 식품의 교차오염 등을 통해 경구감염된다. 주요 기생충으로는 회충, 십이지장충, 동양모양선충, 편충, 요충 등이 있다.

(1) 회충

① 감염경로

회충roundworm, *Ascaris lumbricoides*은 가장 일반적인 기생충으로 농촌지역의 감염률이 높은 편이다. 기생충 중에 가장 커서 성충의 길이가 수컷은 14~22cm, 암컷은 20~30mm이며, 굵기는 수컷과 암컷 모두 2~4mm이다. 수컷은 몸체 끝부분이 말려 있으며, 암컷은 몸체 앞부분의 1/3 위치에 생식공이 있다. 보통 소장에 기생하지만 이행성이 있어 구강, 비강, 위, 식도를 통과하거나 대장 또는 항문을 통해 몸 밖으로 빠져나오기도 하고 수담관, 췌장, 충수돌기에서 발견되기도 한다.

분변과 함께 배출된 수정란은 22~23℃의 촉촉한 토양 속에서 약 2주일이 지나면 난자 내에 자충이 형성된 감염성 성숙란이 된다. 감염성 성숙란의 형태로 감염된 후 약 60~75일이 지나면 다시 산란할 수 있는 성충이 되며, 암컷 한 마리가 하루에 10~20만 개의 충

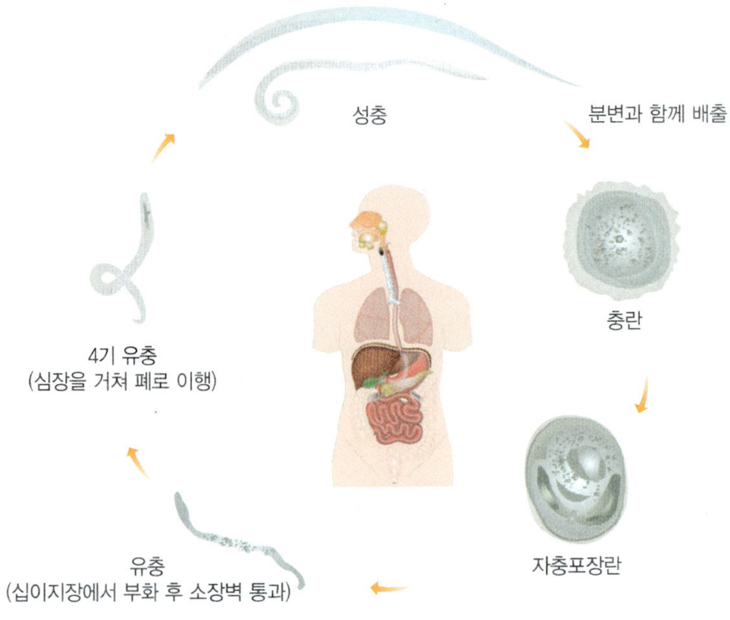

그림 6-9 회충의 생활환

란을 낳는다.

음식물과 함께 섭취된 회충은 십이지장에서 부화하여 장간막, 정맥, 간, 폐동맥, 폐를 지나 기관, 식도, 위를 거쳐 소장에서 성충이 된다. 토양을 매개체로 하여 오염된 손으로 음식을 먹거나 오염된 채소를 날것으로 먹을 때 감염된다 그림 6-9.

② 감염증상

회충은 담관, 충수, 췌장관에 침입하여 장폐색을 일으키거나 회충성 폐렴을 유발하기도 한다. 그 밖에 두통, 복통, 설사, 오심, 현기증, 두드러기, 기침, 천식 등을 일으키며, 흙을 먹는 토식증geophagia이 있는 어린이에게는 증상이 나타나지 않기도 한다.

③ 예방

회충은 분변으로 오염된 채소에 의해 경구감염된다. 따라서 분변의 위생적 처리가 매우 중요하다. 분변을 비료로 사용할 때는 여름에는 한 달 이상, 겨울에는 3개월 이상 부숙시킨 후 사용한다.

채소에 붙은 회충의 충란은 70℃에서 10초 이상 데치면 사멸하므로 채소를 잘 씻은 후 가열하도록 한다. 채소를 씻을 때는 흐르는 물에 3회 이상 세척하여 충란을 제거한다. 정기검사를 실시하여 회충 감염자는 구충을 실시하고 감염경로 등에 대한 보건교육을 실시한다.

(2) 십이지장충

① 감염경로

구충hookworm은 1838년에 이탈리아인인 안젤로 두비니Angelo Dubini가 농부의 십이지장에서 처음 발견하였으며, 1902년에는 스틸Stile이 미국 동남부 주민에게서 신종의 구충을 발견하였다. 전자를 십이지장충*Ancylostoma duodenale* 또는 두비니구충이라고 하고, 후자를 아메리카구충*Necator americanus*이라고 한다. 우리나라에서는 두 종류의 구충이 모두 유행하고 있으나 감염률은 감소하고 있다. 십이지장충은 주로 채소나 음료수를 통해 경구감염되지만 손, 발, 피부 등을 통해 경피감염되는 경우도 많다.

십이지장의 성충의 크기는 수컷 8~10×0.4~0.5mm, 암컷 10~13×0.6mm이며 소장 상부, 특히 공장 상부에 기생한다. 충란이 분변과 함께 몸 밖으로 나오면 30℃ 정도의 습한 토양 속에서 부화하여 간상유충 ⇒ 사상유충 ⇒ 피낭유충이 된다. 경피감염된 피낭유충은 혈류나 임파류를 타고 폐로 가서 폐포, 기관지, 기관, 식도를 거쳐 장에 이른다. 경구감염된 피낭유충은 입에서 위를 거쳐 소장에 이른 다음 장점막을 뚫고 혈류를 따라 폐에 이르며, 그 이후에는 경피감염처럼 장으로 되돌아와 성충이 된다 그림 6-10.

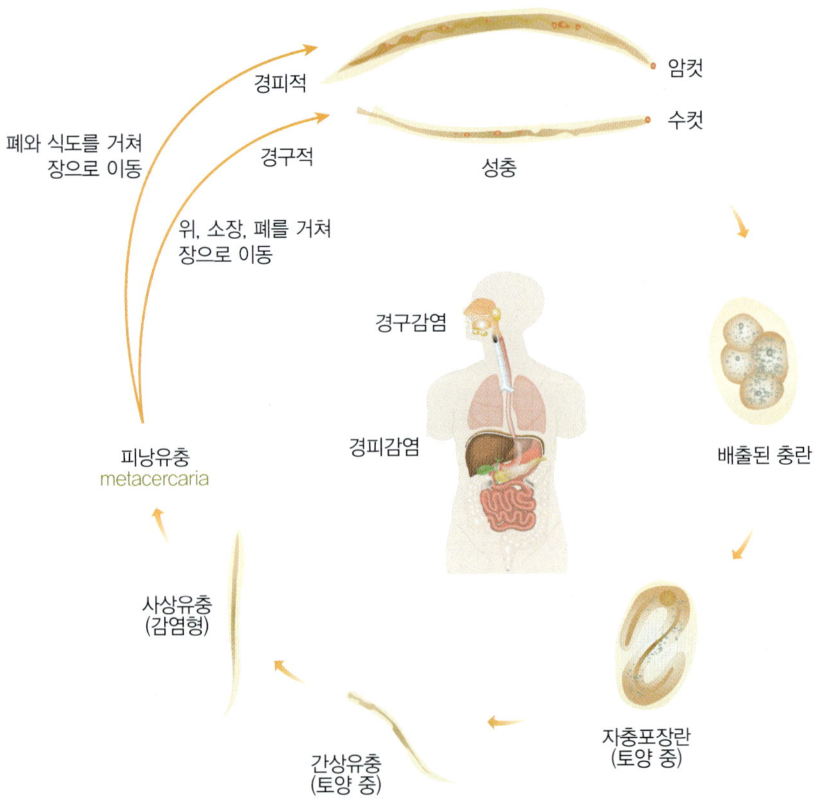

그림 6-10 십이지장충과 아메리카구충의 생활환

② 감염증상

십이지장충이 경피감염되면 유충이 침입한 국소에 소양감을 일으키고 피부염, 종창 등이 나타난다. 경구감염되었을 때는 구토, 오심, 경련성 기침, 심한 빈혈(특히 뇌빈혈), 소화장애, 식욕감퇴 등이 일어나고 생쌀이나 흙을 먹는 토식증이 나타나기도 한다. 어린이는 심한 경우 신체발육 및 지능 저하, 각종 병원균에 대한 저항력 감소 등을 초래한다.

③ 예방

십이지장충의 알은 분변 중에서 2개월 정도 생존하며, 열에 약하여 70℃에서 1초만 가열해도 사멸한다. 경피감염을 예방하기 위해서는 인분을 위생적으로 처리해야 한다. 인분을 사용한 논밭이나 인분 처리 시에는 피부노출을 삼가고 장화와 장갑을 착용한다. 경구감염은 채소를 충분히 세척하고 개인위생을 철저히 하여 예방하도록 한다.

(3) 동양모양선충

① 감염경로

동양모양선충*Trichostrongylus orientalis*은 우리나라를 비롯한 동아시아에서 많이 발견되는 아주 작고 가는 털 모양의 기생충으로 길이는 수컷 4~6mm, 암컷 5~7mm이다. 분변을 통해 배출되면 부화한 후 발육하고 탈피하여 감염형 유충이 된다. 이 유충은 주로 오염된 채소나 손을 통해 경구감염되어 소장 상부에 기생하며, 드물지만 경피감염되기도 한다.

② 감염증상

대부분 뚜렷한 자각증상이 나타나지 않으나 다수의 충체가 기생하면 장점막에 염증을 일으키거나 빈혈이 발생한다.

③ 예방

유충은 열이나 화학약품에 비교적 저항성이 크고, 특히 식염에 대한 저항력이 강하므로 절인 채소에 오염되지 않도록 위생을 철저히 한다.

(4) 편충

① 감염경로

편충whipworm, *Trichuris trichiura*은 세계적으로 널리 분포되어 있으며, 특히 열대와 아열대에서 많이 발견된다. 우리나라는 감염률이 매우 높으나 충체가 10만 마리 이하일 경우 증상이 거의 나타나지 않아 크게 주의를 기울이지 않는 경향이 있는데, 일단 감염되면 구충이 어려우므로 예방에 힘써야 한다.

채찍 모양의 편충은 길이가 암컷 45~50mm, 수컷 30~45mm이며 수컷은 끝부분이 꼬

부라져 있는 것이 특징이다. 충란이 밖으로 나오면 흙 속에서 2주 정도를 지내며 충체 내에 유충을 형성하는데 이를 사람이 섭취하여 경구감염되면 소장 상부에서 부화하고 유충은 점액을 따라 내려가 맹장과 대장 상부에 기생한다 그림 6-11. 편충이 사람에게 감염되어 성숙하는 데는 90일 정도 소요된다.

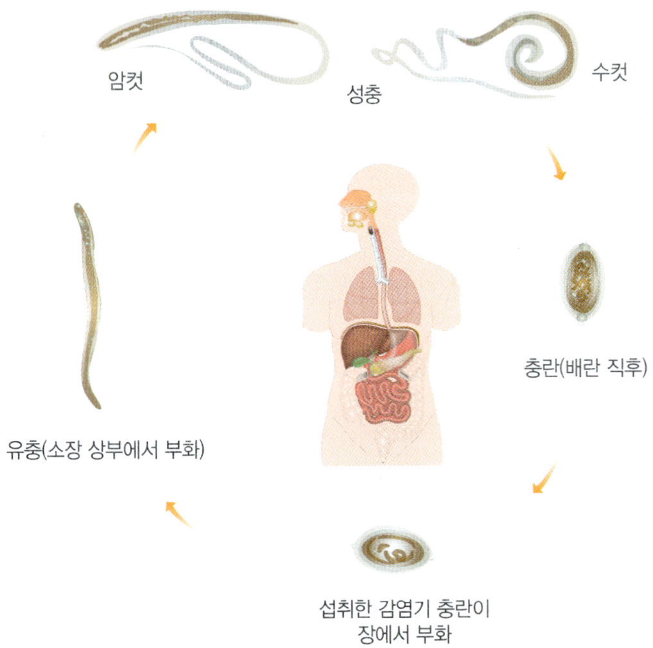

그림 6-11 편충의 생활환

② 감염증상

편충은 감염되어도 증상이 없거나 심하지 않은 경우가 대부분이다. 그러나 다수의 충체에 감염되면 구토, 복통, 두통, 오심 등이 발생하고, 만성화되면 빈혈, 혈변, 체중감소 등의 원인이 되기도 한다.

③ 예방

매개체가 되는 채소를 철저히 세척하는 것이 중요하므로 김치를 담그기 전에 배추 등을 3~4회에 걸쳐 충분히 씻는다. 아울러 인분을 위생적으로 처리하고 식사 전에 반드시 손을 씻는 등 환경위생에도 주의를 기울여야 한다.

(5) 요충

① 감염경로

요충*pinworm, Enterobius vermicularis*은 세계적으로 분포하며 인구 밀집지역인 도시에서 많이 발생한다. 특히 어린이의 감염률이 높은 편이며 가족 내 감염을 일으킨다.

길이는 수컷 2~5mm, 암컷 8~13mm이며 희고 가는 실 모양을 하고 있어 일명 실거위라고도 한다. 주로 맹장에 기생하나 충수돌기와 결장에도 기생하며, 성충이 되기까지 약 2개월이 걸린다. 밖으로 배출된 충란은 이미 유충을 가지고 있어 감염력이 있다. 암컷은 산란기가 되면 항문 주위로 나와 주로 밤에 산란한다. 산란 후 몇 시간이 지나면 감염성을 지닌 유충이 되며, 산란한 곳은 성충이 기어 다녀 매우 가렵다. 감염으로 인해 가려운 항문 부위를 긁으면 손가락에 묻은 충란이 다시 입으로 들어가 자가감염을 일으키거나 가족 등 타인에게 감염된다. 충란이 오염된 음식이나 식기를 통해 경구감염되는 경우도 있다 그림 6-12.

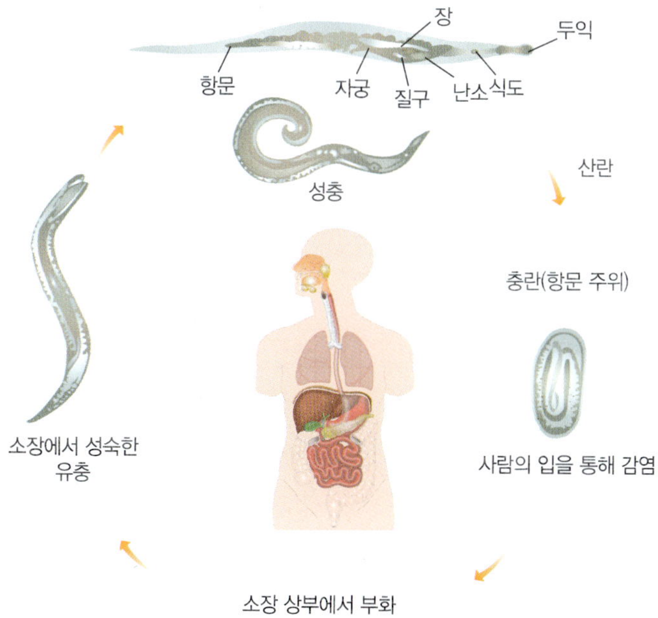

그림 6-12 요충의 생활환

② 감염증상

맹장에 국부적 염증이 발생하며, 밤이 되면 산란하기 위해 항문 주위로 나와 기어 다녀 항문소양증(항문가려움증)이 나타난다. 일반적인 감염증상은 항문소양증을 비롯하여 긁힘, 습진, 피부염, 불면증, 신경증 등이며, 다수의 충체가 기생하면 장염, 충양돌기염 등이 발생한다.

③ 예방

집단이나 가족 내 감염을 방지하기 위해 일제히 구충약을 먹고 손가락, 손톱, 항문 근처를 깨끗이 씻으며 양변기를 청결하게 유지한다. 속옷을 깔끔히 하고 의복은 반드시 열처리로 세탁하며, 침구류는 일광소독을 하는 등 동시예방을 철저히 한다.

요충의 수명은 한 달 정도이므로 항문 부위를 청결히 하고 아래 속옷을 자주 갈아입는 것만으로도 완치될 수 있다.

CHAPTER

07

인구와 보건

1. 인구학 | 2. 인구피라미드 | 3. 인구동태 | 4. 인구변화 | 5. 인구밀도
6. 인구구조 | 7. 국제이동 | 8. 저출산현상 | 9. 고령화현상
10. 보건비용 | 11. 인구정책

CHAPTER

07

생각해보기

1990년대 이후 급격한 출산율 감소와 평균수명 연장의 결과로 저출산 고령화사회에 접어들면서 사회 전체가 직면한 다양한 문제가 주요 논점이 되고 있다. 이러한 인구변화의 추세를 파악하여 나아갈 방향을 찾는 데 활용하기 위해 인구학의 정의, 인구피라미드의 종류, 인구동태의 지표, 인구구조의 변화를 살펴보고 우리나라 인구정책의 변화를 3단계로 나누어 설명하고자 한다.

1. 인구학

1) 인구학의 정의

인구는 이입(출생·전입)과 이출(사망·전출)의 메커니즘에 의해 교체가 이루어지는 사람들의 집단을 의미한다. 인구학이란 인구의 연구를 목적으로, 주로 수량적 관점에서 연구되는 인구의 규모, 구조, 변동 그리고 일반적 특성을 다루는 학문으로 정의된다. 인구학의 기본 방정식은 다음과 같다.

- 인구 = 초기인구 + 자연증가 + 순국제인구이동
- 자연증가 = 출생자 수 − 사망자 수
- 순국제인구이동 = 입국하는 이민자 수 − 출국하는 이민자 수

2) 인구조사

우리나라의 '인구총조사'는 1925년에 처음으로 실시된 후 2015년까지 5년마다 총 19번 실시되었다. 초기의 총조사는 주로 인구의 기본 현상에 한정하여 실시하였으나, 점차 조사범위가 넓어져 1960년대에 접어들어서는 인구에 관한 경제, 사회, 문화 등 제반 속성까지도 파악할 수 있도록 그 내용이 크게 늘어났다. 2005년 총조사부터 저출산, 고령화, 주거의 질과 복지 관련 항목이 강화되었다.

총조사로 얻은 자료를 바탕으로 인구, 가구, 장래인구를 추계하고, 이러한 추계자료를 활용하여 노동력 수급계획을 수립하며 보험료율과 국민연금 지급수준을 결정하게 된다. 저출산노령화지수, 주택보급률, 최저주거기준미달가구지수 등 각종 사회지표 작성을 위한 기초자료로도 제공된다.

3) 인구변화

인구가 변천하는 과정은 크게 다음의 5단계로 나눌 수 있다.

① 제1단계 : 출생률과 사망률이 동시에 높아져 인구증가율이 낮은 안정기

② 제2단계 : 출생률은 그대로이나 사망률이 감소하여 인구가 증가하기 시작하는 단계

③ 제3단계 : 출생률은 조금씩 감소하나 사망률이 크게 감소하여 인구가 급격히 증가하

는 시기

④ 제4단계 : 출생률은 크게 감소하고 사망률은 조금씩 감소하여 인구증가율이 낮아지는 시기

⑤ 제5단계 : 출생률과 사망률이 동시에 낮아져 인구증가가 거의 없는 안정기

현재 우리나라는 저출산현상으로 자연증가는 완만해지고 경제발전과 의료기술의 발달로 사망률이 감소하면서 인구증가율이 낮아지는 4단계에 도달하였다.

2. 인구피라미드

1) 인구피라미드의 정의

인구의 연령과 성별구조를 그래프로 나타낸 것을 인구피라미드라고 한다. 인구피라미드에서 연령층은 수직축으로 나타내며, 수평막대그래프의 길이는 각 연령그룹의 크기에 비례하여 나타낸다 그림 7-1. 일반적으로 수평축의 중심에서부터 남자인구는 왼쪽에, 여자인구는 오른쪽에 배치한다.

인구피라미드는 주어진 특정 연도의 연령구조를 한눈에 볼 수 있으며, 그 지역의 사회경제적 특성과 인구학적 특성에 관한 개괄적인 정보를 얻기 위한 가장 좋은 방법으로 이용되고 있다. 일반적으로 0~14세 인구를 유소년층, 15~64세 인구를 청장년층, 65세 이상의 인구를 노년층이라고 한다.

2) 인구피라미드의 종류

인구피라미드는 자연적 증감의 특성을 나타내는 피라미드형, 종형, 방추형과 사회적 증감의 특성을 나타내는 별형, 표주박형으로 나눈다 그림 7-2.

① 피라미드형(인구증가형) : 유소년층이 큰 비중을 차지하는 형태로 다산다사多産多死의 저개발국가나 개발도상국에서 나타난다.

② 종형(인구정체형) : 출생률이 낮아 유소년층의 인구비중이 낮고 평균수명이 연장되어 노년층의 비중은 높은 소산소사少産少死의 선진국에서 나타난다.

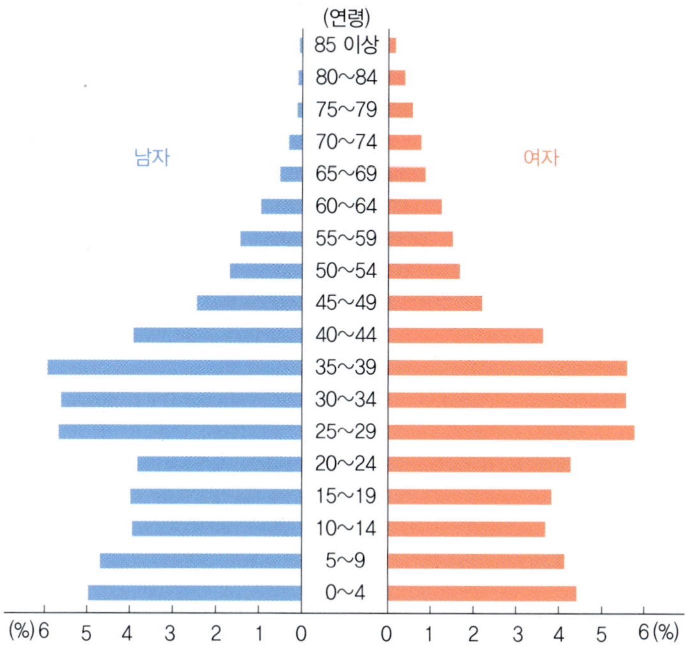

그림 7-1 인구피라미드

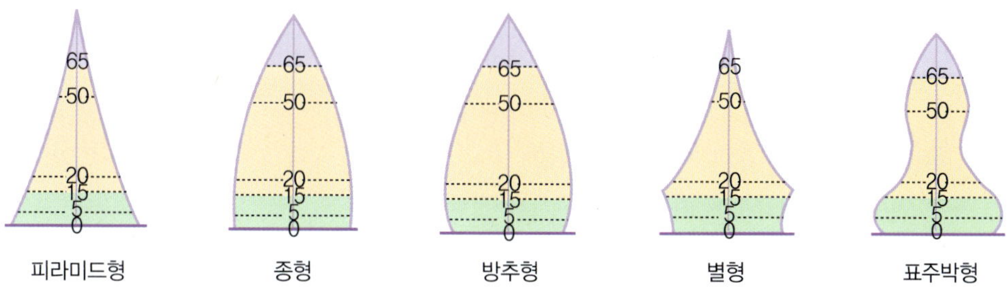

그림 7-2 인구피라미드의 종류

③ 방추형(인구감소형) : 일부 선진국에서 보이는 형태로 출생률이 사망률보다 낮아져 인구가 감소하면서 노동력 부족현상이 일어난다.

④ 별형(도시형) : 청장년층의 전입인구가 많은 도시나 신개발지역에서 나타나는 유형이다. 노인인구나 유소년인구에 비해 생산연령인구가 많으며, 출산연령에 해당하는 청장년층의 비율이 높다.

⑤ 표주박형(농촌형) : 청장년층의 전출인구가 많은 농촌에서 나타나는데, 생산연령인구

에 비해 노인인구나 유소년인구가 많다. 청장년층의 유출에 의한 출산력 저하로 유년층의 비율이 낮아져 노동력이 부족해진다.

3) 인구피라미드의 변화

세계의 인구구조는 1960년대 피라미드형에서 현재 출생률과 사망률이 함께 감소하는 종형으로 변화하였다. 2050년에는 인구증가율이 감소하는 방추형으로 변화할 것으로 전망되고 있다.

우리나라도 1960년대까지는 밑변이 넓은 피라미드형이었으나 1990년대에 생활수준이 향상되고 의료기술이 발달하여 사망률이 낮아지면서 유소년층이 감소하고 청장년층과 노년층이 증가하여 종형에 가까운 구조로 변화하였다. 2000년 이후에는 인구가 정체하는 종형과 감소하는 방추형의 중간 형태를 보이고 있다. 이러한 변화는 가치관이 변하고 여성의 사회적 진출이 확대됨에 따라 출생률이 감소하고 의료기술의 발달로 사망률이 동시에 낮아졌기 때문이다.

3. 인구동태

출생, 결혼, 사망 등 인구동태사건의 절대수는 직접비교가 불가능하다. 이러한 수치들은 특정 인구의 절대규모에 따라 달라지기 때문이다. 따라서 이러한 수치에 상응하는 비례관계를 측정해야 한다. 비례관계는 조출생률, 조혼인율, 조사망률, 영아사망률 등의 비율로 표시하며, 비율은 1,000명을 기준으로 표시한다.

조출생률은 특정 1년간의 총출생아 수를 당해 연도의 연앙인구로 나누어 1,000분율로 나타낸 것으로 특정 인구집단의 출산수준을 나타내는 기본적인 지표이다. 조사망률은 특정 1년간의 총사망자 수를 당해 연도의 연앙인구로 나누어 1,000분율로 나타낸 것이다.

$$\text{조사망률} = \frac{\text{특정 1년간의 총사망자 수}}{\text{당해 연도의 연앙인구}} \times 1{,}000$$

$$\text{조출생률} = \frac{\text{특정 1년간의 총출생아 수}}{\text{당해 연도의 연앙인구}} \times 1{,}000$$

우리나라의 조출생률은 1970년 31.2명에서 점차 감소하여 2010년 9.4명으로 조사되었으며, 2020년 5.3명으로 감소되었다 표 7-1. 1970년 8.0명이었던 조사망률은 인구의 고령화로 노년층의 사망자 수가 증가하면서 2010년 5.1명으로 나타났으며, 2020년에는 5.9명으로 증가되었다.

표 7-1 조출생률과 조사망률 추이(인구 천 명당)

구분	1970	1980	1990	2000	2005	2010	2015	2020
조출생률	31.2	22.7	15.4	13.3	8.9	9.4	8.6	5.3
조사망률	8.0	7.3	5.8	5.2	5.0	5.1	5.4	5.9

출처 : 통계청. 장래인구추계, 2006

영아사망률은 만 1세가 되기 전에 사망한 영아 수를 당해 연도의 출생아 수로 나누어 1,000분율로 나타낸 것이다. 이 수치는 건강수준이 향상되면 영아사망률이 감소하므로 한 나라의 보건수준을 평가하는 중요한 지표 중 하나이다.

$$\text{영아사망률} = \frac{\text{특정 연도의 1세 미만 사망자 수}}{\text{당해 연도의 총출생아 수}} \times 1,000$$

우리나라의 영아사망률은 2010년 3.2명에서 2021년 2.4명으로 감소하였으며, OECD 회원국의 평균도 4.4명에서 4.1명으로 줄었다 그림 7-3. 2019년 기준으로 OECD 회원국 중 에스토니아는 영아사망률이 1.4명으로 가장 낮았으며, 콜럼비아는 영아사망률이 16.5명을 기록하여 OECD 38개 회원국 중 가장 높았다.

표 7-2 OECD 회원국의 영아사망률 비교(2019년)

구분	OECD 평균	에스토니아	일본	한국	이탈리아	독일	영국	미국	멕시코	콜롬비아
영아사망률	4.1	1.4	1.8	2.4	2.4	3.1	3.6	5.4	13.8	16.5

*OECD 평균은 37개 회원국의 가장 최근 자료를 이용하여 계산

출처 : 보건복지부/한국보건사회연구원, OECD Health Status Data(2022.10. 추출)

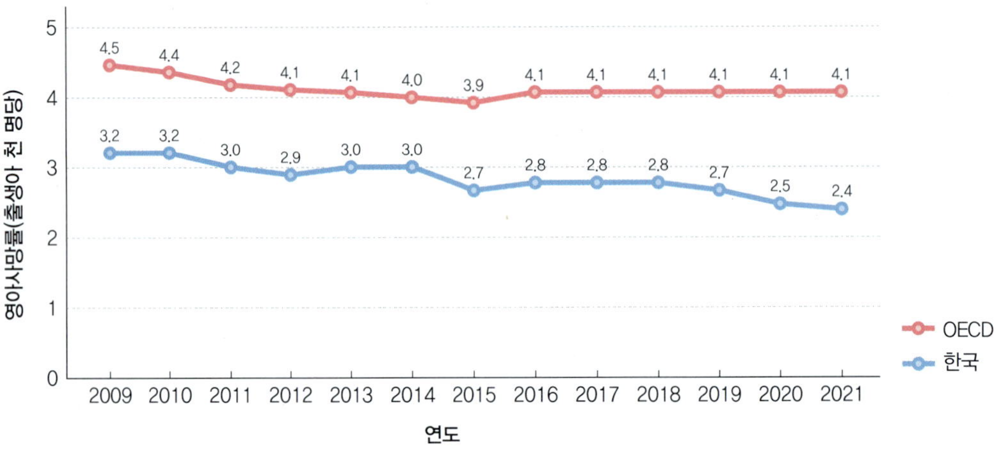

그림 7-3 연도별 영아사망률, 2007~2019년
출처 : 통계청. OECD Health Statistics 2020, 2020

4. 인구변화

2022년 세계 인구는 79억 7천만 명으로 추정되며, 이후 계속 증가하여 2070년에는 103억 명에 이를 것으로 전망되고 있다. 2022년과 2070년의 대륙별 인구 전망치를 보면, 아프리카 인구는 2022년 14억 3천만 명(17.9%)에서 2070년 32억 1천만 명(31.1%)으로 기간 중에 2배로 증가하고, 아시아 인구는 2022년 47억 2천만 명(59.2%)에서 2070년 52억 1천만 명(50.5%)으로 기간 중에 1.1배로 증가하고, 유럽 인구는 2022년 7억 4천만 명(9.3%)에서 2070년 6억 5천만 명(6.3%)으로 기간 중에 0.9배로 감소하고, 라틴아메리카 인구는 2020년 6억 6천만 명(8.3%)에서 2070년 7억 4천만 명(7.2%)으로 기간 중에 1.1배로 증가하고, 북아메리카 인구는 2022년 3억 8천만 명(4.7%)에서 2070년 4억 4천만 명(4.2%)으로 기간 중에 1.2배로 증가할 것으로 전망된다. 2022년 우리나라 인구는 5,200만 명에서 지속적으로 감소하여 2070년에는 3천 8백만 명에 이를 것으로 전망된다 그림 7-4.

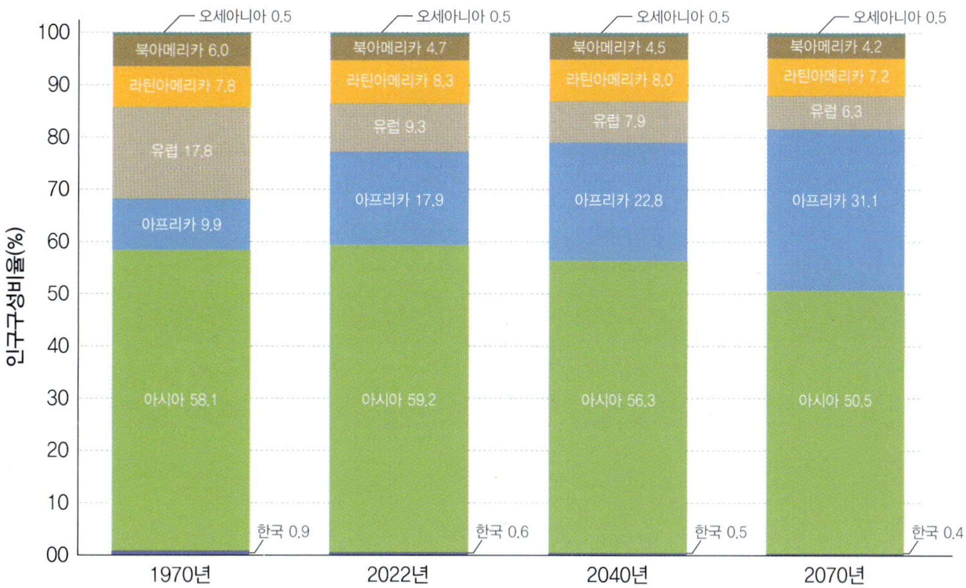

그림 7-4 세계 대륙별 인구 구성비
출처 : 통계청, 세계와 한국의 인구현황 및 전망, 2022

5. 인구밀도

2005년 우리나라의 인구밀도는 483명/km²로 도시국가와 소규모 섬나라를 제외하면 방글라데시(985명/km²)와 타이완(632명/km²) 다음으로 세계 3번째 인구조밀국가이다 표 7-3.

표 7-3 주요 국가의 인구밀도

(단위 : 명/km²)

구분	방글라데시	타이완	한국	네덜란드
2005	985	632	483	392
2030	1,428	646	488	417
2050	1,687	548	425	413

출처 : 통계청. 세계 및 한국의 인구현황, 2005

6. 인구구조

우리나라의 총인구 48,875천 명 중 남자는 24,540천 명(50.3%), 여자는 24,334천 명

(49.7%)이다 그림 7-5. 성비는 여자 100명당 남자 수로서 2010년에 100.8로 1970년의 102.4에 비해 낮은 수준이다. 출생 성비의 안정과 고령화의 진전에 따라 2030년에는 99%로

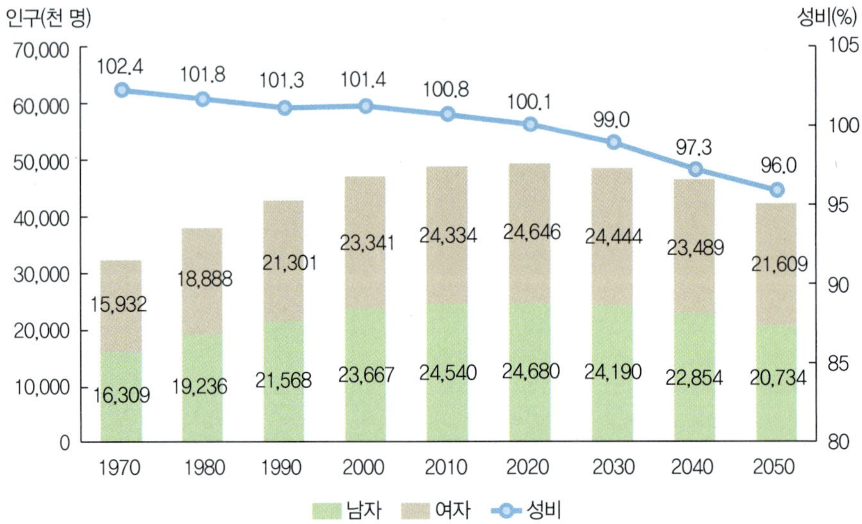

그림 7-5 남녀별 인구 및 성비
출처 : 통계청, 장래인구추계, 2006

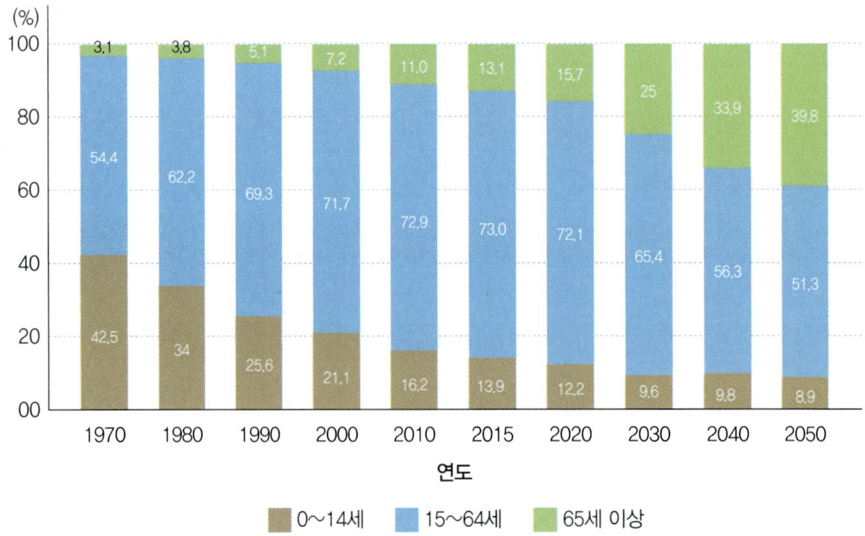

그림 7-6 연령층별 인구구조
출처 : 통계청, 주요 인구구조, 2020

낮아져 여자가 남자보다 많아질 전망이다.

유소년인구(0~14세)의 감소세와 노인인구(65세 이상)의 증가추세에 따라 생산가능인구(15~64세)는 감소할 전망이다 그림 7-6. 특히, 고령화가 급진전됨에 따라 총인구 중 65세 이상 비율이 1970년 3.1%에서 2000년 7.2%로 증가하면서 고령화사회에 진입하였다. 저출산과 고령화현상이 지속되어 2020년 이후에는 유소년인구가 65세 이상 노인인구보다 적어지는 현상이 발생하였다.

7. 국제이동

2006년부터 내국인 출국보다 외국인 입국이 더 많아 국제순이동은 입국초과 인 것으로 나타났다. 국제이동은 외국인 입국초과보다 내국인 출국초과가 더 많아 국제순이동(입국−출국)은 출국초과인 것으로 나타났다 그림 7-7. 내국인은 유학 등으로 출국초과 현상을, 외국인은 취업 등의 이유로 입국초과(2000~2004) 현상을 보이고 있다. 2010년 국제순이동은 8만 2,000명으로 2000년 이후 가장 많이 증가하였다.

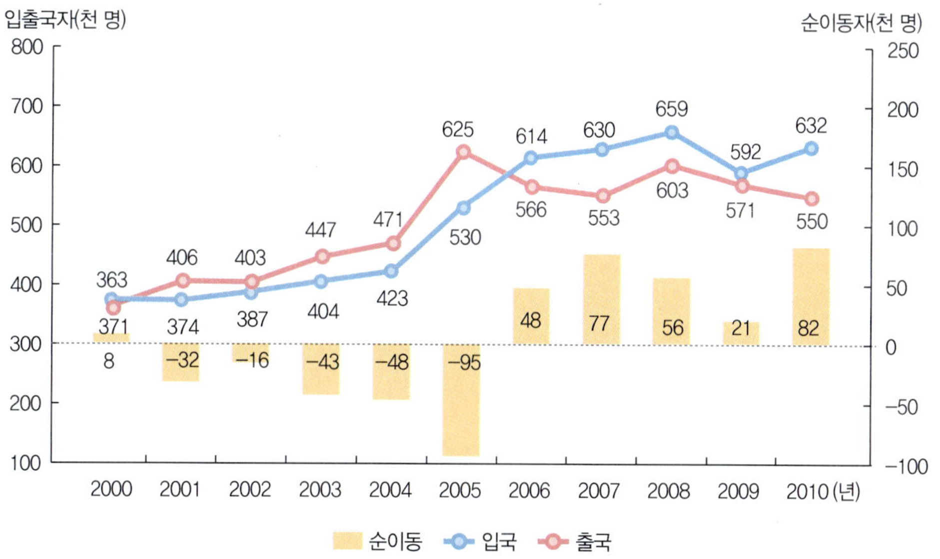

그림 7-7 국제인구이동 추이

출처 : 통계청, 2010년 국제인구이동통계, 2011

※ 상주지 국가를 떠나 90일을 초과한 내외국인 국제 이동자를 집계한 결과이다.

8. 저출산현상

합계출산율은 한 여자가 가임기간(15~49세)에 낳을 것으로 예상되는 평균자녀 수를 의미한다. 연령별 출산율은 특정 연도의 15~49세까지 모의연령별 당해 연도의 출생아 수를 당해 연령의 여자 연앙인구로 나누어 1,000분율로 나타낸 것이다. 이러한 수치는 출산력수준을 나타내는 가장 대표적인 지표로서 인구추계 작업에 활용된다.

$$\text{연령별 출산율} = \frac{\text{모의연령별 출생아 수}}{\text{당해 연령별 여자 연앙인구}} \times 1{,}000$$

연령별 출산율 추이를 보면 20대 연령층의 출산율은 감소하고 있으며, 30대 출산율은 1990년까지 감소하다가 이후 뚜렷한 증가세를 보이고 있다 표 7-4. 우리나라의 합계출산율은 1960년대 초부터 시작된 강력한 출산억제정책으로 급감하기 시작하였으며, 1983년 인구대체수준 도달 이후 1.6명 내외에서 안정적으로 유지되었다. 그러다 2000년부터 1.5명 이하의 초저출산현상이 지속되고 있다.

우리나라의 합계출산율은 2021년 0.81명으로 1970년 4.53명에 비해 3.72명 감소하였다 표 7-5. 출산율이 낮아진 이유는 사회경제적 환경과 가치관의 변화에 따른 결혼의 기피와 연기, 결혼연령의 상승과 출산의 지연 및 기피현상 때문이다.

국가별 합계출산율을 비교해 보면 우리나라의 합계출산율은 0.81명으로 세계국가 중

표 7-4 **모의 연령별 출산율**

(단위 : 명, 여자 천 명당)

구분	1970	1980	1990	2000	2005	2010	2015	2019
합계출산율	4.53	2.83	1.59	1.47	1.08	1.23	1.24	0.92
15~19	19.3	12.4	4.2	2.5	2.1	1.8	1.4	0.8
20~24	193.1	135.9	83.2	39.0	17.9	16.5	12.5	7.1
25~29	320.6	242.7	169.4	150.6	92.3	79.7	63.1	35.7
30~34	205.7	114.0	50.5	84.2	82.4	112.4	116.7	86.2
35~39	105.9	40.2	9.6	17.4	19.0	32.6	48.3	45.0
40~44	46.0	15.1	1.5	2.6	2.5	4.1	5.6	7.0
45~49	13.1	5.6	0.2	0.2	0.2	0.2	0.2	0.2

출처 : 통계청. 2019년 인구동태통계연보, 2020

표 7-5 우리나라의 합계출산율 변화

(단위 : 명, 가임여자 1명당)

연도	1970	1990	2000	2005	2010	2015	2020	2021
합계출산율	4.53	1.57	1.47	1.08	1.23	1.24	0.84	0.81

출처 : 통계청, 합계출산율, 2022

89위 수준이었으나, 2000년 32위 수준으로 합계출산율이 낮아졌다. 2021년 홍콩을 제외하면 세계국가 중 합계출산율이 가장 낮은 수준일 것으로 추정되고 있다.

특히, 15~49세 가임여성의 감소는 합계출산력 감소로 이어져 인구변동에 직접적인 영향을 미친다. 가임여성의 연령별 규모 변화는 표 7-6과 같다. 2000년에 13,418천 명에서 2010년에는 12,946천 명으로 줄어들고, 2050년에는 2010년의 절반수준인 6,486천 명으로 급감할 것이 예상된다.

이처럼 혼인율은 하락하고 초혼연령은 지속적으로 상승하면서 출산율이 저하되고 있다. 인구 천 명당 혼인 건수인 조혼인율은 1980년 10.6명에서 꾸준히 감소하여 2000년 7.0명까지 낮아졌으며, 2019년에는 4.7명으로 계속 감소하고 있다 그림 7-9. 무엇보다도 20~29세 연령층에서 혼인율이 큰 폭으로 감소하고 있으며, 30~34세 연령층의 혼인 건수는 소폭으로 상승하고 있다. 미혼율은 전 연령층에서 지속적으로 높아지고 있으며, 특히 20대 후반과 30대 초반의 미혼율이 상당히 증가하고 있다. 조이혼율은 1970년 이래 서서히 증

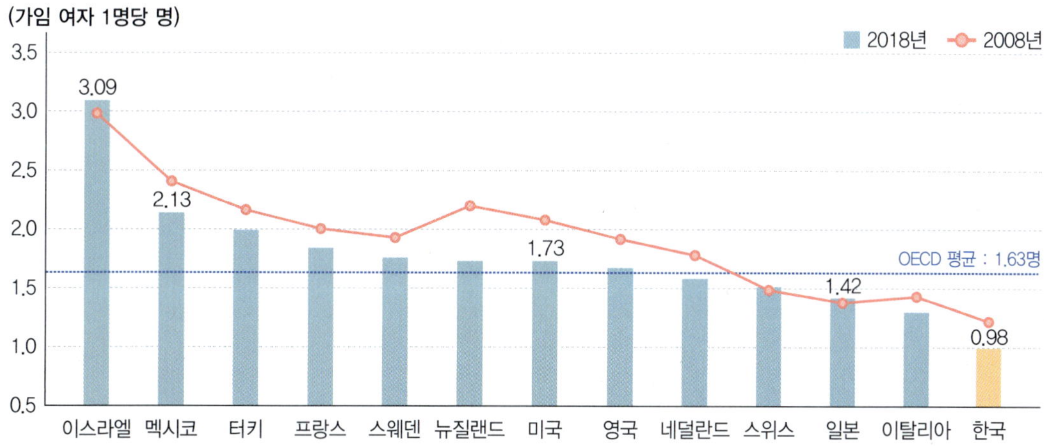

그림 7-8 OECD 회원국의 2018년 합계출산율 비교

출처 : OECD, Family Database

표 7-6 **가임여성인구의 연령별 변화 추이**

(단위 : 천 명)

연령군(세)	2000년	2010년	2020년	2030년	2050년
15~19	1,855	1,594	1,173	993	736
20~24	1,865	1,440	1,467	1,061	834
25~29	2,121	1,839	1,578	1,164	871
30~34	2,071	1,859	1,435	1,463	881
35~39	2,093	2,106	1,826	1,567	977
40~44	1,975	2,044	1,836	1,419	1,047
45~49	1,438	2,063	2,077	1,803	1,140
계	13,418	12,946	11,393	9,470	6,486

출처 : 통계청, 장래인구특별추계, 2006

가하여 2003년 인구 천 명당 3.4명까지 높아졌으나 그 이후 약간 감소하는 추세이다.

이와 같이 여러 가지 이유로 초래된 저출산현상은 노동력 부족과 노동생산성 저하로 이어져 잠재성장률을 하락시키고, 노인 부양부담 증가, 연금과 건강보험 재정 악화, 사회복지비용 급증 등 사회적 부담을 가중시켜 개인과 가족의 삶의 질을 떨어뜨릴 수 있다.

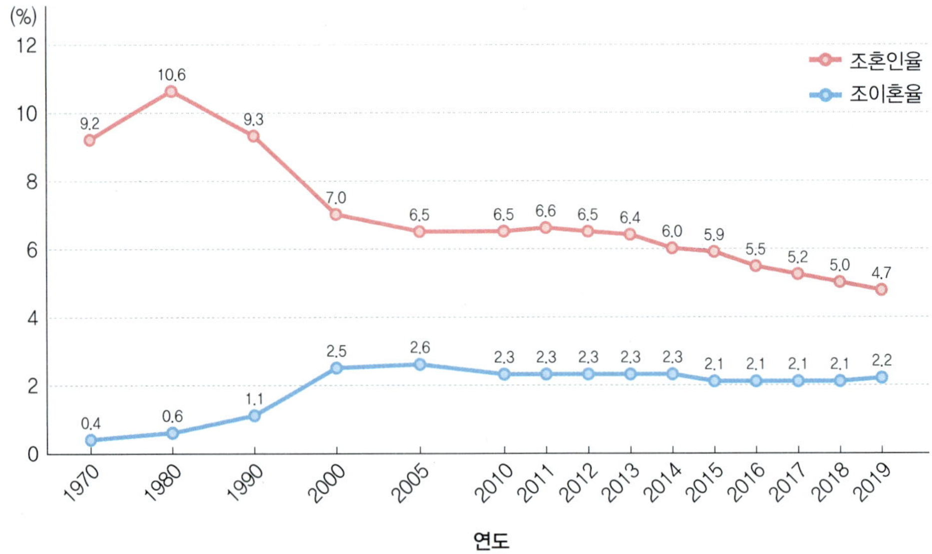

그림 7-9 조혼인율과 조이혼율 추이(인구 천 명당)

출처 : 통계청, OECD Health Statistics 2020, 2020

9. 고령화현상

세계의 기대수명은 2020년 72.0세로 1970년 56.1세에 비해 15.9세 증가하였다 표 7-7. 기대수명이 가장 높은 대륙은 오세아니아(79.5세)이며, 가장 낮은 대륙은 아프리카(62.2세)였다. 한국의 기대수명은 2020년 83.5세로 북아메리카나 유럽보다 높은 수준이었다.

표 7-7 세계와 한국의 기대수명

(단위: 세, %)

	1970년(A)	2000년	2020년(B)	1970년 대비 2020년	
				증감(B-A)	증감률
세계	56.1	66.5	72.0	15.9	28.4
아프리카	44.8	53.4	62.2	17.5	39.0
아시아	53.9	67.6	73.7	19.8	36.7
유럽	70.0	73.5	77.7	7.8	11.1
라틴아메리카	58.6	71.1	73.1	14.5	24.7
북아메리카	70.9	77.0	77.9	7.0	9.8
오세아니아	66.6	75.4	79.5	12.9	19.3
한국	62.3	76.0	83.5	21.2	34.0

전체 인구 중 65세 이상 노인인구의 비율이 7% 이상이면 고령화사회에 접어들었다고 할 수 있으며, 노인 비율이 14%를 넘어서면 고령사회, 20% 이상이면 초고령사회라고 한다. 우리나라 인구의 65세 이상 구성비를 보면 2000년에 7.2%로 고령화사회에 도달하였으며, 2020년에 15.7%로 고령사회에 접어들었다 표 7-8. 2026년에는 한국인 10명 중 2명은 65세 이상 노인이 차지하게 되어 고령화 문제가 심각한 상황에 이를 것으로 전망된다.

표 7-8 65세 이상 노인인구 비율

(단위 : 천 명, %)

구분	1980	1990	1998	2000	2008	2009	2010	2015	2020
총인구 수	38,124	42,869	46,287	47,008	48,607	48,747	48,875	50,490	51,836
노인인구 수	1,456	2,195	3,069	3,395	5,016	5,193	5,357	6,223	8,152
노인인구 비율	3.8	5.1	6.6	7.2	10.3	10.7	11.0	12.3	15.7

출처 : 통계청. 장래인구추계, 2020

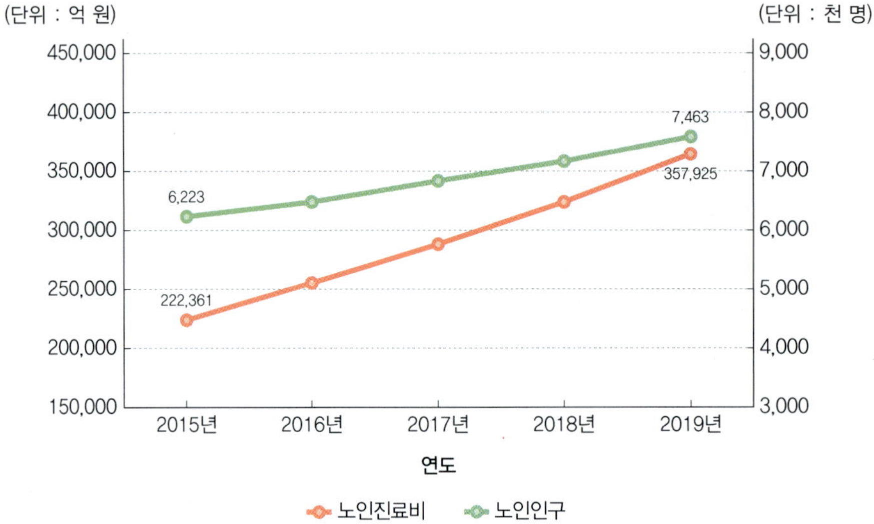

그림 7-10 노인 1인당 월평균 진료비 및 노인진료비 비중
출처 : 국민건강보험공단. 2019년 건강보험통계연보, 2020

노인인구의 증가는 노인진료비 증가로 이어져 2019년 노인진료비는 35조 7,925억 원으로 2015년과 비교하면 1.6배 증가하였다. 노인인구의 급증과 기대여명의 향상으로 전체 건강보험 진료비 중 노인 진료비가 차지하는 비중이 급증하고 있다.

출산율이 감소하고 평균수명이 지속적으로 연장되면서 총인구에서 노인인구가 차지하는 비율이 크게 증가하고 있다. 이러한 현상은 15세 미만 인구가 감소하면서 65세 이상 인구가 증가하는 특징을 보인다 그림 7-11.

유소년과 노년층을 부양해야 하는 총부양비는 2010년 37.2%에서 증가하여 2050년에는 95.8% 수준에 이를 것으로 전망되고 있다 표 7-9.

노인 세대의 평균수명은 길어지고 있으나 소득과 건강상태의 불안으로 삶의 질은 오히려 낮아지고 있다. 이 밖에도 가족분화가 촉진되고 노인부부가구와 노인단독가구가 증가함에 따라 노인에 대한 가족의 사적 부양부담이 증가할 것으로 우려된다.

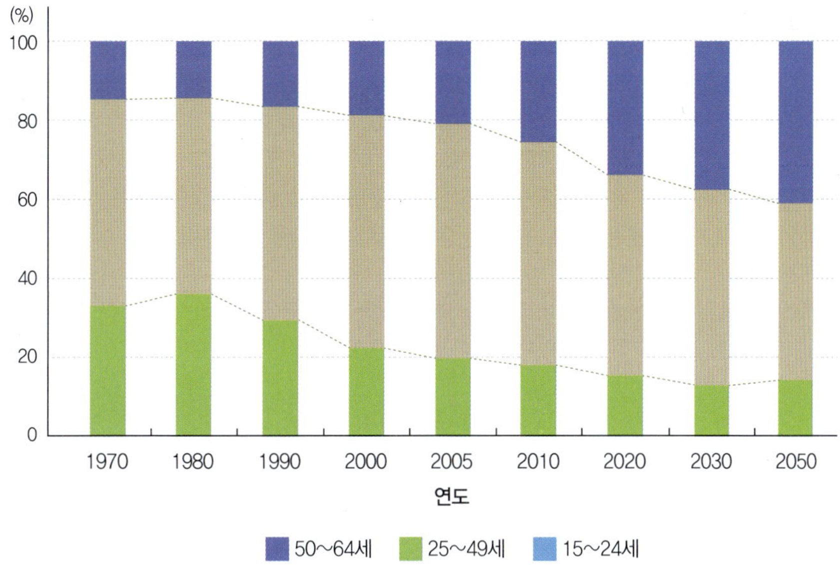

그림 7-11 연령계층별 생산가능인구 구성비
출처 : 통계청. 2009 고령자통계, 2010

표 7-9 부양비와 노령화지수 추이

(단위 : %)

구분	1970	1980	1990	2000	2010	2020	2030	2040	2050
총부양비	83.8	60.7	44.3	39.5	37.2	38.6	53.0	76.0	95.0
유소년부양비	78.2	54.6	36.9	29.4	22.2	16.9	14.7	15.5	17.4
노년부양비	5.7	6.1	7.4	10.1	15.0	21.7	38.2	60.5	77.6
노령화지수	7.2	11.2	20.0	34.3	67.7	129.0	259.6	389.5	447.2

출처 : 통계청. 장래인구추계, 2020

수명과 인구통계 관련 용어

1. 수명 관련 용어

- 수명 : 인간이 살 수 있는 최장수 연령을 의미한다.
- 평균수명 : 전체 인구를 기준으로 사망 시 연령을 평균처리한 것이다.
- 기대수명 : 출생 시 질병이나 사고 등을 고려하여 예상되는 평균수명이다. 이는 당해 연도 0세의 기대여명을 가리키는 것으로, 평균수명과 같은 의미이다. 당해 연도 사망률이 변하지 않는다는 가정하에 당해 연도를 사는 사람들이 기대할 수 있는 남은 수명을 뜻한다.
- 기대여명 : 특정 연령까지 생존했을 경우 앞으로 더 살 수 있는 평균기간이다.
- 건강수명 : 일상생활을 할 때 활동에 제약이 없이 건강하게 살 수 있는 기대여명이다.

(계속)

2. 인구통계 관련 용어

- 추계인구 : '인구주택총조사'의 결과를 기초로 인구변동요인(출생·사망·국제이동 등)을 반영하여 매년 7월 1일 현재 조성법을 이용하여 추계한 인구이다.
- 연앙인구 : 출생률과 사망률을 산출할 때 해당 연도의 중앙일인 7월 1일의 인구 수이다.
- 인구성장률 : 특정 연도 간의 인구변동요인(출생·사망·이동)을 모두 감안한 인구증가(감소)율이다.
- 성비 : 인구구조를 크게 남녀별로 구분하는 지표로 여자 100명당 남자 수이다.
- 평균연령 : 우리나라의 총인구에 대한 평균연령이다.
- 중위연령 : 총인구를 연령순으로 나열할 때 중앙에 있는 사람의 연령이다.
- 연령별 출산율 : 15세부터 49세의 가임여성 천 명당 해당 연령의 출생아 수이다.
- 합계출산율 : 한 여성이 가임기간(15~49세) 동안 낳을 것으로 예상되는 평균 출생아 수이다.
- 유소년부양비 : 생산가능인구(15~64세) 100명에 대한 유소년인구(0~14세)의 비이다.
- 노년부양비 : 생산가능인구(15~64세) 100명에 대한 고령인구(65세 이상)의 비이다.
- 노령화지수 : 유소년인구(0~14세) 100명에 대한 고령인구(65세 이상)의 비이다.

10. 보건비용

국민의료비는 개인, 가계, 기업, 정부의 직접의료비 지출을 모두 합한 금액으로 특정 기간에 국민이 보건의료서비스 이용에 지출한 총액을 의미한다. 국민의료비는 노령화 등에 따른 의료수요와 의료생산비용의 증가, 만성 질환 등에 의해 상승한다. 국민의료비의 규모는 1980년 1.4조 원에서 2015년 115.2조 원으로 크게 증가되었다 그림 7-12.

1998년에는 1997년 말에 시작된 금융위기로 인해 국민의료비 증가가 둔화하였으며, 2001년에는 2000년 후반에 시행된 의약분업제도와 이에 수반된 수가인상 등의 영향으로 국민의료비 규모가 가파른 상승세를 보였다. 이후 계속되는 보험진료비 억제정책으로 2002년과 2004년에 증가세가 약간 완화되었으나 보장성 강화대책이 시행되기 시작한 2005년 이후 다시 급증세를 보이고 있다.

우리나라의 경상의료비 지출 규모는 GDP 대비 7.4%로 OECD 회원국 평균(8.9%)보다 낮다. GDP 대비 경상의료비 지출은 OECD 회원국 중 낮은 국가에 속한다 그림 7-13.

국민의료비는 재원별로 보면 크게 공공부문과 민간부문으로 나뉜다. 공공부문은 중앙과 지방정부, 공보험 등에 의해 지출된 보건의료비이며, 민간부문은 개인 본인부담, 민간보험 등에 의해 지출된 보건의료비를 말한다. 2000년까지는 민간부문의 지출이 높았으

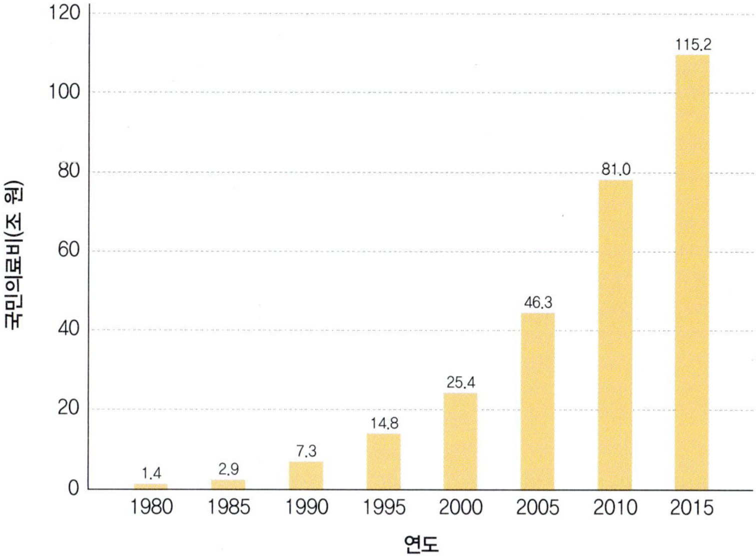

그림 7-12 국민의료비 규모의 추이
출처 : 보건복지부. 2015년 국민보건계정, 2017

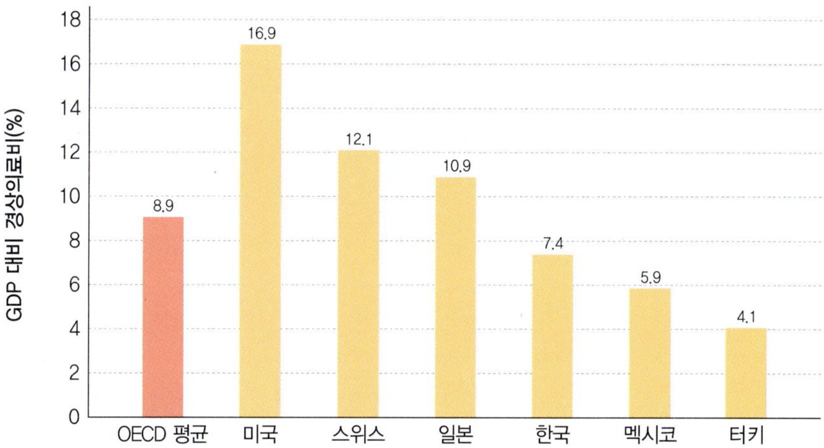

그림 7-13 OECD 국가의 GDP 대비 경상의료비(2017.6.30. 기준)
출처 : 보건복지부. 2015 국민보건계정, 2017

나 이후 공공부문의 지출이 지속적으로 증가하고 있다 표 7-10.

2015년 기능별 국민의료비 구성비를 보면 의료서비스(입원·외래)가 66%로 가장 높은 비중을 차지하였으며, 다음으로 의약품이 21.4%를 차지하였다 표 7-11. 예방·공중보건이

표 7-10 **국민의료비의 재원별 구성비**

구분	금액(십억 원)		구성비(%)	
	공공부문	민간부문	공공부문	민간부문
1970년	7	68	9.2	90.8
1980년	277	1,097	10.2	79.8
1990년	2,926	4,359	40.2	59.8
2000년	13,723	11,711	54.0	46.0
2010년	47,900	33,144	59.1	40.9
2015년	65,000	50,200	56.4	43.6

출처 : 보건복지부. 2015년 국민보건계정, 2017

표 7-11 **국민의료비의 기능별 구성비**

(단위 : %)

구분	외래	입원	의약품	예방·공중보건	보건행정관리	기타
1990년	31.6	28.9	24.2	0.8	6.5	8.0
1995년	33.3	23.5	26.1	0.7	6.0	10.4
2000년	33.0	27.2	26.3	0.7	5.1	7.7
2005년	34.7	26.4	25.7	1.5	4.3	7.5
2010년	30.6	31.3	23.8	2.9	3.6	3.3
2015년	32.2	33.8	21.4	3.8	3.3	3.5

출처 : 보건복지부. 2015년 국민보건계정, 2017

차지하는 비중은 적은 편이지만 1990년에 비해 2014년에는 4배 이상 증가하였다. 반면에 보건행정관리 지출이 차지하는 비중은 1990년에 6.5%였으나 점차 감소하여 2000년 5.1%, 2015년 3.3%까지 감소하였다.

11. 인구정책

인구정책은 국가적인 차원에서 국민의 출산, 결혼, 사망, 이동 등의 인구 형태를 바꾸기 위한 목적으로 취하는 모든 조치를 의미한다. 1990년대 초 이래 급격한 출산율 감소는 정부의 강력한 가족계획사업, 사회경제 발전(국민소득 상승, 교육수준 향상, 보건의료수준 발달 등), 영아사망률 급감, 적은 수의 자녀 선호 등 가치관의 변화가 복합적으로 작용한 결과이다. 특히 출산율수준은 국가의 인구정책에 의해 지대한 영향을 받는다.

우리나라의 출산 관련 인구정책은 출산억제 정책기, 인구자질향상 정책기, 출산장려 정책기로 구분된다. 출산억제정책기는 정부가 인구증가를 억제하기 위해 가족계획사업을 도입한 1961년부터 출산억제 정책을 공식적으로 폐지한 1996년 직전까지의 기간을 말한다. 인구자질향상 정책기는 정부가 인구의 자질과 복지 향상을 강조하는 방향으로 인구정책을 공식 발표한 1996년부터 저출산 대응을 위해 '고령화미래사회위원회'가 발족되기 직전인 2004년 2월까지의 기간이다. 마지막으로 출산장려정책기는 정부가 저출산 문제의 심각성을 인식하고 출산율 회복을 위한 정책을 추진하기 위해 '고령화 및 미래사회위원회'를 설치하고 국가 로드맵roadmap을 설정한 2004년부터이다.

1) 출산억제 정책기(1961~1995)

1960년대 초 우리나라는 국토분단에 따른 경제구조의 불균형과 한국전쟁으로 인한 생산시설의 파괴, 기술인력의 부족 등으로 경제적 빈곤상태였음에도 불구하고 해외 동포의 귀환, 북한 동포의 월남, 전후의 출산 붐 등으로 인해 인구가 급증하였다. 정부는 인구의 과잉이 경제발전에 장애가 된다는 점을 인식하고 인구를 억제하기 위한 가족계획사업을 추진하였다. 이에 1961년 급증하는 인구를 조절하여 국가경제의 발전을 꾀하고 모자보건의 증진과 국민생활의 향상을 도모하고자 가족계획사업을 국책사업으로서 전면적으로 실시하게 되었다. 1995년까지의 감소목표를 1985년에 조기 달성하였으며, 1989년에는 무료피임보급사업을 저소득층으로 한정하고 자비피임으로 전환하였다. 그러나 1990년대에 다음과 같은 이유로 출산율이 계속 낮아지자 출산억제 정책에서 출산장려 정책으로 변환하였다.

- 양육비와 교육비 상승으로 부담 증가
- 고용 불안정과 노동시장의 유연성 부족으로 청년층과 여성 구직 곤란
- 출산 후 노동시장 재진입 곤란에 따른 결혼 기피와 만혼 일반화
- 일과 가정의 양립 곤란, 가족친화적 직장문화 부재
- 보육시설의 부족

2) 인구자질향상 정책기(1996~2003)

1990년대 초에 이르러서도 출산율이 인구대체 수준보다 낮은 수준에서 유지되었다. 이러한 저출산이 지속될 경우 노동력의 감소, 노인인구의 급증에 따른 복지 부담의 가중과 노동생산성의 감소, 인구구조의 변동에 따른 사회보험 재정의 악화, 성비 불균형의 심화, 청소년 성문제 등이 심각한 사안으로 대두되리라 예상되었다.

이에 따라 정부는 그동안의 인구증가억제 정책을 폐지하고 대신 인구의 자질 향상과 복지 증진에 중점을 두는 방향으로 정책을 전환하여 지속 가능한 사회경제 발전을 위한 저출산수준의 유지, 유병률과 사망력 개선, 출생성비 균형, 인공임신중절 방지, 남녀평등과 여권 신장, 청소년의 성문제 예방, 에이즈와 성병 예방, 인구분포의 균형, 가족보건과 복지 증진, 노인복지 증진 등을 포함시켰다.

3) 출산장려 정책기(2006~2020)

2002년에 국민연금발전위원회가 저출산으로 인한 연금 고갈과 합계출산율 1.17명을 내용으로 발표하면서 저출산대책에 대한 필요성이 제기되었다. 2003년, 급속한 출산율 감소는 고령화로 인한 생산가능인구의 감소, 노동생산성 저하로 인한 경제성장 둔화를 초래하는 등 사회 전반에 걸친 심각한 문제로 이어질 것이라는 우려가 제기되었다. 이에 적정수준의 출산율을 유지하기 위한 방안이 다양하게 모색되었다. 2005년, 저출산과 고령화에 대응하기 위한 정책의 법적 근거로서 「저출산·고령사회기본법」이 제정되어 전반적인 종합대책으로서 제1차 저출산·고령사회 기본 계획인 '새로마지플랜'을 공표하였으며, 본 법에 따라 5년마다 범정부적인 저출산·고령사회 기본 계획을 다음과 같이 수립하였다.

- 제1차(2006~2010, 새로마지플랜2010) : 출산과 양육에 유리한 환경 조성과 고령사회 대응기반 구축
- 제2차(2011~2015, 새로마지플랜2015) : 점진적 출산율 회복과 고령사회 대응체계 확립
- 제3차(2016~2020, 브릿지플랜2020) : 초저출산 탈피로 아이와 함께 행복한 사회, 노인 빈곤율 완화로 생산적이고 활기찬 고령사회

제1차 기본 계획에서는 저출산의 원인을 자녀 양육·교육비의 경제적 부담, 일과 가정의 양립 곤란, 육아지원시설 등 자녀 양육환경 부족 등으로 진단하고, 결혼·출산·양육에 대한 강화하고 가족친화 사회문화를 조성 등이 정책방향으로 설정되었다. 이에 따라 영유아 보육·교육비 지원 확대, 방과 후 학교 확충, 양질의 육아 인프라 확충, 육아휴직 활성화 등이 실행되었다.

제2차 기본 계획은 출산과 양육에 유리한 환경조성을 추진과제로 설정하고 결혼·출산·양육 부담 경감, 일·가정 양립의 일상화, 아동·청소년의 건전한 환경 조성 등의 세부 정책이 추진되어 육아휴직급여 정률제 도입 등이 실행되었다.

제3차 기본 계획은 초저출산 탈피를 추진과제로 설정하여 청년 일자리·주거 대책을 강화하고, 난임 등 출생에 대한 사회책임을 실현하고, 맞춤형 돌봄 확대·교육 개혁 및 일·가정양립 사각지대를 해소하는 것이 주요 정책방향이다.

CHAPTER

08

보건영양

1. 영양소 | 2. 에너지대사 | 3. 영양상태의 판정 | 4. 보건영양사업

CHAPTER

08

생각해보기

일반적으로 말하는 양호한 영양상태란 육체적으로는 건강하고 생기가 돌면서 정신적으로는 활동적이며 판단력이 예리하고 질병에 대한 저항력이 높은 상태를 말한다. 이를 위해서는 영양소들이 체조직에 충분히 공급되어 정상적인 대사과정을 도와주고 필요량이 증가할 때를 대비하여 어느 정도는 저장되어 있어야만 한다.

세계보건기구는 영양에 대해 생명이 있는 유기체organism가 생명의 유지, 성장, 발육, 장기와 조직의 정상적인 기능 및 에너지 생성을 위해 음식을 이용하는 과정이라고 정의하였다. 보건영양은 개인보다는 지역주민의 건강 유지와 결핍증 예방을 통한 질병발생 감소를 위해 연구가 이루어지므로 지역사회의 영양과도 일맥상통한다.

이를 통해 주민 모두가 영양적으로 균형 잡힌 식생활을 영위하고 개인(근로자)의 작업 의욕 고취로 생산성이 향상되어 개인적으로는 소득이 증진되고 국가 차원에서는 유병률과 사망률이 감소하여 국가 경제의 발전을 도모할 수 있다.

1. 영양소

생물체가 적당한 물질을 외부로부터 들여와 대사(동화와 이화)과정을 통해 신체를 유지하고 생활을 영유하기 위해 에너지calorie를 만들어 내는 현상을 영양이라고 정의한다. 이를 위한 수단인 영양소nutrients는 영양 유지를 위해 외부로부터 섭취하는 식품 성분 중 몸에서 이용되는 성분들이다. 탄수화물(당질과 식이섬유), 단백질, 지방, 무기질, 비타민, 물이 여기에 해당되는데, 물을 제외하면 5대 영양소라 하고 탄수화물에서 식이섬유를 따로 분류하면 7대 영양소가 된다.

1) 영양소의 기능

영양소는 기능에 따라 3가지로 분류한다.

첫째로 탄수화물, 단백질, 지방과 같이 분해되어 신체가 정상적으로 활동하도록 필요한 에너지를 제공하는 열량영양소가 있다. 1g당 탄수화물과 단백질은 4kcal, 지방(지질)은 9kcal로 각 조직의 모든 활동에 필요한 에너지를 제공하며 인체가 원활하게 움직이도록 한다. 당질 함유식품으로는 설탕·전분·밥·곡물·과자·빵·떡·죽·과일·채소나 각종 당과류(꿀·시럽·사탕류) 등이 있으며, 식이섬유는 채소·과일·전곡·콩류를 이용한 식품에 많이 들어 있다.

둘째는 단백질, 지방, 무기질, 물처럼 체조직을 구성하고 수선(보수)하는 구성영양소이다. 예를 들어, 체조직의 근육성분은 단백질로 구성되고 단단한 조직인 치아와 골격은 대부분 칼슘으로 구성되며 호흡에 관련되는 산소와 이산화탄소를 운반하는 데 필요한 적혈구는 철에 함유되어 있다.

셋째는 단백질, 무기질, 비타민, 물과 같이 신체의 생리기능을 조절하는 조절영양소이다. 이러한 영양소는 음식물의 운반과 산화작용, 신경계의 조절작용, 분비샘 기능의 조절작용을 담당한다. 예를 들어, 여러 비타민과 무기질은 호르몬이나 효소의 보조성분으로 생체의 산화와 환원작용에 관여하며 기초대사량에 관련된 갑상선의 기능은 원활하게 작용하도록 요오드가 도와준다. 탄수화물에 속하는 식이섬유는 주로 인체 내 생리기능에 참여하므로 조절영양소로 분류하기도 한다.

2) 영양소의 종류

(1) 탄수화물

탄수화물carbohydrate은 탄소의 수화물(함수탄소)이라는 뜻으로, 일반식은 $C_m(H_2O)_n$으로 표현한다. 엽록체를 가진 녹색의 식물체는 햇빛, 물, 이산화탄소가 존재하면 광합성 작용으로 포도당(단당류)을 만들고 이것을 기본으로 이당류(맥아당·설탕·유당), 삼당류(라피노오스) 등의 올리고당(소당류)과 다당류(전분·글리코겐·셀룰로오스·검류·펙틴)를 합성한다. 탄수화물은 경제적인 에너지원으로서 쌀 주식 문화권 사람들의 영양소로 매우 중요하다.

탄수화물은 열량을 제공하고 지방의 불완전연소(산독증ketosis)를 억제하며 단백질 절약작용을 하고 신경조직이나 대뇌에 에너지를 공급한다. 또한 감미료의 역할과 식욕증진 기능 및 우울증 억제mood booster효과도 있으며, 혈액 내 포도당농도를 0.8~1.2g(%)으로 유지하여 당뇨병 여부를 판정하는 중요한 지표가 된다. 일부 올리고당은 대장 내 비피더스균 증식 효과와 충치 예방의 기능이 있다. 그러나 탄수화물을 과다 섭취하면 당뇨병과 같은 만성 질환(생활습관병)이나 비만에 걸릴 확률이 높아지므로 노동 강도와 신체 조건에 따라 하루 필요열량의 55~65% 정도로 제한하는 것이 바람직하다.

탄수화물의 한 성분인 식이섬유는 크게 불용성 식이섬유와 가용성 식이섬유로 나뉘는데, 불용성 식이섬유는 난소화성이지만 장의 연동운동을 촉진하고 부피감을 주어 변비 예방효과가 있다. 가용성 식이섬유는 물을 흡수하는 성질을 가지며 당뇨병 환자들의 혈당 조절에 도움을 주며 유독성분의 체외 배출을 촉진하여 대장암 발병을 억제하는 것으로 보고되었다.

(2) 단백질

'제1위의 것pros'이라는 의미의 그리스어에서 유래한 단백질protein은 생명 유지에 필수적이고 기능에 꼭 필요한 '질소'를 함유한 물질로 탄소C, 수소H, 산소O, 질소N, 황S, 인P 등의 원소로 구성된다. 체구성에서 근육의 1/3, 뼈나 연골의 1/5, 피부의 1/10은 단백질로 만들어져 체중의 약 17%를 이룬다. 기본단위인 아미노산은 지금까지 20~22종이 발견되었으며, 체내에서 합성이 거의 일어나지 않는 필수 아미노산 8종(어린이는 9종)과 합성이 가능한 비필수아미노산 11~13종이 있다. 유전정보에 따라 결합하는 아미노산의 개수, 종류, 결합순서가 단백질의 구조나 특성을 결정한다. 필수아미노산으로 이루어진 단백질은 완전단백질로서 주로 동물성 식품(육어류·난류·유제품)과 콩류가 해당된다. 필수아미노산이 부족한 불완전단백질은 섭취해도 체중 유지나 성장에 한계를 나타내는데, 곡류 단백질 등 대부분의 식물성 단백질이 여기에 속한다. 따라서 불완전단백질은 반드시 완전단백질 식품과 같이 섭취하여 제한(부족)아미노산을 보충해 주어야 한다.

단백질은 체내에서 열량영양소, 구성영양소, 조절영양소의 기능을 모두 담당한다. 단백질은 체조직의 합성과 보수에 관여하여 성장을 돕고 체성분을 구성하는데, 특히 인체의 대사에 관여하는 효소, 호르몬, 항체(혈장단백질)에 필수적인 체성분의 합성에 꼭 필요하다. 또한 체내 삼투압을 유지하여 수분의 평형을 조절하고 혈액과 조직 내 산-염기 평형을 통해 체액이 약알카리성~중성이 되도록 한다. 단백질은 당질과 마찬가지로 열량영양소이므로 당질 섭취가 부족하면 단백질이 당질로 전환되어 열량을 제공한다. 따라서 탄수화물을 충분히 섭취하지 않으면 근육이 소모되거나 단백질 기능이 저하되어 신체에 이상을 유발한다. 이러한 현상이 알려진 예로는 마라스무스와 콰시오카가 있는데 이는 저개발국가의 유유아乳幼兒에게 나타나는 유아소모병이다.

필수아미노산의 하나인 트립토판의 부족은 비타민 B군의 하나인 니아신 부족을 유도하여 펠라그라pellagra라는 결핍증을 유발한다. 한편 단백질을 과량 섭취하면 쓰고 남은 단백질(아미노산)이 체내에서 체지방으로 전환되어 체중 증가로 나타난다. 일반적으로 단백질은 하루 필요열량의 약 7~20%를 섭취하되 그중 1/3은 양질의 단백질로 섭취할 것을 권장한다. 스트레스, 초조감 등의 정서적인 불안이나 심한 추위에 노출된 경우 체내 에너

마라스무스와 콰시오카

- 마라스무스marasmus : 6~18개월의 이유기와 유아기에 나타나는 단백질-열량실조증protein-energy malnutrition, PEM으로서 주로 열량결핍이 현저하여 고도의 체중 감소와 근육 쇠퇴, 피부와 뼈만 남은 채 피하지방 저하, 노인의 얼굴little old man, monkey face, 탈모, 탈수, 신경염과 신경질 증세가 심하다. 그러나 부종이나 지방간은 발생하지 않으며 피부, 포도당내성, 혈청알부민은 정상이다. 이 경우는 고열량, 고단백식을 제공해야 한다.
- 콰시오카kwashiorkor, red body : 이유 후 급성장기 어린이(12~48개월)에게 양질의 단백질이 부족하면 나타나는데 체중 감소, 지방간(간경변), 소화흡수 불량, 부종, 종기, 머리털 변색, 근육 위축, 무감각상태, 포도당내성과 혈청알부민 저하로 감염병에 대한 면역력(저항력)이 감소하는 반면, 신장과 체지방은 정상이다. 이 경우는 양질의 단백질을 충분히 공급해야 한다.

지원, 특히 단백질의 소모가 크므로 충분한 섭취가 필요하다.

(3) 지방

지방은 지용성 물질로 효소나 산, 알칼리에 의해 분해되면 글리세롤과 지방산으로 구성되는데, 일부는 기본 성분 외에도 당, 단백질, 인 등을 함유하여 생체 내에서 매우 중요한 역할을 한다. 일반적으로 생체 내 거의 모든 세포에 지방이 존재하지만 특히 체지방adipose tissue에 많이 분포되어 있다. 지방에는 버터, 육류, 튀김류처럼 쉽게 알 수 있는 가시지방과 아이스크림, 치즈, 우유처럼 확인하기 어려운 비가시지방이 있다. 지방은 구성요소인 지방산을 이루는 탄소의 포화상태에 따라 고체지방fat과 액체기름oil으로 분류하는데, 심장병 등 순환계 질환자에게는 불포화도가 높은 오메가ω-3 지방산(DHA와 EPA)이 많은 등푸른생선의 섭취를 권장하고 있다.

지방의 인체 내 기능은 다양하다. 음식에 풍미를 제공하여 식욕과 포만감을 느끼게 하는 중성지방은 농축 에너지원(9kcal/g)으로 탄수화물이나 단백질에 비해 체내 열량을 저장하는 데 매우 효과적이다. 성장이나 항피부염 인자로도 매우 중요하나 체내 합성이 거의 되지 않아 반드시 식사로 섭취해야 하는 필수지방산(리놀레산·리놀렌산·DHA)을 공급한다. 지방은 또한 대사과정에서 반드시 필요한 지용성 비타민의 운반체 역할을 하고, 인지질이나 콜레스테롤과 같은 지방 물질은 중추신경계(뇌와 신경)나 담즙산(지방질 소화에 필수)의 구성성분이다. 그 외 인지질은 세포막의 기본 구조를 이루고 지방간 억제에 필요하며, 콜레스테롤은 호르몬의 구성 성분이다.

그러나 지방은 중성지방(포화지방산)의 형태로 과다 섭취하게 되면 지방간, 산독증, 관상동맥 질환, 대장암, 유방암, 비만을 유발하므로 하루 필요 열량의 약 15~30% 내외로 제한해야 한다. 비록 열량을 제공하지는 않으나 콜레스테롤도 혈관 내 농도가 높으면 혈관 내벽에 침착되어 혈압 상승과 동맥경화를 유발하는데 주로 동물성 식품에 다량 함유되어 있다. 혈액을 통해 중성지방, 콜레스테롤, 인지질의 운반체 역할을 하는 킬로미크론chylomicron과 VLDL- 및 LDL-콜레스테롤 등은 지단백질 입자와 콜레스테롤을 함유하는데, 그중 LDL-콜레스테롤이 간이나 장조직에서 혈관 내로 콜레스테롤을 방출시켜 각 조직(지방조직·심장조직·말초조직)으로 이동시키므로 LDL-콜레스테롤 함량이 지나치면 혈중 콜레스테롤 수치가 상승하여 관상동맥 질환이나 동맥경화를 유발한다.

(4) 무기질

우리가 섭취하는 식품은 체내에서 단위물질로 분해되고 각 조직에서 흡수된 후 최종적으로 연소과정을 거치면 구성분에 따라 탄소, 수소, 산소 또는 질소로 남는 탄수화물, 지방, 단백질(열량영양소)인 유기질과 기타 금속이나 기체로 된 무기원소로 구성된 무기질(회분·미네랄)이 된다. 체중당 0.01% 이상 체내에 존재하면 다량(대량)무기질, 그 이하이면 미량무기질이라 하는데 전자에는 칼슘Ca, 인P, 황S, 칼륨K, 나트륨Na, 염소Cl, 마그네슘Mg이 있으며 후자에는 철Fe, 요오드I, 불소F, 아연Zn, 셀레늄Se, 구리Cu, 크롬Cr, 망간Mn, 몰리브덴Mo, 코발트Co, 규소Si, 비소As, 니켈Ni, 카드뮴Cd이 있다. 무기질은 모든 채소와 과일, 우유나 치즈 등 유제품, 육류, 콩류, 전곡류 등을 통해 공급된다.

무기질은 체내에서 구성영양소와 조절영양소로서의 역할을 한다. 단단한 조직(뼈와 치아)의 구성분인 Ca과 P은 부족하면 성장이 지연되거나 골연화증 또는 골다공증을 유발한다. 무기질은 또한 생체 내 대사과정의 촉매역할에 필요한 보조인자로 존재한다. 예를 들어, 인슐린에는 Zn이, 티록신에는 I가, 적혈구에는 Fe이, 산화효소에는 Cu 등 금속이온이 들어 있다. 이 밖에 Ca, Mg, Na, K 등은 신경의 자극/전달 또는 근육의 긴장/이완에 관여하고, Na-K 조절은 수분평형 및 삼투압 유지와 체내 산-알칼리 평형을 통한 중성유지에 관여한다. 곡류나 대부분의 동물성 식품에 함유된 Cl, P, S은 산성을, 채소나 과일에 함유된 Na, K, Ca, Mg은 알칼리성을 나타내므로 이러한 무기질을 함유한 식품을 각각 산성식품 또는 알칼리식품으로 구분한다. 무기질의 종류에 따른 결핍증과 함유식품은 표 8-1과 같다.

(5) 비타민

13세기에 처음으로 생명 유지에 필요한 물질로 그 존재가 알려지기 시작하였다가 20세기 초에 이르러 역할과 구조적인 특징을 고려하여 드루먼드D. Drummond가 비타민vitamin으로 명명하였다. 비타민은 동물 체내에서 정상적인 대사과정에 필수불가결한 여러 형태의 유기물질로 극소량만이 필요하지만 한 가지라도 부족하면 장애가 나타나므로 우유, 과일, 채소, 육류, 달걀, 간, 효모 등 다양하게 분포되어 있는 음식을 반드시 골고루 섭취해야 한다. 다른 영양소와는 달리 비타민은 세포의 성장, 유지, 생식에 절대적으로 필요한 조효소 역할을 하는 조절영양소의 기능만을 제공하고 열량영양소나 구성영양소의 기능은 없다.

표 8-1 무기질의 결핍증과 함유식품

구분		함유식품	결핍증
다량 무기질	Ca	우유, 치즈, 푸른잎채소, 콩류	성장 저지, 골격 악화, 치아 기형, 구루병
	P	우유, 치즈, 육류, 가금류, 전곡류	허약, 식욕 감퇴, 골격 통증
	K	육류, 우유, 채소, 과일, 전곡류	근육의 마비와 악화
	Na	소금, 간장, 절인 육류, 피클, 가공치즈	근육 경련cramps, 식욕 감퇴
	Cl	소금, 간장, 절인 육류, 피클, 가공치즈	근육 경련, 식욕 감퇴
	Mg	전곡, 푸른잎채소	신경장애, 근육 경련
	S	황 함유 아미노산(양념용 채소), 달걀흰자	
미량 무기질	Fe	쇠간, 쇠고기, 굴, 달걀, 완두, 시금치	빈혈
	Cu	동물의 내장, 어패류, 굴, 달걀, 전곡류, 콩류	저색소성 빈혈, 골격이상, 부종, 백혈구 감소
	Zn	해산물, 붉은살코기, 우유, 견과류, 콩류	성장장애, 기형 유발, 미각 감퇴
	I	해산물, 요오드강화염	갑상선종, 점액수종
	Mn	견과류, 전곡류, 콩류	
	Co	동물성식품, 비타민 B_2의 구성성분	악성빈혈
	Se	곡류, 해산물, 육류; 비타민 E와 보상효과	기형 유발, 신장 손상(케샨병Kechan disease)
	Cr	정상식이	
	F	상수도(1ppm), 차, 뼈째 먹는 생선	누르스름한 치아와 누런 반점

비타민은 물 또는 기름과의 친화력에 따라 수용성과 지용성으로 분류한다. 물에 녹는 수용성 비타민은 체내에 저장되지 않으므로 결핍증이 나타나지 않도록 반드시 매일 섭취하되, 섭취 전 조리나 가공 과정 중에 손실되지 않도록 주의해야 한다. 비타민 B군과 C가 여기에 속한다. 기름에 녹는 지용성 비타민은 수용성 비타민과 달리 체내에 저장되므로 매일 섭취할 필요가 없으며, 오히려 과잉증을 주의해야 한다. 비타민 A, D, E, K가 포함된다.

비타민의 종류에 따른 결핍증(과잉증)과 함유식품은 표 8-2와 같다.

(6) 물

물은 구성영양소로서 연령에 따라 신체의 약 50(노년층)~80(신생아)%를 차지하며 필요량은 연령, 식사의 구성과 활동 정도, 기온과 건강상태에 따라 달라진다. 영유아를 제외하고 수분은 소비 1kcal당 약 1.0mL가 필요하여 성인의 경우 하루에 약 2~2.6L가 요구

표 8-2 비타민의 결핍증(과잉증)과 함유식품

구분		함유식품	결핍증
지용성 비타민	A	간, 달걀노른자, 버터, 녹황색채소, 과일	• 결핍증 : 안구건조증, 야맹증, 상피조직 건조 • 과잉증 : 두통, 창백, 탈모
	D	생선기름, 우유, 달걀, 간유, 버터(자외선 필요)	• 결핍증 : 구루병, 골 성장부진증, 골연화증 • 과잉증 : 구토, 피로, 성장장애
	E	식물성기름, 견과류	용혈작용, 빈혈, 신경에 영향(쥐: 불임증)
	K	녹색채소, 차류, 치즈, 달걀노른자, 간	신생아 출혈병, 혈액응고인자 부족
수용성 비타민	티아민B_1	돼지고기, 콩류, 전곡류, 쇠간, 땅콩	식욕 저하, 메스꺼움, 구토, 부종, 심장 확대, 각기병, 피로감
	리보플라빈B_2	유제품, 고기, 달걀, 전곡류, 녹색채소	구순구각염, 설염, 눈이 부시는 현상, 피부염
	B_6	동물성식품, 콩류, 견과류	지루성 피부염, 빈혈, 신경염, 유아(발작)
	B_{12}	동물성식품	거대적아구성 빈혈, 악성빈혈, 신경계 질환
	니아신	견과류, 육류, 간, 단백질식품	심한 설사, 피부염, 신경장애, 전신쇠약, 착란, 펠라그라 pellagra(3D : 피부염dermatitis, 정신이상dementia, 설사diarrhea)
	엽산	간, 녹색채소, 콩류, 견과류	거대적아구성 빈혈, 위장계 이상, 설염
	판토텐산	모든 식품	피로, 불면증, 복통, 수족마비
	비오틴	간, 콩류, 견과류, 곡류, 채소	비늘이 벗겨지는 피부염
	C	과일, 채소류	괴혈병, 쇠약, 상처회복 지연, 면역체 손상

되며, 임신·수유기나 운동 시에는 추가적으로 보충해 주어야 한다. 수분의 체내 기능은 구성영양소 외에도 조절영양소로서 체내 영양소와 노폐물의 이동 수단, 체온 유지, 전해질 평형, 소화액 성분으로서 소화작용 관여 등 체내 대사과정에 참여하고 윤활제로서 신체를 보호한다.

수분평형은 섭취량과 배설량에 따라 조절된다. 수분 섭취량은 뇌의 갈증중추가 조절하고, 배설량은 체내 Na 보유량과 수분의 재흡수를 담당하는 여러 호르몬에 의해 조절된다. 일반적으로 체내 수분의 2%를 상실하면 갈증을 느끼고, 4%에서는 근육 피로감, 8%에서 정신착란, 12%에서 심한 더위감(열감), 15% 이상이면 연하곤란 및 생명이 위험해지고, 20% 이상 손실하면 사망한다. 수분평형의 이상 현상으로는 체내 수분 부족증과 수분 중독증이 있는데 두 경우 모두 과도하면 사망으로 진행된다. 또한 체내 Na이나 단백질 결핍으로 체내 수분의 흐름에 이상이 생기면 부종이 발생하기도 한다.

2. 에너지대사

인체에 필요한 에너지에는 기초대사량, 휴식대사량, 신체활동대사량 및 식이성 발열효과(식품 이용을 위한 에너지소모량)가 해당된다.

1) 기초대사량

기초대사량basal metabolic rate, BMR은 인체가 호흡, 체온 유지, 근육 긴장, 심장 박동 등 생명을 유지하기 위한 기초대사에 필요한 최소의 열량을 말한다. 하루에 필요한 에너지의 60~70%를 차지하며, 기초대사량의 70~80%는 체지방량에 의존한다. 일정 기간 중 기초대사량의 변동은 크지 않아(약 5% 전후) 거의 일정한데, 이를 기초대사의 항일성이라고 한다. 기초대사량은 식후 12~18시간이 경과하여 잠에서 깨어난 직후 누운 상태에서 측정하며, 실내온도는 18~20℃가 적당하다. 개인 간 차이는 있지만 일반적으로 성인 남

표 8-3 기초대사량에 영향을 미치는 인자

인자	영향
체격(체표면적)	기초대사량과 체격은 정비례하므로 체격이 클수록 기초대사량도 증가한다. 예를 들어, 체중 60kg인 성인 남자의 1일 기초대사량은 약 1,400kcal이며, 체중 52kg인 성인 여자의 1일 기초대사량은 약 1,250kcal이다.
체지방량과 근육량의 상대적 비율	체지방이 적고 근육량이 많은 사람(제지방lean body mass, LBM이 많은 사람)일수록 에너지의 소모가 많아 기초대사량도 증가한다.
연령	나이가 어릴수록 단위체중당 기초대사량이 크고(생후 1~2년에 최고치) 20세 이후 10년 가령에 따라 2~3%의 기초대사량이 감소한다.
성별	남자는 여자보다 근육량이 많고 남성호르몬(테스토스테론)의 분비로 에너지 소모가 많아 기초대사량이 5~10% 높다. 남자는 20~40세에 유사하며, 여자는 연령이 증가할수록 다소 감소한다.
기후	낮은 기온(겨울이나 추운 지역)일수록 체온 유지를 위한 체내 산화작용의 항진으로 기초대사량이 높다. 10℃가 하강할 때마다 기초대사량은 3~5%가 상승한다.
호르몬 분비량	일부 호르몬(에피네프린, 갑상선호르몬, 테스토스테론, 성장호르몬)은 기초대사량을 상승시킨다.
영양상태	영양상태나 열량섭취량과 기초대사량은 비례한다.
체온	체온 1℃ 증가 시 기초대사량은 약 13% 증가한다.
임신 여부	임신 후반기(6개월 이후)에는 태아와 모체의 대사 증가로 기초대사량이 약 20% 증가한다.
수면	활동량과 정비례하지는 않으나 수면 시에 기초대사량이 약 10% 감소하고 작업 시에는 약 4% 증가한다.
정신상태	정신상태가 안정되지 않은 경우 맥박 증가로 기초대사량이 증가한다.

자는 1,400~1,500kcal, 성인 여자는 1,100~1,200kcal이다.

기초대사량에 영향을 미치는 인자로는 체격, 체지방량과 근육량의 상대적 비율, 연령, 성별, 기후, 호르몬 분비량, 영양상태, 체온, 임신 여부, 수면, 정신상태 등이 있다. 기초대사량과 관련한 인자는 표 8-3과 같다.

2) 휴식대사량

휴식대사량resting metabolic rate, RMR은 정상적인 신체기능과 항상성homeostasis 유지 및 자율신경계 활동을 위한 최소 필요에너지량으로서 주로 근육량에 비례한다. 그 외 나이, 성별, 영양상태, 호르몬이나 자율신경계의 상태 및 체격 등과 같은 신체의 여러 조건에 의해 영향을 받기 때문에 개인차가 심하다. 기초대사량은 식사 후 12~18시간이 경과하고 잠 깬 직후 즉시 측정하는 것에 비해, 휴식대사량은 식사 후 5~6시간 정도 경과 후 편안한 휴식상태에서 측정하므로 기초대사량보다 측정이 쉬우며, 그 수치가 약간 더 높게 나온다.

3) 신체활동대사량

신체활동대사량thermic effect of exercise, TEE은 신체의 기본적인 대사활동이 아닌 주로 일상의 근육활동에 필요한 에너지로 하루 소비 에너지의 약 15~30%에 해당한다.

주로 활동강도(경한 활동, 보통 활동, 심한 활동 등)와 활동시간에 따라 달라지고, 고체중일수록 활동대사량도 증가하고 개인차가 심하다.

4) 식이성 발열효과

식이성 발열효과thermic effect of food, TEF는 식품 이용을 위한 에너지소모량으로 특이동적 대사량specific dynamic action, SDA이라고도 한다. 식이 섭취 후 구성영양소가 체내에서 소화, 흡수, 대사과정을 거치는 동안에 요구되는 에너지이다. TEF는 섭취한 식이 구성분의 종류와 비율, 에너지 함량, 식습관이나 식이 섭취자의 영양상태에 따라 달라진다. 식이의 구성이 당질과 지방이면 각각 5~9%와 4~5%가 추가로 필요하고, 이에 비해 단백질은 당질이나 지방과는 다른 성분인 질소로 인한 복잡한 대사과정으로 20~30%가 소모되므로 열량영양소로서 단백질은 신체에는 비효율적이다. 일반적으로 혼합식을 섭취하는 경우 TEF는 섭취에너지의 10%로 간주한다.

5) 적응대사량

적응대사량adaptive thermogenesis, AT은 체온 유지에 중요한 적응열로서 크게 추위cold induced thermogenesis나 음식 섭취diet induced thermogenesis 등 환경에 노출될 때 적응하기 위해 발생되는 열로 1일 필요에너지의 약 7%를 소모하지만 실제 에너지필요량 계산에서는 포함하지 않는다. 추위에 노출되어 있을 때는 체열 생산으로 체온을 유지하고 식품 섭취로 인한 체온 상승 시에는 체열을 방산함으로써 유지한다. 체열생산은 근육 운동, 갑상선호르몬, 부신수질호르몬과 기초대사에 관련되며, 특히 기초대사와 활동대사 상태에서 근육의 역할이 각각 25%와 60%씩 작용한다.

체열방산은 혈액의 전신 순환에 의한 열분배 및 신체 외부와의 열교환으로 설명하는데 체표면적이 크게 관련된다. 체열방산에는 열의 3대 작용(전도·대류·복사)과 체표면, 호흡기, 구강을 통한 증발과 발한 등 다섯 가지 요인이 중요하다. 신체기능에 따른 에너지 손실을 살펴보면 체열방산 65%, 체표면의 증발에 의한 손실 30%, 호흡에 의한 손실 3%, 배설작용에 의한 손실이 2% 정도이다.

6) 비교에너지대사율

비교에너지대사율relative metabolic rate, RMR은 신체활동대사량과 기초대사량의 상대적 비율로 설명할 수 있으며 활동에 따라 달라진다. 즉 취침 시 약 0.9%, 가벼운 활동 시 1~1.5%, 보통 활동 시 1.5~2%, 심한 활동 시 2% 이상으로 활동 강도가 심해질수록 증가한다.

$$\text{비교에너지대사율(\%)} = \frac{\text{신체활동 시 소요열량} - \text{휴식 시 소요열량}}{\text{기초대사량}} = \frac{\text{신체활동대사량}}{\text{기초대사량}}$$

7) 에너지필요추정량 산출

신체가 식이를 통해 얻는 적정한 에너지의 수준은 흔히 1일 에너지 필요량으로 표현하는데 이는 기초대사량, 신체활동대사량, 식이성 발열효과를 합한 것이다. 기초대사량은 신장과 체중을 기초로 한 체격(체표면적)을 이용하여 구하고, 신체활동대사량은 개인의 활동강도 및 활동 종류와 활동시간을 고려한 활동량으로 계산하며, 식이성 발열효과는 보통 1일 필요 에너지의 약 10%로 간주한다.

열량 산출 시에는 성별, 연령, 체중, 신장, 활동량, 체격, 영양상태, 기후조건 등을 고려해야 하는데 이는 기초대사량, 식이성 발열효과, 비교에너지대사율이 이러한 소모 열량의 산출과 관련이 높기 때문이다.

3. 영양상태의 판정

개인이나 집단이 섭취하는 식품과 영양소의 수준을 영양과 관련된 여러 건강지표로 측정하여 영양상태의 손상 여부와 부위 및 정도의 특성을 진단·평가하는 것을 영양판정이라고 한다. 이로써 영양교육이나 상담이 요구되는 영양문제를 식별하고 문제해결을 위한 개선 및 계획설정 등에 관해 수집된 정보에 따라 적절한 방법을 선택하여 실행함으로써 결과를 알아낼 수 있다. 이러한 결과를 모니터링(측정)하면 효과나 평가를 통한 추후 관리까지 가능하다.

영양상태를 판정하는 방법에는 개인을 대상으로 신체계측anthropometry, 생화학적 검사biochemical test, 임상조사clinical observation, 식이조사dietary survey를 포함하는 직접평가(ABCD법)와 인구집단 전체를 대상으로 인구분석과 영양문제에 관련된 환경인자를 평가하는 식생태조사의 간접평가가 있다. 간접평가를 위해서는 보건통계자료, 식품공급상황 및 식생태조사(사회경제적 지표, 사회문화적 지표, 지리적 조건 등)의 자료가 유용하다.

보건학적인 관점에서 영양상태를 판정할 때는 주관적 방법과 객관적 방법을 사용한다. 전자는 의사의 육안을 통한 시진視診이나 접촉으로 진단하는 촉진觸診을 이용하고, 후자는 신체계측을 이용한다. 신체계측에는 카우프 지수Kaup's index, 로러 지수Roher's index, 버벡 지수Vervaek's index, 체질량지수body mass index, BMI, 비만지수(비만도obesity index %)

를 사용한다. 비만지수와 체질량지수를 계산하기 위해서는 우선 표준체중을 구해야 한다. 특히 임상적으로 많이 사용하는 체질량지수에 필요한 표준체중은 BMI의 정상수치인 22~23에 맞추어 [신장(m)]^2 × 22(여자인 경우 21)의 공식을 적용하고, 비만지수에 필요한 표준체중은 신장에 따라 약간씩 다르게 변형 브로카지수Broca' index를 사용한다. 신체계측 관련 지수는 표 8-4와 같다.

영양판정 시 신체계측을 사용하면 비용이 저렴하고 측정법이 간단하며, 표준화된 기술 사용으로 측정결과가 정확하고 장기간 영양상태의 정보를 제공하기 때문에 신뢰성이 높다. 또한 영양불량의 위험성이 높은 사람을 알아낼 수 있다는 장점도 있다. 그러나 단기간의 영양상태를 설명하기는 어렵고 영양상태 외의 다른 인자(질병·유전 등)에 의한 영향을 설명할 수 없으며 각각의 영양소를 설명하기에는 민감성이 떨어진다는 단점도 있다.

표 8-4 신체계측 관련 지수

구분	적용대상	계산식	판정기준
카우프지수Kaup's index	영유아기~학령기 전반	$\frac{\text{체중(kg)}}{[\text{신장(cm)}]^2} \times 10^4$	• 22 이상 : 비만 • 15 이하 : 저체중
로러지수Roher's index	학령기 이후 소아	$\frac{\text{체중(kg)}}{[\text{신장(cm)}]^3} \times 10^7$	• 60 이상 : 비만 • 110 미만 : 저체중
버벡지수Vervaek's index		$\text{체중(kg)} + \frac{\text{흉위(cm)}}{\text{신장(cm)}} \times 10^2$	
체질량지수BMI[1)]	임상적으로 많이 사용	$\frac{\text{체중(kg)}}{[\text{신장(m)}]^2}$	• 16 미만 : 섭식이상 • 16~20 : 저체중 • 20~25 : 정상 • 25~30 : 과체중 • 30 이상 : 비만
비만지수 (비만도 obesity index %)[2)]		$\frac{\text{실측체중} - \text{표준체중}}{\text{표준체중}} \times 100$	• 30% 이상 : 고도비만 • 20~30% : 비만 • 10~20% : 과체중 • ±10% : 정상 • -20~-10% : 저체중 • -20% 이하 : 고도저체중

1) BMI 사용 시 표준체중=[신장(m)]^2 × 22(여자 21)

2) 비만지수 사용 시 표준체중은 변형 브로카지수 적용

- 신장 150cm 이하, 표준체중=[신장(cm) − 100]
- 신장 150~160cm, 표준체중=[신장(cm) − 150] × 0.5 + 50
- 신장이 160cm 이상, 표준체중=[신장(cm) − 100] × 0.9 (여자 0.85)

4. 보건영양사업

보건영양은 지역사회 집단을 대상으로 식이조사, 영양상태 판정, 관찰을 통해 영양상의 문제점을 파악하고 해결점을 찾아 지역주민이 영양 불균형이 없는 최적의 건강상태를 영위하도록 하는 데 목적을 둔 지역사회영양이라고 할 수 있다.

우리나라는 1980년대 후반부터 지속적인 경제발전과 국민소득 증대로 생활수준이 높아지고 서구화된 식생활로 평균수명이 길어졌으나 운동 부족, 만성 질환(생활습관병), 우울증, 약물중독 증가 등 질병의 양상이 변화하고, 환경 변화로 인한 새로운 병원균이 출현하여 홍콩 독감, 신종 플루, 코로나 19와 같은 팬데믹 현상이 수차례 중장기적으로 지속되어 전세계적으로 수많은 인명피해가 발생되어 왔으며, 사회 계층 간에도 질병 이환률이나 건강수준에 현저한 차이가 나타났다. 이에 따라 전 국민을 대상으로 건강보험이 실시되고 있으나 세분화된 의료서비스의 다양화와 고가의 장비로 의료비 지출이 급격히 증가하는 등 국민건강에 대한 위협요소가 지속적으로 제기되고 있는 실정이다.

건강은 각자의 식생활에 기인한 영양상태와 밀접한 관계가 있으므로 개인의 노력 외에도 국민건강 개선을 연구하고 담당할 전문인력과 행정조직에 의한 국가적 차원의 영양관리가 모두 필요하다. 따라서 보건영양사업은 영양과 건강에 대한 적절한 모니터링 시스템을 통해 체계화된 정책을 수립하여 이를 바탕으로 개인은 올바른 식생활을 실천함으로써 영양소 불균형으로 인한 질병을 예방하고 국민 전체의 체력과 건강을 향상시켜 근로의욕을 증진하며 생애주기, 특히 아동, 청소년, 임신수유부, 노인 등 건강취약집단의 영양상태를 중점적으로 관리함을 목적으로 한다. 이로써 영양소 결핍으로 인한 질병 예방, 영양상태와 관련한 정상체중 관리, 대사증후군을 포함한 만성 질환의 예방, 임신부의 영양실조 예방과 출생아의 위험 감소, 조산아 예방 및 조산아 영양관리, 노인의 영양관리, 전 연령층의 치아우식증 예방 등이 이루어질 수 있다.

1) 국민건강·영양 상태 파악을 위한 모니터링 시스템과 관련법

(1) 국민건강영양조사

'국민건강영양조사'는 전 국민을 대상으로 건강상태와 관련한 위험요인이나 식생활습관 등에 대한 검진조사, 영양조사, 건강설문조사의 세 부분으로 나뉜다. 조사의 목적은 국민의 건강수준을 파악하고 문제점을 예측하고자 얻어진 결과를 통계 처리하여 지역사회나 국가에 대한 대표성과 신뢰성 있는 기초자료를 구축함으로써 각 구성원의 건강과 영양 상태에 근거한 맞춤형 건강정책을 수립·실현하고자 함에 있다.

'국민건강영양조사'는 1969년부터 1995년까지 매년 실시했던 '국민영양조사'(식품위생법과 국민영양개선령에 의거)와 1983년부터 도입한 '국민건강 및 보건의식행태조사'를 통합하여 전국 규모로 만든 것으로 1995년 제정된「국민건강증진법」제16조 제1항에 근거한 조사이다. 이 조사에서는 조사가구 수, 조사방법, 조사내용, 검진항목 부분을 개선하였고, 건강면접, 보건의식, 영양과 검진조사를 통해 도출한 국민의 건강과 식생활 양상을 바탕으로 하여 정확한 영양상태를 파악하고자 하였다. 제1기(1998년 시행), 제2기(2001년 시행), 제3기(2005년 시행)에는 3~4년마다 시행하여 국가 통계를 구축하였고, 제4기(2007~2009)부터 제5기(2010~2012), 제6기(2013~2015), 제7기(2016~2018), 제8기(2019~2021)인 현재까지 연중조사로 시행하여 1년 국가통계로 개편하였고「국민건강증진법」제16조에 따라 실시하는 '국민건강영양조사' 자료를 바탕으로 질병관리청에서 매년 보고서가 발간되고 있다. 제8기 2차년도에 조사되어 최근에 발간된「2020 국민건강통계」에는 2020년 1~12월까지 실시된 '국민건강영양조사' 자료를 분석하여 건강행태, 영양, 만성질환의 3개 부문 약 250여개의 지표가 포함되어 있다. 조사부문별 결과에 따르면 코로나19 유행시기인 2020년 결과는 전년 대비 만성질환, 신체활동, 정신건강은 악화되었고, 흡연 지표는 지속 개선된 것으로 평가되었다. 2020년도에 조사한 '국민건강영양조사'의 조사개요는 표 8-5와 같다.

수행기관은 제1, 2기는 한국보건사회연구원과 한국보건산업진흥원이, 제3기는 한국보건사회연구원, 한국보건산업진흥원, 질병관리본부가 수행하였으며 제4기부터는 질병관리본부(2020년 9월 질병관리청으로 승격) 주관하에 진행하고 있다. 질병관리청은 민·관 협력하에 신규 건강문제(고령화, 기후변화 등)와 관련한 조사항목의 단계적 확대 및 국민건강수준향상 및 만성질환 관리에 필요한 근거자료의 지속적 생산계획과 더불어 감염병 유행에 대비한 비대면 조사방법의 단계적 적용 등 새로운 사회환경에 대해 적합한 대응도 검토하고 있다.

표 8-5 **국민건강영양조사의 조사개요[제8기 2차년도(2020년) 조사]**

구분		내용
실시근거		• 『국민건강증진법』 제16조에 근거한 국민의 건강행태, 만성질환 유병현황, 식품 및 영양섭취실태에 관한 법정조사 • 『통계법』제17조에 근거한 정부 지정통계(승인번호 117002호)
조사목적		• 국민의 건강수준, 건강행태, 식품 및 영양섭취 실태에 대한 국가 단위의 대표성과 신뢰성을 갖춘 통계 산출 • 국민건강증진종합계획의 목표 설정 및 평가,흡연, 음주, 영양소섭취, 신체활동 등 건강위험행태 모니터링 • 건강증진 프로그램의 개발 등 보건정책의 기초자료로 활용
조사기간 및 대상		• 기간 : 1~12월 • 대상 : 총 576 조사구, 약 1만 가구(매년 192 조사구)
실시내용	검진 조사	• 신체계측, 혈압 및 맥박, 혈액검사, 소변검사, 폐기능검사, 구강검사, 안검사, 이비인후검사, 악력검사로 검사항목은 연령에 따른 차이 있음
	건강 설문 조사	• 가구조사(면접조사, 가구당 만19세 이상 성인), 건강면접조사, 건강행태조사(자기기입조사)로 구성하되 조사문항은 연령에 따라 차이 • 건강행태(흡연, 음주, 정신건강 등), 만성질환, 의료이용, 활동제한, 삶의 질(신체 활동) 등 조사
	영양 조사	• 식생활행태, 조사 1일전 식품섭취(24시간 회상법), 식품안정성 조사 ※ 식품섭취빈도조사는 2016년까지만 조사 진행
결과활용		• 국민건강증진종합계획의 목표설정 및 성과평가 등 정부의 건강정책 개발과 평가를 위한 기반 • 국제기구(WHO, OECD 등)에서 국가간 건강 수준 비교를 위한 자료 • 국민의 건강수준 개선을 위한 건강정책 개발과 평가의 기반

출처 : 질병관리청, 2020 국민건강통계

(2) 한국인 영양소 섭취기준

건강한 한국인 대다수의 영양필요량을 충족하기 위해 1962년 처음으로 FAO 한국협회 주관으로 전문가들이 모여 성별과 연령군 별로 필수영양소의 권장섭취수준인 '한국인 영양권장량Recommended Dietary Allowances, RDA'을 제정하였고, 그 후 5년마다 2000년까지 7차례 개정되었다. 2005년에는 새로운 개념의 '한국인 영양섭취기준Dietary Reference Intakes, DRIs'이 발표되었고 2010년 1차 개정이 이루어졌다.

2015년에는 국민영양관리법에 근거한 '2015 한국인 영양소 섭취기준'이 제정되었다(보건복지부). 과거 영양권장량은 영양소 결핍에만 초점을 두어 제시한 단일값의 영양소 수준이었으나, 2005년 이후 영양(소) 섭취기준은 만성 질환이나 영양과잉/결핍으로 야기되는 문제에 대한 예방 차원까지 고려한 평균필요량Estimated Average Requirements, EAR,

권장섭취량Recommended Intake, RI, 충분섭취량Adequate Intake, AI, 상한섭취량Tolerable Upper Intake Level, UL 등 네 가지 종류로 구성되었고 2020년에는 만성질환과 영양소의 관계를 설명한 만성질환위험감소섭취량Chronic Disease Risk Reduction Intake, CDRR이 추가되었다표 8-6.

표 8-6 한국인 영양소 섭취기준의 지표(2020 제·개정)

종류	정의와 특성
평균필요량EAR	대상집단별로 건강한 구성원의 절반에 해당하는 사람의 1일 필요량을 충족시키는 값으로 대상집단의 필요량 분포 시 중앙값으로부터 산출된 수치이다.
권장섭취량RI	성별과 연령별로 거의 모든(97~98%) 건강한 인구집단의 영양소필요량을 충족시키는 섭취량 추정치로서 평균필요량에 2배의 표준편차를 더한다.
충분섭취량AI	영양소필요량에 대한 정확한 자료가 부족하거나 필요량의 중앙값과 표준편차를 구하기 어려워 RI를 산출할 수 없는 경우 제시한다. 주로 역학조사에서 관찰된 건강집단의 영양소 섭취수준을 기준으로 정한다.
상한섭취량UL	인체에 유해하지 않은 최대영양소 섭취수준으로 과량 섭취 시 건강에 악영향을 미칠 수 있다는 자료가 있는 경우 설정이 가능하다.
만성질환위험감소섭취량CDRR	건강한 인구집단에서 만성질환의 위험을 감소시킬 수 있는 영양소의 최저 수준의 섭취량으로 전반적인 섭취량감소가 만성질환에 대한 위험을 줄일수 있다는 근거에 도출된 섭취기준을 설명한다.

제정 대상 영양소는 에너지를 포함하여 과거 15종, 2005년에는 34종, 2010년에는 35종, 2015년에는 36종으로 제 1차 영양소 섭취기준치를, 2020년에는 제2차 한국인 영양소섭취기준치의 제·개정을 추진하였다. 즉 에너지와 다량 영양소 7종[에너지, 탄수화물, 식이섬유, 지방(리놀레산, 알파-리놀렌산, EPA+DHA 포함), 단백질, 아미노산, 수분], 비타민 13종과 무기질 15종이 해당된다. 이 중 아미노산은 육류 및 건강기능식품으로 인해 아미노산 섭취가 증가하면서, 필수아미노산 9종의 적절한 섭취기준을 정한 것으로 페닐알라닌은 티로신이 포함된 섭취기준으로 정하였다.

'2020 한국인 영양소 섭취기준' 설정을 위해 연령과 체위(체중·신장·BMI)를 고려하였다. 연령 구분은 '2015 한국인 영양소 섭취'와 동일하게 설정하여, 생애주기에 따라 영아기(1년 미만), 유아기(1~2, 3~5세), 아동기(6~8, 9~11세), 청소년기(12~14, 15~18세), 성인기(19~29, 30~49, 50~74세), 노인기(75세 이상)로 분류하였고 아동기(6세)부터 성별 구분을 하였다. 여기에 임산부와 수유부를 위한 섭취기준을 추가하였다.

2020년 기준체위 설정은 1세 미만은 2017 소아·청소년 신체발육표준치를 적용하였고 성인은 최근 5년(2013~2017년) 국민건강영양조사 자료를 근거로 건강한 성인의 건강체중(BMI 중위수)을 적용하여 체위기준을 설정하였다(2020 국민건강통계, 질병청).

(3) 국민영양관리법

비만과 영양부족의 사회 양극화 현상을 바로잡고 국민건강을 증진시키기 위해 생애주기 및 생활터별 영양관리사업을 실시하도록 하는 등 체계적인 국민영양관리를 위한 제도적 뒷받침을 제공하고자 2010년 「국민영양관리법」이 제정되었다. 이 법은 국민의 식생활에 대한 과학적인 조사·연구를 바탕으로 체계적인 국가 영양정책을 수립·시행함으로써 국민의 영양 및 건강증진을 도모하고 삶의 질 향상에 이바지하는 것을 목적으로 한다. 이에 따른 영양관리사업에는 ① 국민의 건강을 위한 영양·식생활 교육 실시 및 필요한 프로그램과 자료 개발 사업, ② 영양취약계층에 대한 영양관리사업, ③ 영양과 영양관리사업의 활용에 필요한 통계 및 정보의 수집관리, ④ 영양관리를 위한 영양과 식생활 조사, ⑤ 영양소 섭취기준과 식생활지침의 제정 및 보급 사업이 포함된다.

2012년부터 5년 단위로 「국민영양관리법」 제7조에 의거 '국민영양관리기본계획'이 수립되어 현재까지 총 2차례 추진됨으로 국민 영양 증진을 위한 서비스 확대, 환경 및 기반이 조성되었고, 현재는 스마트 영양관리를 통한 건강식생활 실천 인구 증가를 목표로 '제3차 기본계획(2022~2026)을 구축하고 있다. 이는 인구구조 변화(고령화, 1인가구 증가), 코로나 19, ICT(정보통신기기 및 서비스) 활용도 확대로 인한 영양·식생활 환경변화가 발생하였지만 재난 시 영양관리 체계, 지속적 홍보 부족 및 청·장년 대상 영양관리 사각지대 발생과 관리 부족 등의 한계를 보여왔다. '제3차 국민영양관리기본계획'의 4대 추진전략 및 15개 추진과제는 표 8-7과 같다. 추진과제 중 ① 식품영양 건강식생활 포털 구축·운영, ② 배달 애플리케이션에 나트륨·당 저감 기능 구현, ③ 취약계층에 대한 영양지원 확대, ④ 국가재난 시 긴급영양관리지원 체계 구축, ⑤ 영양성분 데이터 생산 및 활용 강화 과제는 5대 국민생활 밀착형 중점 과제로 선정되었다.

표 8-7 제3차 국민영양관리기본계획의 추진전략 및 추진과제

추진 전략	추진 과제
1. 국민의 식생활 변화 인식 제고 추진	1. 지속가능한 전국단위 캠페인 추진 2. 건강식생활정보 전달경로 확대 3. 홍보·캠페인을 위한 민관협력 강화
2. 건강한 식생활선택을 위한 환경조성	1. (대국민 활용 증대를 위한) 영양·식생활 디지털 정보제공을 위한 통합 포털 구축·운영* 2. 나트륨, 당류조절 등 건강한 식품 소비 선택권 강화* 3. 건강한 식품 생산 유도
3. 생활밀착형 영양관리맞춤 서비스 강화	1. 스마트 영양관리 서비스 앱 보급 2. 생활공간 기반 영양관리 실천역량 강화 3. 영양취약계층(임산부, 영유아, 다문화가정, 저소득층) 영양관리 지원 확대* 4. 긴급영양관리 지원체계 구축*
4. 영양관리 기반 내실화를 위한 근거강화 및 인프라 확충	1. 법·제도 등 정비 2. 영양·식생활 조사 확대 및 개선 3. 영양성분 데이터 생산 및 활용 강화* 4. 전문인력 역량 강화 5. 영양관리 근거마련 연구 기획 및 수행

* 5대 국민생활 밀착형 중점 과제

출처 : 보건복지부

(4) 국민건강증진법

국민에게 건강에 대한 가치와 책임의식을 함양하도록 건강에 관한 바른 지식을 보급하고 스스로 건강생활을 실천할 수 있는 여건을 조성함으로써 국민의 건강을 증진함을 목적으로「국민건강증진법」이 1995년에 제정되어 시행되고 있으며, 그 후 국민의 건강증진과 관련하여 현재까지 수십 차례 개정이 이루어졌다. 2014년부터 보건에 대한 국민의 이해와 관심 함양을 위해 4월 7일을 '보건의 날'로, 그 일주일을 '보건 주간'으로 지정하여 매년 시행하고 있으며, 2015년에는 담배 관련 경고 그림 또는 문구의 내용이나 표기방법을 구체적으로 정하였다(2016.12. 시행).

본 법에서 정의한 주요 관련 용어는 다음과 같다.

- '국민건강증진사업'이라 함은 보건교육, 질병예방, 영양개선 및 건강생활의 실천 등을 통하여 국민의 건강을 증진시키는 사업을 말한다.
- '보건교육'이라 함은 개인 또는 집단으로 하여금 건강에 유익한 행위를 자발적으로

수행하도록 하는 교육을 말한다.

- '영양개선'이라 함은 개인 또는 집단이 균형된 식생활을 통하여 건강을 개선시키는 것을 말한다.

이 법은 금연이나 절주 등 국민의 건강생활 실천을 위한 지원과 조치(금연 및 절주 운동, 금연구역 지정, 담배 및 주류 판매행위 등), 보건교육의 실시와 지원, 보건교육사의 채용, 영양 교육사업과 영양개선에 관한 연구조사사업, 국민영양조사, 구강건강사업, 건강검진, 건강증진사업, 국민건강증진기금의 설치와 사용과 잘못된 건강의식 관련 광고 금지 등을 포함한다. 해당되는 광고에는 주류 및 의학 또는 과학적으로 검증되지 아니한 건강비법 또는 심령술과 기타 건강에 관한 잘못된 정보관련 광고 내용 등이다. 따라서 국민건강증진 사업은 ① 보건사업의 대상이 환자 외에도 건강인까지 포함되어 전 국민의 건강과 영양 상태의 추이를 바탕으로 국가보건정책의 순위 결정에 기초자료가 되고, ② 흡연, 음주, 생활습관의 변화로 인한 건강위험요인과 주요 질환의 관련성을 파악하며, ③ 건강위험군의 선별과 이들을 대상으로 한 약물치료 외에 생활습관의 변화 유도를 통한 건강증진 프로그램의 개발 등 사업 결과를 구체적으로 활용할 수 있는 기반을 제공한다.

CHAPTER

09

학교보건과 보건교육

1. 학교보건 업무 ı 2. 학교의 환경위생 ı 3. 학교보건 사업

4. 학교급식 ı 5. 보건교육

CHAPTER

09

생각해보기

학교는 모든 국민이 거치는 또 다른 사회이며 국가의 기둥이 될 미래의 사회인을 길러 내는 곳이므로 보건의 의미가 그 어느 곳보다 중요하다. 이렇게 학교에서 이루어지는 보건교육은 가장 쉬우면서 결과적으로는 반향이 크게 작용하여 그 효과를 높일 수 있는 교육이라고 할 수 있다.

1. 학교보건 업무

우리나라의 학교보건과 학교급식에 관한 행정적 업무는 교육부의 관리와 감독을 받고 있다. 교육부가 제시한 학생건강증진기본방향은 그림 9-1과 같다.

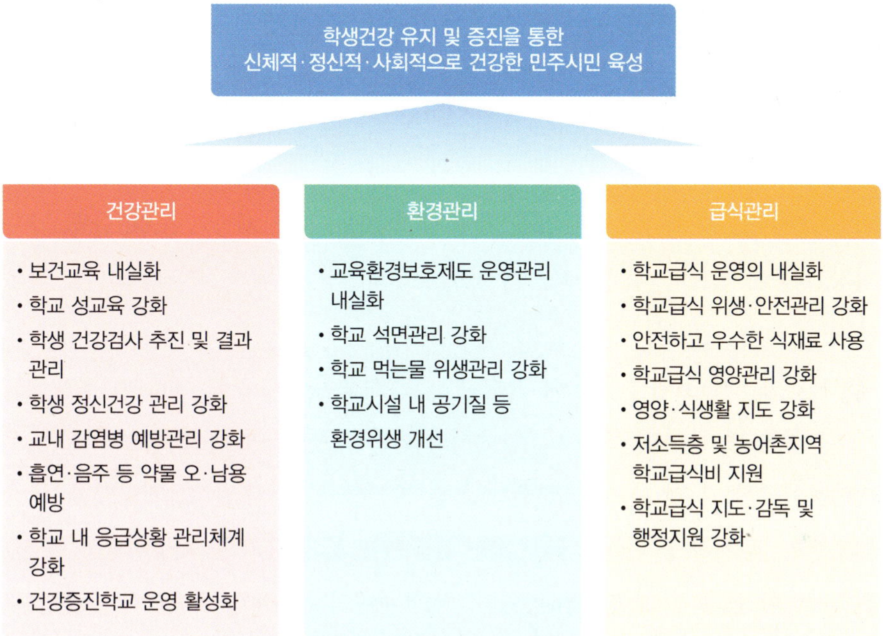

그림 9-1 학생건강증진 기본방향

출처 : 교육부 학생건강정보센터. 2022 학생건강증진 정책방향 교육부보고서, 2022

1) 학교보건의 목적

「학교보건법」에 의하면 "이 법은 학교의 보건관리에 필요한 사항을 규정하여 학생과 교직원의 건강을 보호·증진함을 목적으로 한다."라고 한다. 학교보건은 대상인구가 지역사회 총인구의 약 25% 이상으로 가장 많고 일생 중 활동량이 가장 많은 시기로 신체적·정신적 미성숙으로 인한 사고의 위험과 질병에 대한 저항력이 약하여 감염의 우려가 크다. 따라서 전체의 보건문제를 해결하기 위해서는 학교보건의 문제를 먼저 해결해야 한다. 보건교육 대상자로서 학생은 효과가 빨리 나타나며 보건지식의 습득이 생활로 연결되므로 학생을 통한 가정의 보건교육에도 이바지할 수 있어 두 가지 효과를 얻을 수 있다.

2) 학교보건의 범위

학교보건의 사업내용은 최우선사업으로 학교 환경위생이 있으며, 그 외에 건강평가, 감염병관리, 학교급식, 구급조치, 보건교육 등으로 나눌 수 있다.

2. 학교의 환경위생

학교의 환경으로는 교지, 교사, 교실, 운동장, 의자와 책상, 채광과 조명, 난방, 급수, 위생, 화장실 등이 있으며, 위생관리는 무엇보다도 학생의 건강 유지와 향상, 심신의 안전, 학습능률의 향상, 질병발생 방지에 그 목적이 있다.

「학교보건법」 제4조에는 학교의 환경위생 및 식품위생에 관해 "학교의 장은 교육부령으로 정하는 바에 따라 교사校舍 안에서의 환기·채광·조명·온도·습도의 조절, 상하수도·화장실의 설치 및 관리, 오염공기·석면·폐기물·소음·휘발성유기화합물·세균·먼지 등의 예방 및 처리 등 환경위생과 식기·식품·먹는물의 관리 등 식품위생을 적절히 유지·관리하여야 한다."라고 명시되어 있다. 학교 주변의 환경정화구역은 학교 출입문에서 50m가 절대정화구역, 학교경계선에서 200m가 상대정화구역으로 규정되어 있다.

다음은 「학교보건법 시행규칙」에 따른 학교의 환기·채광·조명·온습도의 조절기준과 환기설비의 구조 및 설치기준 등에 대한 내용이다.

(1) 환기

① 환기의 조절기준

환기용 창 등을 수시로 개방하거나 기계식 환기설비를 수시로 가동하여 1인당 환기량이 시간당 21.6m^3 이상이 되도록 한다.

② 환기설비의 구조 및 설치기준

환기설비는 충분한 외부 공기를 유입하고 내부 공기를 배출할 수 있는 용량으로 설치하여 실내공기의 순환이 골고루 이루어지도록 한다.

(2) 채광(자연조명)

직사광선을 포함하지 않는 천공광에 의한 옥외 수평조도와 실내 조도와의 비를 평균 5% 이상으로 하되 최소 2% 미만이 되지 않도록 한다. 최대조도와 최소조도의 비율은 10:1을 넘지 않도록 한다.

(3) 조도(인공조명)

교실의 조명도는 책상 면을 기준으로 300Lux 이상이 되도록 하며, 최대조도와 최소조도의 비율이 3:1을 넘지 않도록 한다.

(4) 실내온도 및 습도

실내온도는 섭씨 18℃ 이상 28℃ 이하로 하되 난방온도는 섭씨 18℃ 이상 20℃ 이하, 냉방온도는 섭씨 26℃ 이상 28℃ 이하로 한다. 비교습도는 30% 이상 80% 이하로 한다.

(5) 상·하수도와 화장실

① 상하수도

「수도법」 및 「하수도법」의 관련규정에 의하여 설치·관리한다.

② 화장실의 설치 및 관리기준

화장실은 남자용과 여자용으로 구분하여 설치하되, 학생 및 교직원이 쉽고 편리하게 이용할 수 있도록 필요한 면적과 변기수를 확보한다.

대변기 및 소변기는 수세식으로 한다(상·하수도시설의 미비 또는 수질오염 등의 이유로 인하여 수세식화장실을 설치하기 어려운 경우에는 제외한다). 출입구는 남자용과 여자용이 구분되도록 따로 설치하고 대변기의 칸막이안에는 소지품을 두거나 옷을 걸 수 있는 설비를 한다.

화장실은 항상 청결이 유지되도록 청소하고 위생적으로 관리하고, 악취의 발산과 쥐 및 파리·모기 등 해로운 벌레의 발생·번식을 방지하도록 화장실의 내부 및 외부를 4월부터 9월까지는 주 3회 이상, 10월부터 다음해 3월까지는 주1회 이상 소독을 실시한다.

(6) 폐기물 및 소음

교지 및 교사는 청결히 유지하여 하며, 폐기물의 재활용 조치 등 폐기물의 발생을 예방하거나 감량화에 노력한다. 학교 내에는 「폐기물관리법 시행규칙」 제20조의2의 규정에 의한 폐기물소각시설을 설치·운영하지 아니하도록 하며 폐기물을 배출할 때에는 그 종류 및 성상에 따라 분리하여 배출한다.

교사 내의 소음은 55dB(A) 이하로 한다.

(7) 공기의 질

교사 안에서의 공기의 질에 대한 유지와 관리 기준은 다음과 같다.

학교보건법 시행규칙 [별표 4의2] 〈개정 2019. 10. 24.〉

공기 질 등의 유지·관리기준(제3조제1항제3호의2 관련)

1. 유지기준

오염물질 항목	기준(이하)	적용시설	비고
가. 미세먼지	35㎍/m³	교사 및 급식시설	직경 2.5㎛ 이하 먼지
	75㎍/m³	교사 및 급식시설	직경 10㎛ 이하 먼지
	150㎍/m³	체육관 및 강당	직경 10㎛ 이하 먼지
나. 이산화탄소	1,000ppm	교사 및 급식시설	해당 교사 및 급식시설이 기계 환기장치를 이용하여 주된 환기를 하는 경우 1,500ppm 이하
다. 폼알데하이드	80㎍/m³	교사, 기숙사(건축 후 3년이 지나지 않은 기숙사로 한정한다) 및 급식시설	건축에는 증축 및 개축 포함
라. 총부유세균	800CFU/m³	교사 및 급식시설	
마. 낙하세균	10CFU/실	보건실 및 급식시설	
바. 일산화탄소	10ppm	개별 난방 교실 및 도로변 교실	난방 교실은 직접 연소 방식의 난방 교실로 한정
사. 이산화질소	0.05ppm	개별 난방 교실 및 도로변 교실	난방 교실은 직접 연소 방식의 난방 교실로 한정
아. 라돈	148Bq/m³	기숙사(건축 후 3년이 지나지 않은 기숙사로 한정한다), 1층 및 지하의 교사	건축에는 증축 및 개축 포함
자. 총휘발성유기화합물	400㎍/m³	건축한 때부터 3년이 경과되지 아니한 학교 건축에는 증축 및 개축 포함	

(계속)

오염물질 항목	기준(이하)	적용시설	비고
차. 석면	0.01개/cc	「석면안전관리법」 제22조제1항 후단에 따른 석면건축물에 해당하는 학교	
카. 오존	0.06ppm	교무실 및 행정실	적용 시설 내에 오존을 발생시키는 사무기기(복사기 등)가 있는 경우로 한정
타. 진드기	100마리/m^2	보건실	
파. 벤젠	30㎍/m^3	건축 후 3년이 지나지 않은 기숙사	건축에는 증축 및 개축 포함
하. 톨루엔	1,000㎍/m^3	건축 후 3년이 지나지 않은 기숙사	건축에는 증축 및 개축 포함
거. 에틸벤젠	360㎍/m^3	건축 후 3년이 지나지 않은 기숙사	건축에는 증축 및 개축 포함
너. 자일렌	700㎍/m^3	건축 후 3년이 지나지 않은 기숙사	건축에는 증축 및 개축 포함
더. 스티렌	300㎍/m^3	건축 후 3년이 지나지 않은 기숙사	건축에는 증축 및 개축 포함

2. 관리기준

대상 시설	중점관리기준
가. 신축 학교	1) 「실내공기질 관리법」 제11조제1항에 따라 오염물질 방출 건축자재를 사용하지 않을 것 2) 교사 안에서의 원활한 환기를 위하여 환기시설을 설치할 것 3) 책상·의자 및 상판 등 학교의 비품은 「산업표준화법」 제15조에 따라 한국산업표준 인증을 받은 제품을 사용할 것 4) 교사 안에서의 폼알데하이드 및 휘발성유기화합물이 유지기준에 적합하도록 필요한 조치를 강구하고 사용할 것
나. 개교 후 3년 이내인 학교	폼알데하이드 및 휘발성유기화합물 등이 유지기준에 적합하도록 중점적으로 관리할 것
다. 개교 후 10년 이상 경과한 학교	1) 미세먼지 및 부유세균이 유지기준에 적합하도록 중점 관리할 것 2) 기존 시설을 개수 또는 보수하는 경우 「실내공기질 관리법」 제11조제1항에 따라 오염물질 방출 건축자재를 사용하지 않을 것 3) 책상·의자 및 상판 등 학교의 비품은 「산업표준화법」 제15조에 따라 한국산업표준 인증을 받은 제품을 사용할 것
라. 「석면안전관리법」 제22조제1항 후단에 따른 석면건축물에 해당하는 학교	석면이 유지기준에 적합하도록 중점적으로 관리할 것
마. 개별 난방(직접 연소 방식의 난방으로 한정한다) 교실 및 도로변 교실	일산화탄소 및 이산화질소가 유지기준에 적합하도록 중점적으로 관리할 것
바. 급식시설	미세먼지, 이산화탄소, 폼알데하이드, 총부유세균 및 낙하세균이 유지기준에 적합하도록 중점적으로 관리할 것
사. 보건실	낙하세균과 진드기가 유지기준에 적합하도록 중점적으로 관리할 것

3. 학교보건 사업

1) 학교보건사업의 업무와 영역

학교보건사업의 기본업무는 학교보건봉사, 학교건강교육, 학교환경위생과 정신보건, 지역사회와의 관계이며, 2대 영역은 보건교육과 보건관리라고 할 수 있다. 학교보건교육이 중요한 이유는 학생을 통해 가정과 지역사회의 간접적 보건교육이 가능하며 학생집단은 배우려는 의욕이 높아 교육적 효과가 높기 때문이다. 어린 시절의 교육을 통해 장래에 건강의 생활화가 가능하다는 점도 중요한 요소이다.

「학교보건법」에 의하면, 학교에 다음과 같이 학교의사(치과의사 및 한의사를 포함), 학교약사와 보건교사를 둔다(학교보건법 시행령).

1. 18학급 이상의 초등학교에는 학교의사 1명, 학교약사 1명 및 보건교사 1명을 두고, 18학급 미만의 초등학교에는 학교의사 또는 학교약사 중 1명을 두고, 보건교사 1명을 둘 수 있다.

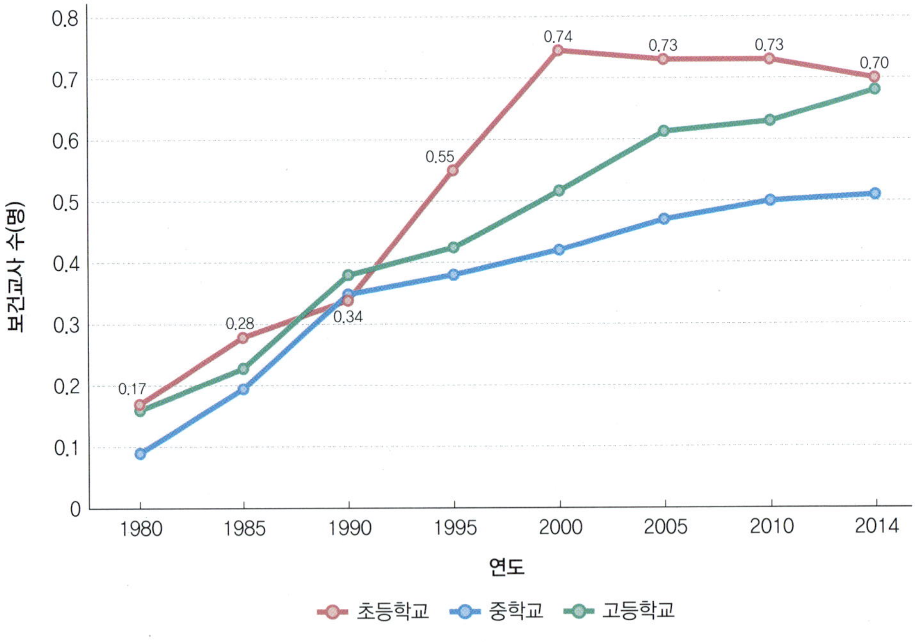

그림 9-2 학교당 보건교사 수
출처 : 한국교육개발원 보고서

2. 9학급 이상인 중학교와 고등학교에는 학교의사 1명, 학교약사 1명 및 보건교사 1명을 두고, 9학급 미만인 중학교와 고등학교에는 학교의사 또는 학교약사 중 1명과 보건교사 1명을 둔다.
3. 대학(3개 이상의 단과대학을 두는 대학에서는 단과대학), 사범대학, 교육대학, 전문대학에는 학교의사 1명 및 학교약사 1명을 둔다.
4. 고등기술학교, 공민학교, 고등공민학교, 특수학교, 유치원 및 각종학교에는 제1호부터 제3호까지에 규정된 해당 학교에 준하여 학교의사, 학교약사 및 보건교사를 둔다. 그림 9-2는 우리나라 초등학교와 중·고등학교 학생당 보건교사 수 현황이다.

2) 건강평가

학생과 교직원의 건강평가는 수시로 또는 정기적으로 실시하며, 검사 결과 질병에 감염되었거나 감염될 우려가 있는 구성원은 치료와 예방을 위해 필요한 조치로 대통령령이 정하는 바에 따라 등교를 정지시킬 수 있으며, 시력장애자는 교실에서의 자리를 변경할 수 있다. 매년 학생과 교직원을 대상으로 신체검사를 실시하고 정밀검사를 지도하여 신체적·정신적 결함자를 발견하고 건강이상 학생의 상태 변화 관찰, 신체발달 상태의 평가와 체위 향상, 영양관리, 약물 남용의 예방 등을 지도해야 한다.

보건교사가 할 수 있는 건강진단으로는 ① 청력검사, ② 시력검사, ③ 신장과 체중 측정 등이 있다. 초등학교 보건교육 시 가장 중요한 역할을 하는 사람은 담임이지만 학교보건 관리의 가장 중요한 실무교사는 보건교사이다. 학교에서 실시하는 정기건강평가는 다음과 같다.

- 체격검사 : 신장·체중·흉위·앉은키
- 시력·청력·영양상태·색맹·치아
- 체력(체능)검사 : 달리기·멀리뛰기·턱걸이
- 결핵검사
- 기생충검사 : 연 2회 실시(도시지역은 제외)

실제 우리나라 학생의 건강평가(2009 표본조사) 결과 시력이상(46.2%)과 구강 질환(치아

우식 39.5%)이 높은 비율을 차지하고 있으며, 최근에는 비만(13.2%) 등 만성 질환이 증가 추세이다.

3) 건강진단과 건강관찰

건강진단 시 체격검사는 양호교사와 담임교사, 체력검사는 체육담당교사와 담임교사, 체질검사는 의사와 치과의사 등이 담당하며 양호교사와 담임교사가 협력한다.

건강관찰은 수시로 또는 정기적으로 담임교사, 영양교사, 체육교사, 학부모 등이 담당하며, 주로 위생상태, 질병감염 여부, 비정상적 행동, 태도, 용모, 정신적 안정 여부, 결석상태 등을 관찰한다.

4) 건강상담

담임교사, 양호교사, 의사 등은 필요시에 학생을 대상으로 건강상담을 실시하며, 건강평가 결과 계속적인 관찰을 필요로 하는 사람은 더욱 적극적으로 상담한다.

흡연·음주 등 약물 오·남용 예방

기본방침

- 흡연·음주 등 약물에 처음 노출되기 이전(초등학교 저학년) 시기부터 반복적인 예방교육을 실시하여 흡연·음주 인구를 지속적으로 감소시켜 나감

현황

- 학생들의 흡연 음주 문제와 약물의 오 남용은 성장기 청소년의 건강에 나쁜 영향을 끼칠 뿐만 아니라 또 다른 일탈행위로 이어지는 경향
- 중·고등학생의 현재 흡연 음주율을 토대로 예방 교육 및 금연·절주 등 지원
  - 각급학교별로 교과 시간 등을 활용하여 전반적 예방교육 실시
- 인터넷 스마트폰 보급 확대, 저렴한 가격의 신종 마약류 증가, 해외유학에 따른 마약류 노출 증가 등으로 청소년 마약류사범 증가

추진 방향

가. 학교에서의 체계적인 흡연, 음주 약물 오·남용 예방교육 실시 강조
- 모든 학생을 대상으로 교육 강화
  - 교육계획 수립 시 7대 안전교육 내용 체계안 적극 반영

(계속)

- 중·고등학교의 음주 예방교육 실시 여부를 집중 점검하고, 교내 주류 반입 금지(술을 연상시키는 무알콜 음료 포함) 등에 대한 내용이 포함될 수 있도록 추진
- 교육(지원)청은 흡연·음주 예방교육 미실시 학교에 대하여 행정지도 등을 실시하여 모든 학교에서 예방교육이 실시될 수 있도록 조치
- 학교보건법 개정·시행('20.6.11.)에 따라 마약류에 대한 예방교육을 반드시 포함하여 실시
  ※ 학교보건법에 마약류를 포함한 약물 오·남용예방교육 명시(「학교보건법」 제9조)
  ※ 마약 및 약물 오남용 관련 교육자료 개발 보급 예정('22. 1/4분기)

• 학교의 장은 유치원 및 초·중·고등학교 운동장을 포함한 학교 전체에 대한 금연구역 지정·운영(「국민건강증진법」 제9조제4항)
  - 교육청은 관내 흡연실 설치 학교현황을 파악하여 교직원의 교내 흡연이 학생들에게 목격되어 학생들에게 부정적인 영향이 끼치지 않도록 관리
    ※ 지자체의 장은 유치원 시설 경계선으로부터 10미터 이내 구역에 대한 금연구역 지정 운영(「국민건강증진법」 제9조제6항)
  - 학교 내 간접흡연 피해 방지를 위해 종사자 및 외부인 대상 학교 내 흡연금지 사전안내 및 종사자의 경우 외부 금연프로그램 이수 권고 등 학생의 건강권 보호를 위한 대책 마련
    ※ 국민권익위원회 「아동·청소년 간접흡연 피해 방지방안」 (2020.12.7.) 제도개선 참조

• 약물 오·남용 예방교육을 위한 교육자료 공유
  - 약물 오·남용 예방교육자료 및 프로그램을 개발 시 학생건강정보센터(www.schoolhealth.kr)를 통해 공유하여 탑재된 약물남용 교육자료 적극 활용
    ※ 마약퇴치운동본부 협업 학교급별 동영상, 교사지도서 등 약물오남용 예방 교육자료 탑재('22.1월 예정)

• 보건실 구비 의약품에 대한 관리를 철저히 하고 불필요한 의약품 투여에 의한 오·남용 예방

나. 교원 연수를 통한 지도능력 배양 및 흡연학생 관리

• 연수기관에서는 교원 연수 시 흡연 등 약물 오·남용 예방교육 내용을 포함토록 하고, 필요한 경우 전문지도자 과정 운영
• 흡연 등에 중독된 학생은 보다 적극적으로 개입하여 금연할 수 있도록 관련 전문기관 등과 긴밀한 협력체계 구축

다. 식약처 등 전문부처와 연계한 교육·홍보 강화

• 교사 대상 마약류 등 약물 오·남용 예방 사이버 연수과정(중앙교육연수원) 제공
• 학생건강정보센터를 통한 학생 연령대별 맞춤형 예방교육 콘텐츠* 제공(연중)

* (초등 저)올바른 약물사용 생활습관, (초등 고)담배·술·마약 등의 성장에 미치는 영향, (중등)메칠페니데이트 등 의료용 마약류, (고등)신종마약, 필로폰 등 불법 마약류

출처 : 교육부 학생건강정보센터. 2022 학생건강증진 정책방향 교육부보고서, 2022

5) 감염병과 구강보건 관리

학교는 「감염병의 예방 및 관리에 관한 법률」, 「결핵예방법」 등에 명시된 질병을 관리하고 검사한다. 감염성이 있는 환자가 발생했을 경우 즉시 등교정지나 휴학을 조치하고 구강보건을 위해 구강위생, 치아위생, 상수불소처리, 불소도포로 우식예방활동 등을 펼친다.

6) 응급처치

학교는 천재지변과 안전사고 발생 시 응급처치를 할 수 있도록 비상약이 구비되어야 하며 필요할 경우 학부모와의 연락, 병원 후송 등이 원활히 이루어져야 한다.

4. 학교급식

우리나라의 학교급식은 1953년 전쟁으로 인한 결식아동을 돕기 위한 유니세프UNICEF의 구호사업으로 시작되었으며, 그 당시에는 빵과 우유의 배식 정도로 이루어졌다. 1981년 1월에 제정된 「학교급식법」 제2조에는 "학교급식이라 함은 이 법의 목적(학교급식 등에 관한 사항을 규정함으로써 학교급식의 질을 향상시키고 학생의 건전한 심신의 발달과 국민 식생활 개선에 기여함)을 달성하기 위하여 학교 안에 급식시설과 설비를 갖추고 당해 학교 또는 인접 학교의 학생에 대해 실시하는 급식과 특별시·광역시·도 교육감 또는 교육장이 공동 급식시설을 설치하여 관할구역의 각급 학교 학생에 대해 실시하는 급식을 말한다."라고 규정하고 있다.

학교급식은 성장기 학생들의 건강을 유지하고 증진시켜 국민의 체위를 향상시키고 영양을 개선하는 등 심신의 건강한 발달을 통해 튼튼한 성인으로 자랄 수 있게 하며 편식의 교정과 올바른 식생활 개선, 공공예절을 생활화하여 사회성을 키울 수 있다.

5. 보건교육

보건교육은 가장 적은 투자로 장기간의 효과를 기대할 수 있는 영역이며, 공중보건은 처음부터 끝까지 이 보건교육과 관련이 깊다. 그만큼 교육의 중요성이 크다고 할 수 있다.

1) 보건교육의 정의와 목적

학교에서 실시하는 보건교육은 학생들이 정신적·육체적으로 건강하고 행복한 가정생활과 사회생활을 할 수 있도록 필요한 보건지식을 이해·습득시켜 생활에 적용하게 하는 건강보전의 지식과 태도를 육성하는 활동이다.

2) 보건교육 방법

(1) 대상 중심

대상별 보건교육에는 개인접촉방법과 집단접촉방법이 있다 표 9-1.

표 9-1 **대상 중심의 보건교육 방법**

구분	개인접촉방법(대화식 교육방법)	집단접촉방법
특징	개발도상국에서 꼭 필요	강연회 이용
세부방법	• 가정방문 • 건강상담 • 진찰 • 전화 • 편지	• 집단토론free(group) discussion : 10~20명이 모여 의견 종합 • 심포지엄symposium : 여러 명의 전문가가 강연하는 형태로 청중도 전문지식 필요(학술대회) • 패널 토의panel discussion : 사회자의 진행 아래 몇 사람의 전문가가 청중 앞에서 자유롭게 토론(심야토론) • 버즈세션buzz session : 분임(분담)토의, 6-6법 • 실연role playing : 시청각 교육방법 중 가장 효율적
장점	가장 효과적이고 필요한 방법	조직적, 강력한 여론 형성 가능
단점	인원, 경비, 시간 소모	개인별 맞춤형 교육 불가능

(2) 활자매체 중심

매체를 중심으로 하는 방식은 일방적인 교훈식의 대중접촉방법으로 영화나 슬라이드 상영, 팸플릿·리플릿·포스터 배포, 녹음 등을 비롯하여 신문, 텔레비전, 라디오 등이 이용된다. 피교육자가 행동으로 옮기는 데는 시간이 소요되나 넓은 지역으로 지속적이고 조직적인 교육이 가능하며 강력한 여론을 형성할 수 있다.

- 팸플릿pamphlet : 10페이지 이내의 소책자

- 리플릿leaflet : 2~3매로 접는 얇은 책자
- 광고지 : 1매

(3) 과정 중심

보건교육은 사회적 과정의 하나로서 지도교육, 조정, 조직의 3단계로 구분되며, 이러한 과정은 인간관계와 사회관계의 연쇄작용으로서 지역사회의 사람, 기관, 단체의 유기적인 조직활동이라 할 수 있다.

3) 보건교육의 계획과 평가

학교에서 이루어지는 보건교육뿐 아니라 사회구성원의 보건교육은 국가 및 국민의 건강과 깊은 관계가 있으므로 그 계획에 신중을 기해야 하며, 반드시 진행과정을 평가하여 차후 교육에 지침과 자료가 되도록 해야 한다.

(1) 보건교육의 계획

세계보건기구에서는 보건교육을 처음부터 전체 보건사업과 함께 계획하되 사전에 지역사회의 진단, 주민의 참여와 지역사회 인재 및 자원의 파악, 지도자 발견, 지역 개업의사와 공공기관 협력 등의 확보를 권고하고 있다. 이와 함께 시범사업을 통해 목표와 계획을 확대하며 전문가의 역할, 예산의 뒷받침 등의 계획이 필요하다고 명시하고 있다.

(2) 보건교육의 평가

보건교육은 기록과 보고서, 설문지, 관찰, 면접, 토의, 조사, 사진, 통계자료, 감정표 등을 이용하여 명확한 목표의 기준 아래 객관적으로 평가하며, 보건계획자와 사업참여자 등에 의해 장단점을 파악하고 계속적으로 시행해야 한다. 평가를 위한 측정기준은 명확히 명시하고 결과보고서를 잘 정리하여 교육자료가 될 수 있도록 한다. 평가내용으로는 보건교육활동의 적합성, 교육대상 선정의 적절성, 보건에 대한 지식, 태도와 습관의 변화 등이 있으며 자체에 대한 평가, 교육활동에 대한 평가, 보건교육결과에 대한 평가를 실시한다.

CHAPTER

10

모자보건과 노인보건

1. 모자보건 | 2. 노인보건

CHAPTER

10

생각해보기

인간은 태아기를 보내고 탄생하여 영아기, 유아기, 아동기, 청소년기, 성인기, 노인기를 거치며 살아간다. 최근 출산율이 크게 낮아져 영유아는 감소하고 노인은 증가하고 있어 출산장려 대책이 강구되고 있다. 출산율을 높여 영유아인구를 단순히 수적으로 증가시키기보다는 건강하게 태어나 성장할 수 있는 정책 또한 필요하다.

노인층에 대해서도 의무감에 의한 부양보다는 스스로 건강을 유지하고 삶을 즐기며 생활할 수 있는 정책이 마련되어야 한다.

1. 모자보건

모자보건은 임신·분만·수유기의 여성과 태아, 신생아(생후 1개월), 영아(생후 12개월 미만), 유아(1~6세)를 대상으로 한다. 통계청의 자료에 의하면 출산율의 감소로 영유아(0~6세)는 점차 감소하고, 노인(65세 이상)은 증가하고 있어 그림 10-1 국가의 노동력과 노인부양을 위한 인구를 확보하고자 출산장려대책이 강구되고 있다.

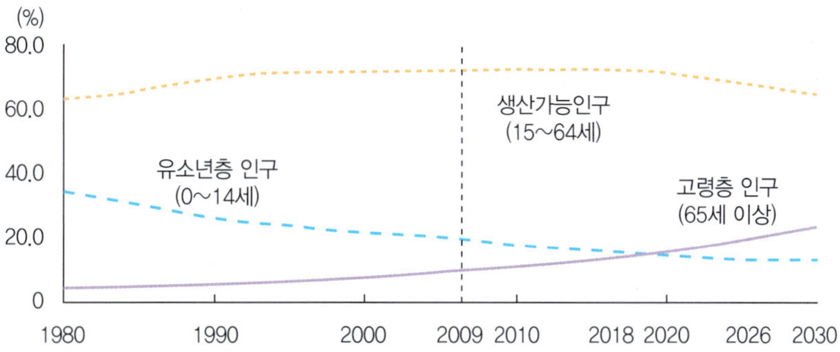

그림 10-1 우리나라 연령계층별 인구구성비 추이
출처 : 통계청. 2009 고령자통계, 2010

「모자보건법」에서는 "임산부란 임신 중이거나 분만 후 6개월 미만인 여성, 모성이란 임산부와 가임기 여성"이라고 규정하고 있다. 이 법에 의하면 모자보건은 모성과 영유아의 생명과 건강을 보호하고 건전한 자녀의 출산과 양육을 도모함으로써 국민보건의 향상에 이바지함을 목적으로 한다. 모자보건은 국가의 보건수준을 나타내는 지표로 사용되며, 모성보건과 영유아보건으로 구분한다.

1) 모자보건의 중요성

① 모성과 영유아의 건강은 국민 재생산력과 다음 세대 인구자질의 향상에 영향을 준다.
② 모자보건 대상인구가 전체 인구의 60~70%를 차지한다.
③ 임산부와 영유아는 질병에 걸리기 쉽다.
④ 모자보건 대상의 건강은 예방사업을 통해 관리가 가능하다.

⑤ 어린이는 무한한 가능성을 지닌 국가의 귀한 인적 자원이다.

⑥ 어린이의 질병을 적기에 치료하지 않으면 사망률이 높고 치료 후에라도 영구적 장애가 나타날 수 있다.

2) 모자보건사업

「모자보건법」에 의하면, "모자보건사업이란 모성과 영유아에게 전문적인 보건의료서비스 및 그와 관련된 정보를 제공하고, 모성의 생식건강生殖健康관리와 임신·출산·양육 지원을 통해 이들이 신체적·정신적·사회적으로 건강을 유지하게 하는 사업"을 말한다. 보건소의 모자보건기구에서는 다음과 같은 내용의 모자보건사업을 시행하고 있다.

① 모성의 생식건강 관리와 건강증진 프로그램 개발

② 임산부의 산전·산후관리 및 분만관리와 응급처치

③ 영유아의 건강관리와 예방접종

④ 부인과 질병 및 그에 관련되는 질병 예방

⑤ 심신장애아의 발생 예방과 건강관리

⑥ 성교육과 성상담 및 보건에 관한 지도, 교육, 연구, 홍보와 통계관리

3) 모자보건지표

모자보건의 수준은 여러 가지 지표로 비교할 수 있다. 지표로 사용하는 통계자료로는 출생률, 사산율, 사망률, 영아사망률, 모성사망률, 신생아사망률, 영아후기사망률, 주산기사망률, 유아사망률, 출산율 등이 있다.

(1) 영아사망률 · 신생아사망률 · 영아후기사망률

영아사망률은 출생아 1,000명 중 1년 미만에 사망한 아이의 수를 말한다. 출생아 1,000명 중 생후 28일 미만에 사망한 아이의 수는 신생아사망률이며, 출생아 1,000명 중 생후 28일 이후 1년 미만에 사망한 아이의 수는 영아후기사망률이라 한다.

개발도상국의 경우 영아사망률이 높은 편으로, 모성의 잦은 출산과 영양부족으로 초래된 신생아의 불량한 건강상태, 출산 후 영양결핍이나 감염, 고위험 영아의 생존 유지에

필요한 의료기술 부족 등이 원인이 되고 있다. 영아사망률은 모성의 영양과 건강관리, 가족계획, 영아의 예방접종과 건강관리 등을 통해 감소시킬 수 있다.

$$\text{영아사망률} = \frac{\text{1년 미만에 사망한 아이의 수}}{\text{1년간의 출생자 수}} \times 1{,}000$$

$$\text{신생아사망률} = \frac{\text{28일 미만에 사망한 아이의 수}}{\text{1년간의 출생자 수}} \times 1{,}000$$

$$\text{영아후기사망률} = \frac{\text{생후 28일~1년 미만에 사망한 아이의 수}}{\text{1년간의 출생자 수}} \times 1{,}000$$

(2) 사산율

아이가 임신 28주 이후에 죽어서 태어나는 경우를 사산이라고 하며, 사산율은 사산아와 출산아를 포함하여 1,000명 중 사산아의 수로 나타낸다.

$$\text{사산율} = \frac{\text{28주 이후의 사산아 수}}{\text{출생아 수} + \text{사산아 수}} \times 1{,}000$$

(3) 주산기사망률

주산기는 임신 28주 이후부터 출생 후 7일 이내를 말한다. 28주 이후 사산아와 출산아를 포함하여 1,000명 중 임신 28주 이후 사망한 아이와 출생 7일 이내에 사망한 아이를 합한 수를 주산기사망률이라고 한다.

$$\text{주산기사망률} = \frac{\text{28주 이후의 사산아 수} + \text{출생 7일 이내 사망아 수}}{\text{1년간 출생아 수} + \text{28주 이상의 사산아 수}} \times 1{,}000$$

(4) 모성사망률

세계보건기구는 임신 중이나 분만 후 42일 이내에 발생하는 임부 또는 산모의 사망을 모성사망으로 정의한다. 임신 중 감염병과 만성 질환 및 사고에 의한 사망은 포함되지 않으며, 임신과 출산 또는 산욕중의 합병증으로 인한 사망의 경우에만 모성사망이라고 한다. 모성사망률은 15~49세 가임기 여성 10,000명당 모성사망 수로 표시한다. 모성사망비는 출생아 10만 명당 모성사망 수로 표시하는데, 동일 인구집단 간의 비교가 아니므로 비율로 나타낸다.

$$모성사망률 = \frac{임신 \cdot 분만 \cdot 산욕기\ 합병증으로\ 사망한\ 모성\ 수}{1년간\ 출생아\ 수} \times 10,000$$

$$모성사망비 = \frac{임신 \cdot 분만 \cdot 산욕기\ 합병증으로\ 사망한\ 모성\ 수}{가임기(15 \sim 49세)\ 여성\ 수} \times 100,000$$

4) 건강한 출산의 저해요인

(1) 고령의 임신과 출산

35세 이후의 임신과 출산을 말하며 임신성 당뇨와 고혈압, 선천성 기형아 출산, 자연유산율 증가 등을 유발할 수 있다.

(2) 10대의 임신과 출산

신체가 미성숙한 상태에서 임신을 하게 되면 건강한 아이의 출산이 어렵다. 임신중독증으로 인한 저체중아 출산빈도도 높다.

(3) 임신중독증

임신 7~8개월에 발병 가능성이 크며 고혈압, 단백뇨, 부종 등의 증상이 나타난다. 우리나라의 경우 발병률이 5~8%인데 출혈 및 감염과 함께 임산부의 3대 사망원인이며, 조산과 사산의 위험이 높고 산모는 시력을 상실할 가능성이 크다.

(4) 흡연

임신부의 흡연은 태아로의 산소공급을 방해하고, 담배연기의 유독성분이 태아의 뇌를 손상시킬 수 있다. 유아돌연사증후군의 위험이 증가하고 저체중, 선천성 기형, 발육지체, 신경장애 등의 문제가 있는 아이를 출산할 가능성도 높아진다.

5) 모성보건

모성은 일반적으로 임신이 가능한 15~49세의 여성을 의미하지만 좁은 의미에서는 임신, 분만, 수유기에 있는 임산부를 뜻한다. 따라서 모성보건사업은 임신, 분만, 수유와 관련된 질병의 예방에 중점을 두어 산전관리, 분만관리, 산후관리를 실시한다.

(1) 산전관리

산전관리는 임부와 태아는 물론 그 가족의 신체적·정신적 건강의 유지에도 관심을 두어 건강한 아이를 분만하도록 도와주는 것이다. 임신은 자연현상이지만 산모에게 합병증이 생길 수 있으며 조산, 태아성장 지연, 사산의 위험도 있다. 분만과정에서 또는 출산 후 산모나 신생아에게 문제가 발생할 수도 있다. 이러한 위험을 예방하거나 조기에 발견하여 적절한 조치를 취하면 산모와 태아를 보호할 수 있으므로 산전관리는 매우 중요하다. 산전관리는 정기적인 건강진단을 통해 가능한데, 임신 29주까지는 4주에 1회, 29주 이후부터 36주까지는 2주에 1회, 37주 이후부터는 1주일에 1회 검진하는 것이 바람직하다.

① 임신 중 일반 건강진단 내용

- 기초신체와 건강검사 : 신장, 체중, 체온, 혈압, 맥박, 호흡, 혈액형, Rh인자를 측정하고 소변검사, 혈액검사, 매독혈청검사를 실시한다.
- 일반적 질병력 확인 : 산모의 과거 병력과 현재 앓고 있는 질환, 특히 출산에 영향이 있는 결핵, 당뇨, 갑상선기능이상, 심장병, 고혈압, 성병 등을 확인한다.
- 월경력 확인 : 월경주기, 최종월경일, 분만예정일을 확인한다.
- 산과력 확인 : 임신과 분만 횟수, 인공유산과 자연유산 횟수, 사산·기형·저체중 출산 경험, 임신 합병증 여부, 자연분만과 제왕절개분만 여부를 확인한다.
- 출산 관련 검사 : 태아의 심음, 태위, 자궁저의 높이, 자궁경부의 상태를 확인하고 기형아검사와 양수검사를 실시한다.

② 영양관리

임신부는 자신의 건강 유지와 태아의 성장을 고려하여 충분한 영양을 섭취해야 한다. 평소보다 열량과 주요 영양소의 필요량이 증가하게 되는데, 임신부는 식사의 질이 양보다 중요하므로 영양섭취기준에 따라 다음과 같이 필요한 양을 섭취하는 것이 좋다.

- 에너지(열량) : 임신 중에는 기초대사량 증가, 태아와 태반의 성장, 자궁과 유방조직의 증식 등으로 1일 에너지필요량이 증가한다. 임신 초기(1분기)에는 증가하지 않으며, 중기(2분기)에는 340kcal, 말기(3분기)에는 450kcal를 추가한다.
- 탄수화물 : 임신 중 모체에 고혈당 증세가 있는 경우 과체중의 혈중 인슐린 농도가 높

은 아이를 출산할 가능성이 있다. 따라서 임신부라도 모든 연령층과 동일하게 총 에너지섭취량 중 55~65%를 탄수화물로 공급받는 것을 권장한다. 식이섬유가 많은 식물성식품을 섭취하면 변비를 막고 파이토케미컬을 섭취할 수 있어 건강에 유익하다.

- 단백질 : 1일 단백질필요량은 임신 초기(1분기)에는 적으나 후반기에는 증가한다. 평소에 비해 임신 중기(2분기)에는 15g, 말기(3분기)에는 30g의 단백질을 더 섭취해야 한다.
- 지방 : EPA나 DHA와 같은 n-3 지방산은 태아의 뇌와 망막조직의 발달에 필요하고 자궁수축을 방지하여 조산을 예방할 수 있으므로 임신 중에 n-3 지방산이 풍부한 등푸른생선을 섭취하는 것이 좋다.
- 무기질 : 2020년 한국인 영양소섭취기준에 따르면, 임신기에 칼슘섭취량을 추가할 필요는 없다. 우유 및 유제품과 뼈째먹는 생선 등을 많이 섭취하면서 여자 성인 각 연령대별 권장섭취량을 충족하도록 한다. 임신 중에는 월경이 중단되고 철 흡수율이 증가하지만 임신성 빈혈이 많이 발생한다. 임신을 하면 태아발육, 태반형성, 모체 적혈구 증가, 분만 시 출혈 등으로 철의 필요량이 증가하는데, 임신기간에는 10mg을 더 섭취한다. 붉은살코기, 동물의 간, 난류, 녹색 채소 등이 철의 좋은 식품급원이다. 식품을 통한 철 섭취가 어렵다면 임신 말기에는 철 보충제를 복용하는 것이 좋다. 임신 중 아연이 부족할 경우에는 조산아 출산, 출산 중 용혈, 진통시간 연장 등의 문제가 생길 수 있으므로 임신 전보다 하루에 2.5mg을 더 섭취하는 것이 좋다.
- 비타민 : 비타민 A는 태아의 성장, 세포분화, 정상적인 발달에 필요하며 비타민 D는 칼슘 흡수에 필수적이다. 비타민 C는 성장에 꼭 필요한 콜라겐 합성에 관여하며 티아민, 리보플라빈, 니아신은 에너지대사와 관련이 있어 임신 중에 더 섭취해야 한다. 특히 엽산은 태반 형성을 위한 세포증식, 적혈구 생성, 태아의 성장 등과 관련이 있는데 임신 초기에는 세포분열이 활발하므로 임신 전부터 엽산 섭취에 신경을 써야 한다.

(2) 분만관리

분만은 자궁 내에 있던 태아와 그 부속물이 모체 밖으로 배출되는 현상이다. 산모와 태아의 안전한 분만과 건강을 위해 분만관리가 필요하다. 산모와 가족에게 분만의 시작을 구별하는 방법과 병원에 가야 하는 시간 등을 주지시키고— 산모가 공포감이 없는 상태에서 정신적·신체적으로 편안하게 분만에 임하도록 교육한다.

(3) 산후관리

모체는 분만으로 인해 신체기능에 변화가 발생한다. 이 변화를 임신 전의 상태로 회복하는 기간을 산욕기라고 하며, 분만 후 6주까지가 이에 해당한다.

① 산욕기관리

산욕기에는 모체의 신체적·정신적 건강관리와 일상생활에 적응할 수 있는 생활관리가 필요하다. 분만 후에는 충분한 수면과 안정이 필요하며, 특별한 문제가 없는 경우 간단한 샤워는 가능하므로 몸을 청결하게 유지하도록 한다. 산후 운동은 몸에 무리가 가지 않는 범위 내에서 실시하며, 출산 후 6개월까지는 심한 운동을 피하는 것이 좋다.

출산 후에는 눈물이 나고 잠이 잘 오지 않으며 식욕이 없고 부정적인 생각을 하게 되기도 하는데 이를 산후우울증이라고 한다. 출산 직후 호르몬의 변화와 육아로 인한 스트레스가 원인으로 출산 2주에서 수개월까지 지속되기도 한다. 산후우울증은 가족이나 전문가의 도움을 받아 조속히 치료하는 것이 바람직하다.

② 수유관리

분만 후 2~3일경부터 모유분비가 시작되는데 처음 분비되는 모유를 초유라고 한다. 초유는 노랗게 일주일 정도 분비되며, 면역물질이 함유되어 있어 신생아에게 반드시 먹여야 한다. 모유수유는 산모나 아이 모두에게 힘든 일이므로 다음 사항에 주의하여 실시한다.

- 수유 전에 산모의 손과 유방은 따뜻한 물로 씻고, 유두에는 비누질을 하지 않는다.
- 수유 시에는 양쪽을 번갈아 먹이는데, 처음에는 5분씩 먹이고 시간을 차츰 늘려 한쪽 유방을 완전히 비우는 것이 유즙 분비를 촉진하는 데 효과적이다.

6) 영유아보건

영유아는 출생 후 6세 미만의 취학전 아동을 말한다. 생후 7일까지는 초생아, 생후 28일 이내의 영유아는 신생아, 생후 1년 미만은 영아, 만 1세 이상부터 초등학교 취학 전인 6세 미만까지는 유아라고 한다. 초생아, 신생아, 영아는 모성의 영향을 가장 많이 받으며 유아는 사고사가 많아 사고관리가 중요하다.

영유아보건의 목적은 영유아의 신체적 발육과 정서적 성장을 촉진하고 영양부족과 감염으로 인한 질병을 예방하며 조산아, 불구아, 심신장애아 등을 조기에 발견하여 치료 및 교정함으로써 건강한 성인이 되도록 하는 데 있다. 보건복지부에서는 영유아의 사망과 장애를 사전에 예방하기 위해 다음과 같은 사업과 제도를 실시한다.

예방접종사업

2009년 3월부터 필수예방접종비용을 국가가 지원한다. 만 12세 이하의 모든 어린이를 대상으로 하며, 지정의료기관에서 예방접종 시 무료이다.

(1) 영유아의 장애 예방과 미숙아 관리체계 강화

① 선천성 대사이상 검사와 환아관리

한국인에게 발생빈도가 높은 선천성 대사이상 검사 6종(페닐케톤뇨증, 갑상선기능저하증, 호모시스틴뇨증, 단풍당뇨증, 갈락토스혈증, 선천성 부신기능항진증)을 모든 신생아에게 무료로 실시하고 검사 결과 대사이상 환아로 확진 시 특수조제 분유, 의료비, 저단백밥을 지원한다.

② 신생아 청각선별검사 지원

선천성 난청으로 인한 언어발달 장애 및 사회부적응 등의 후유증을 최소화하기 위해 신생아 청각선별검사(신생아 난청 조기진단)를 실시한다. 모든 신생아를 대상으로 실시하지는 못하고 있으나 점차 대상인원을 확대할 예정이며, 난청 확진 시 재활치료를 실시한다.

③ 미숙아와 선천성 이상아 등록관리 및 의료비 지원

미숙아와 선천성 이상아의 집중치료에 따른 과다한 의료비 지출로 치료를 포기하거나 치료시기가 지연되면서 발생하는 장애와 영아사망을 예방하고자 의료비를 지원한다. 미숙아와 선천성 이상아의 출생을 보고받은 보건소에서는 등록카드를 작성하여 등록한 후 의료기관과 긴밀히 연계하여 퇴원한 후에도 지속적이고 종합적인 관리가 이루어지도록 한다.

(2) 모유수유 클리닉 운영과 모유먹이기 홍보사업

모유수유의 중요성을 인식시키고 모유수유 실천율을 높이기 위해 교육, 홍보, 캠페인을 전개한다. 지역보건소는 모유수유 교육, 간담회, 상담 사이트 운영 등 지역의 실정에 맞는 모유수유 클리닉을 운영한다.

7) 영양플러스사업

영양플러스사업은 최저생계비 대비 200% 미만의 임산부(임신·출산·수유부)와 영유아 중 영양위험요인을 가진 것으로 판정된 경우를 대상으로 실시한다. 일정 기간 영양교육과 상담을 실시하고 특정 보충식품을 제공하여 대상자들의 영양상태를 개선하고 개인 스스로 식생활관리 능력을 함양시키기 위한 국가영양지원사업이다.

(1) 사업실시 현황

2005년에 3개 보건소 1,404명을 대상으로 시범사업을 시작하였다. 2006년에는 15개 보건소에서 6,908명, 2007년에는 20개 보건소에서 11,162명을 대상으로 시범사업을 실시하였다. 2008년에는 153개 보건소에서 46,047명이, 2009년에는 245개 보건소에서 40,114명이 참여하였는데 빈혈유병률이 감소하고 영양상태의 개선효과가 큰 것으로 나타났다. 2019년 기준으로 전국 17개 시·도 252개 보건소에서 사업을 실시하고 있다(경북 울릉군, 인천 옹진군 제외).

(2) 사업대상자와 자격기간

사업대상자는 영아, 유아, 임신부, 출산부, 혼합수유부, 완전모유수유부이며 이에 따른 자격기간은 표 10-1과 같다.

표 10-1 **영양플러스사업의 대상자와 자격기간**(정기적인 재평가 실시)

대상자	자격기간
영아	생후 만 12개월까지
유아	생후 만 5세까지(72개월 미만)+6개월 간격 재심사
임신부	임신 확인 시점부터 출산 후 6주까지
출산부	출산 후 6개월까지
혼합수유부	출산 후 12개월까지(7개월부터는 보충식품으로 우유만 지급)
완전모유수유부	출산 후 12개월까지

(3) 식품패키지별 식품제공량

사업대상자에게 지원되는 식품패키지별 식품의 제공량은 표 10-2를 참고로 하여 필요한 식품의 양을 결정하고 대상자에게 한달에 2~3회씩 제공한다.

표 10-2 식품패키지별 식품제공량 (1인 1일 환산치)

식품명		식품패키지 I (영아, 0~5월)	식품패키지 II (영아, 6~12월)	식품패키지 III (1~5세 어린이)	식품패키지 IV (임신·수유부[1])	식품패키지 V (출산부)	식품패키지 VI (완전모유수유)
조제분유[2]		필요량 1/2	필요량 1/2				
쌀			45g	45g	90g	90g	90g
감자			25g	25g	50g	50g	0g
달걀[3]			50g(노른자)[4]	50g	50g	50g	50g
우유				400mL	400mL	200mL	400mL
검정콩				10g	15g	15g	15g
김				3g	3g	3g	3g
미역					2.5g	2.5g	2.5g
당근			18g	18g	35g	35g	35g
참치통조림							30g
귤/오렌지주스							귤 中 1개 주스 200mL
대체식품							
쌀	현미			30g	45g	45g	45g
	보리			30g	45g	45g	45g
감자	국수			100g/주	200g/주	200g/주	200g/주
	고구마			25g	50g	50g	50g
검은콩	시리얼			30g	30g	30g	30g
	참치통조림			10g	15g	15g	–[5]
	붉은팥			10g	10g	10g	10g
당근	애호박 또는 서양호박		18g	18g	35g	35g	35g
영아용 생식품 대체	이유식(분말)		필요한 경우 하루 표준량의 1/2 이하				

1) 혼합수유부의 경우 출산 후 7개월째부터 보충식품은 우유만 제공
2) 모유수유를 우선적으로 권장하며, 조제유필요량에 따라 제품에 표기된 권장섭취량의 1/2까지 제공
3) 달걀 50g은 달걀 1개로 계산하여 공급
4) 전란을 지급하되 영아는 노른자만 먹도록 교육
5) 패키지 VI에서는 참치통조림이 기본 패키지식품이므로 검은콩의 대체 적용 불가
※ 본 제공량은 한국영양학회의 한국인 영양섭취기준(2005)에 수록된 식사구성안의 식사분량과 한국보건산업진흥원의 식품표시 참고량 및 1회 분량(2004)의 자료를 활용하여 작성되었다.

2. 노인보건

유엔UN은 65세 이상 인구가 전체 인구의 7% 이상이면 고령화사회, 14% 이상은 고령사회, 20% 이상이면 초고령사회로 규정하고 있다. 우리나라는 2000년 고령화사회에 접어들었으며 2018년에는 고령사회, 2026년에는 초고령사회에 진입할 것으로 예상된다(표 7-8 참조). 이렇듯 급격한 고령화로 노인인구가 급증하고 있어 노인부양지수 또한 현저히 높아지고 있다. 2000년에는 생산인구 10명당 노인 1명을 부양해야 했던 것이 2020년에는 생산인구 5명당 노인 1명으로 그 부담이 늘어났다. 더구나 도시화와 산업화에 따른 급격한 사회 변화로 핵가족화, 여성의 사회진출, 출산율 저하, 이혼율 증가 등 노인에 대한 가족지지 기반이 취약해지고 있어 이들을 위한 대책이 시급한 실정이다.

현재 우리나라는 기대수명이 남자는 76.5세, 여자는 83.3세로 OECD 국가의 평균기대수명(남자 76.6세, 여자 82.1세)에 근접하고 있다(표 7-7 참조). 증가하고 있는 노인인구는 경제적 능력 부족, 질병 및 소외와 같은 사회문제의 대상이 되고 있다. 빈곤과 질병의 고통 속에서 외롭게 오래 사는 삶이 아니라 건강하고 즐겁게 노년을 살아갈 수 있는 국가 차원의 정책이 강구되어야 한다.

1) 노화의 일반적 특징

(1) 신체조직의 변화

노화가 진행될수록 신체를 구성하는 세포 수가 감소하는데, 70세의 경우 20~30세 때의 2/3 정도가 된다. 성장한 뒤에는 세포분열이 불가능한 신경세포와 근육세포는 손상이나 노화로 파괴되면 더 이상 새로운 세포가 생성되지 않는다. 재생이 가능한 피부와 점막의 상피세포, 간, 신장 등도 재생의 속도와 효율이 낮아져 세포 수가 감소한다. 세포내액도 크게 감소하여 체내 수분함량이 줄어든다. 근육, 연조직, 골격의 양은 감소하고 지방은 증가하는 신체조성의 변화도 나타난다. 뼈의 세포 수 감소, 콜라겐 합성과 무기질 침착의 부족 등은 뼈의 질량을 감소시켜 뼈 속에 큰 구멍이 생기고, 긴 뼈는 두께가 얇아진다.

(2) 생리기능의 변화

기초대사율은 노화로 인한 활동세포 수의 감소로 20%가량 감소한다. 장기기능의 저하로 혈액의 헤모글로빈 농도, 적혈구와 백혈구의 함량도 감소한다. 노화가 진행되면 다음과 같은 생리기능의 변화가 발생한다.

① 순환기능 : 심장근육의 감소로 박동력이 약해지고, 동맥의 팽창능력 감소로 수축기 혈압은 상승한다.

② 호흡과 배설기능 : 폐와 신장은 기능 저하가 가장 큰 장기로서 총폐용량이 40%, 총폐활량이 50%까지 낮아지며 소변량이 감소한다.

③ 소화기능 : 타액, 위산, 소화효소의 분비가 감소하여 소화력이 떨어지고 장점막 위축과 모세혈관 수축 등의 영향으로 영양소 흡수율이 낮아진다.

④ 내분비기능 : 갑상선호르몬의 분비량은 변동이 없으나 성호르몬, 부갑상선호르몬, 인슐린의 분비능력은 감소한다.

⑤ 신경과 감각기능 : 신경세포의 위축, 피하지방조직의 감퇴, 피지선과 땀샘의 위축 등으로 피부가 탄력을 잃고 굵은 주름이 생기며 건조해진다. 사고력, 인식력, 시력이 저하되어 비판력과 모순 발견 능력이 크게 떨어지며 촉각, 미각, 후각도 둔화한다.

2) 노인성 질환

65세 이상 노인에게 유병률이 가장 높은 질환은 고혈압이며 그 다음이 관절염, 골다공증, 당뇨병, 만성 신장 질환이다. 노인의 질병은 노화에 따른 생리적 변화, 2가지 이상의 질병 공존, 복합적인 약물복용 등의 영향으로 그 증상과 진행이 전형적인 유형을 벗어나 복잡해진다. 노인성 질환은 이러한 점을 고려하여 치료와 관리가 이루어져야 한다.

(1) 고혈압

노인은 심장, 대동맥과 세동맥의 기능 저하로 수축기 혈압이 상승하고 외부에서 스트레스가 가해질 경우 고혈압이 발생하여 사망에 이르기도 한다. 고혈압은 심근경색, 뇌경색, 사지의 괴저, 복대동맥류 등을 초래하기도 한다. 뇌경색과 같은 뇌혈관 질환은 지체장애와 언어장애 등의 후유증을 남겨 활동에 많은 제한을 준다. 따라서 본인은 물론 가족과 사회에 심각한 문제로 작용한다.

(2) 당뇨병

노인의 당뇨병은 인슐린 비의존성으로 노화에 의한 포도당의 내구력 저하, 탄수화물 저장고인 근육층의 소실, 인슐린 분비 저하, 조직의 감수성 저하 등이 주요 원인이다. 이는 동맥경화증, 신경염, 관절염, 백내장 등의 합병증을 유발하므로 규칙적인 운동과 식사 조절을 통한 관리가 매우 중요하다.

(3) 골다공증

골다공증은 신체의 균형이 깨지고 뼈의 칼슘이 부족하여 뼈조직이 쉽게 파괴될 수 있는 상태로서 대부분 여자 노인에게 통증을 일으키고 활동에 제약을 주는 뼈질환이다. 요통, 관절통, 척추통 등 뼈가 쑤시는 통증은 골다공증과 관련된 자각증상일 수 있으며, 뼈조직의 손실로 척추가 굽거나 키가 줄어든다. 척추, 허리끝뼈, 손목뼈, 고관절에서 골절이 잘 발생한다.

(4) 관절염

노인에게 흔한 질병으로 활동 제한의 주요 원인이 된다. 우리나라 노인의 관절염 유병률은 대부분 골관절염(퇴행성 관절염)이 차지한다. 골관절염은 비만 시에 악화되므로 적절한 신체운동과 식사조절을 통해 체중관리를 해야 한다.

(5) 노인성 치매

치매는 노화로 인해 뇌의 기능이 저하되어 나타나는 무능상태이다. 노인의 생리적·환경적 조건에 따라 뇌기능이 손상되면 언어, 인지력, 성격 등에 장애가 나타난다. 보건복지부 자료에 의하면 2010년 65세이상 노인의 8.7%가 치매로 조사되었으며, 2015년은 9.8% 2020년에는 10.4%로 지속적인 증가추세가 예상되고 있다 표 10-3.

치매의 원인은 다양하지만 우리나라의 노인은 알츠하이머병이 가장 많다. 노인의 경우 스트레스 후에 기억장애를 경험하기 시작하면 치매에 대한 조기진단을 받아 보는 것이 좋다. 노년에 흔한 대부분의 대사성이나 혈관성 질환들이 치매의 위험인자가 된다. 따라서 이와 같은 신체적 질환을 철저히 관리하는 것이 치매 예방에 중요하다.

표 10-3 **노인인구와 치매인구 추이 및 전망**

(단위 : 천 명, %)

구분	2010년	2015년	2020년	2024년	2030년	2050년
노인인구 (65세 이상)	5,424	6,624	8,084	9,834	12,691	17,991
치매인구 (65세 이상)	474	648	840	840	1,272	2,710
유병률(%)	8.7	9.8	10.4	10.2	10.0	15.1

출처 : 보건복지부, 2012년 치매유병률 조사. 분당서울대학교병원

3) 노인의 질병예방과 건강증진

(1) 노인의 건강검진

① 사업목적

노인성 질환을 조기에 발견하고 치료하여 노인건강의 유지와 증진을 도모함으로써 건강하고 활기찬 노후생활을 보장한다.

② 실시대상

시·군·구 관할구역에 거주하는 만 65세 이상의 의료급여 수급권자 중 노인건강진단 희망자, 보건소장이 노인건강진단이 필요하다고 인정하는 자를 대상으로 한다. 단, 치매와 안 검진은 60세 이상이 대상이다.

노인 건강진단에서 제외되는 경우

- 수검자 중 건강한 사람
- 국민건강보험공단의 건강검진수검으로 가능한 건강보험 가입자
- 66세가 되어 생애전환기 건강검진으로 수검이 가능한 의료급여 수급자

③ 건강검진방법

2년에 1회 이상 국·공립병원, 보건소 또는 노인전문병원, 요양기관 및 의료급여기관에서 건강진단을 받을 수 있다.

노인건강진단은 1차 건강검진에서 13개 항목의 기본 검사를 실시한다. 검사 결과, 질환 의심자에 대해서는 30개 항목의 정밀검사인 2차 건강검진을 받도록 한다 표 10-4.

표 10-4 **노인건강진단 항목**

구분			진단항목
1차	기본진료		1. 진찰(시진, 청진, 촉진, 문진) 2. 체위검사(신장, 체중, 근거리 및 원거리 시력, 청력, 혈압) 3. 치과검사(우식증, 결손치, 치주질환)
	혈액검사		1. 혈색소 2. 총콜레스테롤 3. 혈청GOT 4. 혈청GTP 5. 혈당 6. 매독[1]
	기타검사		1. 요검사(요당, 요단백, 요잠혈, 임질, 클라미디아감염증[2]) 2. 안검사(정밀안저검사, 양측) 3. 간이인지기능검사MMSE 4. 흉부 X선 간접촬영
2차	기본진료		1. 진찰(시진, 청진, 촉진, 문진)
	흉부질환, 기타 흉부질환		1. 흉부 X선 직접촬영 2. 결핵균 집균도말검사
	순환계 질환	고혈압	1. 혈압 2. 정밀안저검사(양측) 3. 심전도 검사
		고지혈증	1. 혈압 2. 트리그리세라이드 3. HDL 콜레스테롤
	간질환		1. 총단백 2. 알부민 3. 알칼라인포스파타아제 4. 총빌리루빈(총·직접) 5. 유산탈수소효소LDH 6. 알파휘토단백
	신장질환		1. 요침사 현미경 검사 2. 요산 3. 크레아티닌 4. 요소·질소
	빈혈		1. 헤마토크리트 2. 백혈구 수 3. 적혈구 수
	당뇨질환		1. 식전혈당(FBS) 2. 식후혈당(PPS)
	안질환		1. 안압검사 2. 각막곡률 검사 3. 굴절 및 조절검사
	치매		1. 치매척도 검사(GDS 또는 CDR)
	골다공증 검사		1. 양방사선(광자) 골밀도검사
	낙상검사		1. 하지기능, 평형성

1) 매독, 임질, 클라미디아감염증의 경우 희망자에 한해 실시
2) 임질과 클라미디아감염증의 경우 소변검체 검사가 가능한 보건소에서만 실시

성매개 감염(매독, 임질, 클라미디아감염증)

- 의료기관검진자 : 매독검사만 실시한다.
- 보건소검진자 : 매독, 임질, 클라미디아감염증 검사를 실시한다.
- 임질과 클라미디아감염증은 소변검체로 검사가 가능한 보건소에서만 실시한다.

④ 유질환자 사후관리체계

검사 후 유질환자에게는 보건소의 등록관리 및 공공의료기관과의 연계에 의한 의료서비스를 체계적으로 제공하여 노인병의 예방과 치료에 노력한다.

- 성매개감염병 지원 : 성매개감염병 유질환자의 경우에는 보건소에서 무료로 치료를 지원한다.
- 치매 관련 지원 : 치매가 의심되는 경우에는 선별검사 후 보건소와 협약한 거점병원에서 무료진단검사를 받을 수 있도록 조치한다. 치매진단을 받은 노인은 보건소의 치매상담센터에 등록시켜 관리한다. 치매치료제를 복용하는 자는 소득수준에 따라 본인 신청 시 치매치료비(연 36만 원)를 지원한다.
- 안질환 관련 지원 : 안검진사업은 저소득층 노인(대상자 단계적 확대)을 대상으로 실시한다. 노인의 안질환을 조기에 발견하고 적기에 치료하여 실명을 예방하고 일상생활이 가능한 시력을 유지하도록 지원한다. 검사 결과, 안경이나 돋보기가 필요한 노인에게는 해당 물품을 제공하고, 백내장 등 개안수술이 필요한 경우 수술비 본인부담금을 전액 지원한다.
- 치과 관련 지원 : 치과진료가 필요한 노인은 노인구강보건사업과 연계하여 진료를 받을 수 있도록 한다.

(2) 치매예방관리사업

우리나라의 65세 이상 노인인구는 2021년 기준으로 우리나라 65세 이상 노인 중 10.3%인 88만 명 정도가 치매이고, 노인인구 증가에 따라 치매노인은 지속적으로 증가할 것이다. 치매는 본인은 물론 가족에게도 정신적·육체적·경제적으로 심각한 부담을 준다. 우리나라는 전체 치매 환자의 2/3 이상이 적절한 진단이나 치료 없이 단순보호 또는 방치상태에 놓여 있다. 치매는 무엇보다 조기진단과 치료가 중요함에도 불구하고 치매에 대한 인식 부족으로 진단과 치료의 적기를 놓쳐 가정과 사회의 심리적·경제적 부담이 가중되고 있다. 이에 정부는 치매의 조기발견과 예방 강화, 종합적·체계적 치료관리 지원, 가족의 부양부담 경감과 부정적 인식·편견 개선, 효과적인 치매관리사업 추진을 위한 인프라 구축 등 치매종합관리대책을 추진해 나가고 있다.

치매 국가책임제

치매 국가책임제는 치매에 대한 조기진단과 예방부터 상담·사례관리, 의료지원까지 종합적 치매지원체계를 구축하여 치매안심사회를 만들어 나가겠다는 계획이다. 보건복지부는 2017년 12월부터 전국 252개 보건소에 치매안심센터를 설치하고 다음과 같이 시행한다는 계획을 발표하였다.

- 치매어르신과 가족들이 1:1 맞춤형 상담, 검진, 관리, 서비스 연결까지 통합적인 지원을 받는다.
- 치매안심센터 내부에 치매단기쉼터와 치매카페를 만든다. 이를 통해 치매어르신의 초기 안정화와 치매가 악화되는 것을 최대한 막고, 치매가족의 정서적 지지 기반이 되어준다.
- 치매안심센터에서 받은 상담과 사례관리 내역은 '치매노인등록관리시스템'을 통해 전국 어디에서든 유기적, 연속적으로 관리된다.

치매 검진사업

- 목적
  - 치매의 위험이 높은 만 60세 이상 어르신을 대상으로 치매 조기검진을 실시하여 치매환자를 조기에 발견하고 관리하기 위한 것이다.
  - 치매환자 및 그 가족들의 삶의 질을 높이기 위한 것이다.
- 사업주체 : 보건소(치매안심센터)
- 대상자 : 만 60세 이상 모든 노인
- 소득기준 : 기준 중위소득 120% 이하. 단, 3인 가구에 한해 전국가구 평균소득 100% 기준을 유지한다.
- 사업내용 : 보건소의 치매안심센터에서 1단계 치매선별검사를 실시하고, 정밀검진이 필요한 경우에는 대상자의 동의하에 보호자에게도 선별검사결과 및 정밀검진에 대한 안내를 한다. 진단검사와 감별검사는 보건소와 지정·연계한 거점병원에서 실시한다.

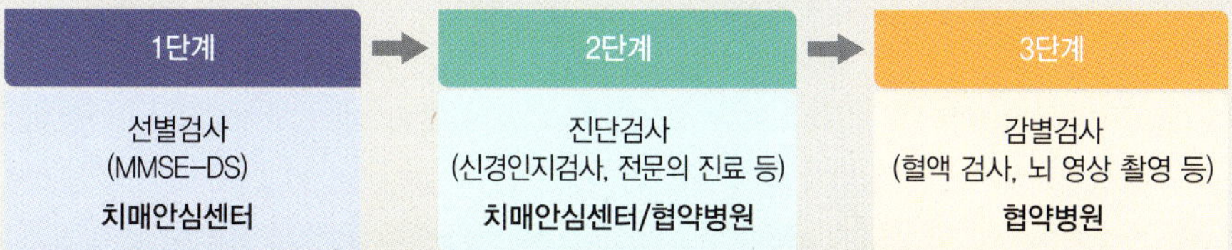

그림 10-2 치매 검진사업 수행절차

치매 치료관리비 지원사업

- 목적 : 치매를 조기에 치료함으로써 효과적으로 치매증상을 호전시키거나 중증화를 방지하여 궁극적으로 노후 삶의 질을 높이고자 한다.
- 지원신청장소 : 관할 보건소
- 지원대상 : 만 60세 이상의 치매치료제를 복용 중인 치매환자가 대상이 된다.
  단, 주민등록이 되어있는 지역의 보건소(치매상담센터)에 치매환자로 등록이 되어 있고 치매치료관리비

(계속)

지원을 받고자 할 경우 신청을 한다.

- 선정기준 : 기준 중위소득 120% 이하. 단, 3인 가구에 한해 전국가구 평균소득 100% 기준을 유지한다.
- 지원내역 : 치매치료관리비에 대한 보험급여분 중 본인부담금(치매약제비 본인부담금과 약 처방 당일의 진료비 본인부담금)대해 지원한다.
- 지원금액 : 월 3만 원(연간 36만 원) 상한 내에서 실비 지원한다.

※ 의료급여 수급권자는 월 3만 원(연간 36만 원) 한도 내에서 지원한다.

C H A P T E R

11

산업보건과 정신보건

1. 산업보건 ı 2. 정신보건

C H A P T E R

11

생 각 해 보 기

이 장에서는 산업보건의 정의 및 목적과 산업보건서비스를 설명하고 연도별 재해발생 추이와 업종별 발생현황을 비교하였다. 직업병의 발생요인, 종류, 예방대책을 함께 살펴보고 근로자의 직업성 질환을 예방하기 위한 산업보건 관리방법을 기술하였다. 최근 들어 전 세계적으로 정신질환 발생률이 증가하고 있는 상황에서 그 발생현황과 주요 질환을 다루고, 정신보건시설의 현황과 정신보건정책의 변화를 정리하였다.

1. 산업보건

1) 산업보건의 개념

(1) 산업보건의 정의

산업보건이란 의학, 위생학, 독성학, 간호학, 공학, 역학적 접근을 통해 근로자의 건강에 대한 작업환경의 영향을 다루는 분야이다. 국제노동기구와 세계보건기구 공동위원회는 1950년에 산업보건을 "모든 직업에서 일하는 근로자들의 육체적, 정신적 그리고 사회적 건강을 유지·증진시키며, 작업조건으로 인한 질병을 예방하고, 건강에 유해한 취업을 방지하며, 근로자를 생리적·심리적으로 적합한 작업환경에 배치하여 일하도록 하는 것"이라고 정의하였다.

근로자의 안전과 보건은 노동에서 가장 중요한 문제이기 때문에 그들의 보건문제는 공중보건 분야에서 상당한 부분을 차지하고 있다. 산업보건에서는 질병의 치료보다는 예방에 초점을 두고 있다. 초기 산업사회에서는 이 분야가 제조업을 중심으로 발전하였기 때문에 산업보건industrial health이라고 표현하였다. 이후 1차 산업과 3차 산업에 종사하는 근로자들의 직업적 유해요인에 의한 건강문제로 범위가 확장되면서 직업보건occupational health이라는 용어가 주로 사용되고 있다.

(2) 산업보건의 목적

산업보건활동은 ① 모든 직업에서 근로자의 신체적, 정신적, 사회적 안녕을 최고수준으로 유지·증진시키며, ② 작업환경에서 기인하는 건강문제를 예방하고, ③ 고용기간 중 건강에 악영향을 줄 수 있는 위험요인을 예방하며, ④ 근로자들을 개개인의 생리적·정신적 능력에 부합하는 작업환경에 배치하고 유지시킴으로써 해당 작업이 근로자의 적성에 맞도록 하고, ⑤ 근로자를 직무에 적응시키는 데 목적이 있다.

(3) 산업보건서비스

산업보건의 목적을 달성하기 위해 제공하는 것을 산업보건서비스라고 한다. 국제노동기구는 이를 1985년에 제정된 협약에서 "신체 및 정신건강의 관점에서 근로자의 능력에 따라 작업에 적응하고 작업과 관련하여 신체적·정신적으로 적정한 상태를 촉진할 수 있는 안전하고 건강한 작업환경을 만들고 유지하도록 사업주, 근로자, 근로자 대표에게 조언하는 예방적 기능을 가진 서비스"라고 정의하였다. 즉 작업조건이나 작업환경의 개선뿐만 아니라 근로자의 안전과 건강의 보호와 증진을 목적으로 하는 사업장 내의 활동을 말한다.

(4) 산업보건 관련 분야

산업보건은 단순히 재해처리나 1차 진료만을 수행하였으므로 의사가 단독으로 또는 의사와 간호사가 주로 활동하였다. 그러나 작업환경의 관리와 예방의 중요성이 강조되면서 산업위생사가 더해져 이 세 분야의 전문가가 산업보건의 핵심요원으로 활동해 왔다.

그러나 작업과 관련하여 발생하는 건강장해와 작업환경 및 조건이 다양해짐에 따라 보다 많은 분야에서 전문적 지식과 경험을 갖춘 전문가들이 필요해졌다. 주로 안전공학자, 독성학자, 인간공학자, 물리치료사, 역학자, 심리학자나 심리상담사, 노동생리학자, 보건교육자, 건강증진 분야 전문가 등이 포함된다. 이들은 작업환경에서 직업에 의한 질병을 인지하고 이를 평가, 개선, 관리할 뿐만 아니라 근로자의 건강증진을 위해 각 전공에 기초하여 산업보건관리를 담당하고 있다. 산업보건활동의 단계별 관련 전문가는 표 11-1과 같다.

표 11-1 **산업보건의 단계별 관련 전문가**

단계	관련 전문가
건강 영향의 인자	근로자, 보건관리자, 간호사, 의사, 역학자
질병의 진단 치료(부분적)	간호사, 의사 의사
환경원인의 발견	산업위생사, 간호사, 의사, 독성학자, 인간공학자
관리와 원인 개선	산업위생사, 산업안전기사, 인간공학기사, 의사
근로자의 건강 추적	간호사, 의사, 역학자, 독성학자, 건강증진, 보건교육

출처 : 한국산업안전보건공단. 사업장 보건관리 실무, 2008

2) 산업재해

(1) 산업재해의 정의

산업재해란 근로자가 임금을 목적으로 사업주에게 고용되어 일하던 도중에 부상 또는

산업보건역학 측정지표

1. 재해자 수 : 업무상 사고 또는 질병으로 인해 발생한 사망자와 부상자를 합한 수
2. 재해율(%) : 근로자 100명당 발생하는 재해자 수의 비율
3. 사망자 수 : 업무상 사고 또는 질병으로 인해 발생한 사망자 수
   - 사고성 사망자 수 : 업무상 사고로 인해 발생한 사망자 수
   - 질병 사망자 수 : 업무상 질병으로 인해 발생한 사망자 수
4. 사망만인율(‱) : 근로자 10,000명당 발생하는 사망자 수
5. 사고성 사망만인율(‱) : 근로자 10,000명당 발생하는 사고성 사망자 수
6. 질병자 수 : 업무상 질병으로 인해 발생한 사망자와 요양자를 합한 수
7. 질병발병률(%) : 근로자 100명당 발생하는 질병자 수의 비율
8. 도수율 : 연 근로시간 100만 시간당 재해발생 건수로서 산업재해 발생의 정도를 나타내는 국제적 표준척도로 사용되고 있다.
   - $\text{도수율(빈도율)} = \dfrac{\text{재해발생 건수}}{\text{연 근로시간 수}} \times 1,000,000$
9. 강도율 : 근로시간 1,000시간당 근로손실 일수로서 산업재해 발생의 경중(강도)을 나타낸다.
   - $\text{강도율} = \dfrac{\text{근로손실 건수}}{\text{연 근로시간 수}} \times 1,000$
10. 천인율(‰) : 근로자 1,000명당 1년 동안 발생하는 재해발생 건수
    - $\text{천인율(‰)} = \dfrac{\text{재해 건수}}{\text{평균근로자 수}} \times 1,000$

사망하거나 일정한 일을 오랫동안 하면서 그 일에 따르는 유해한 작업환경이나 작업자세로 인해 서서히 발생하는 질병으로서 4일 이상의 요양을 요하는 경우를 말한다. 사고성 재해는 '업무상 재해', 직업병은 '업무상 질병'이라는 용어를 사용한다.

(2) 산업재해의 발생현황

산출방식의 차이로 직접비교는 어려우나 우리나라의 재해발생률이 다소 낮은 편이다. 그러나 산업재해사망률은 선진국의 6~10배 수준으로 2004년 국제통계연감에서 산업재해사망률 세계 1위로 나타났다 그림 11-1.

최근 10년 동안(2004~2013) 발생한 사망재해 추이를 보면 근로자 수는 증가하였으나 업무상 사고사망자 수는 감소 추세를 보이고 있다 표 11-2. 2013년 사망재해자는 1,929명이며, 그중 업무상사고 사망자 수는 1,090명이었다.

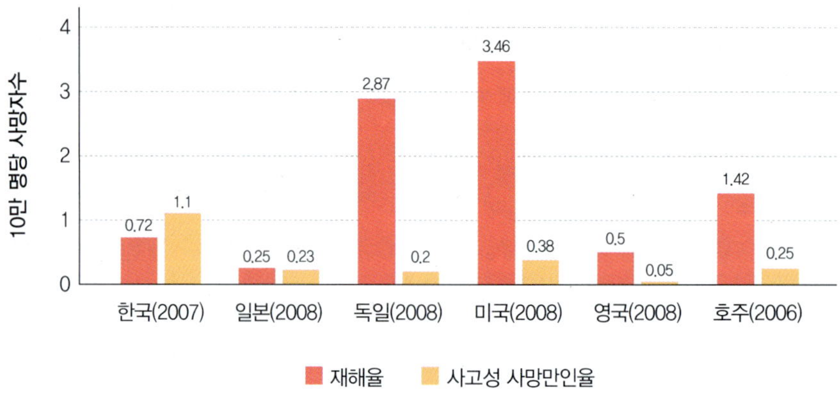

그림 11-1 산업재해율과 사고성 사망만인율의 국제 비교(10만 명당 사망자 수)
출처 : 노동부, 제3차 산재예방 5개년 계획(2010~2014), 2010

표 11-2 연도별 사망재해 추이

구분	2004	2005	2006	2007	2008	2009	2010	2011	2012	2013
근로자 수 (명)	10,473,090	11,059,193	11,688,797	12,528,879	13,489,986	13,884,927	14,198,748	14,362,372	15,548,423	15,449,228
사망자 수 (명)	2,586	2,282	2,238	2,159	2,146	1,916	1,931	1,860	1,864	1,929
사망만인율 (‱)	2.47	2.06	1.91	1.72	1.59	1.38	1.36	1.30	1.20	1.25
업무상 사고 사망자 수 (명)	1,298	1,187	1,117	1,136	1,172	1,136	1,114	1,129	1,134	1,090
업무상 사고 사망만인율 (‱)	1.24	1.07	0.96	0.91	0.87	0.82	0.78	0.79	0.73	0.71

출처 : 고용노동부, 2013년 산업재해 현황분석, 2014

2016년 업종별 사망재해 분포는 전체 사망자 수 1,777명 중 건설업이 31.2%로 가장 높았고, 제조업이 23.0%, 광업이 20.6%, 운수·창고·통신업이 7.3%, 전기·가스·수도업이 0.2%로 나타났다 그림 11-2.

2016년 업종별 산업재해 재해자는 기타의 사업(33.2%), 건설업(31.0%), 제조업(28.0%)에서 많이 발생하였으며, 사망자는 건설업(51.5%), 제조업(23.9%)에서 가장 많이 발생하였다 표 11-3.

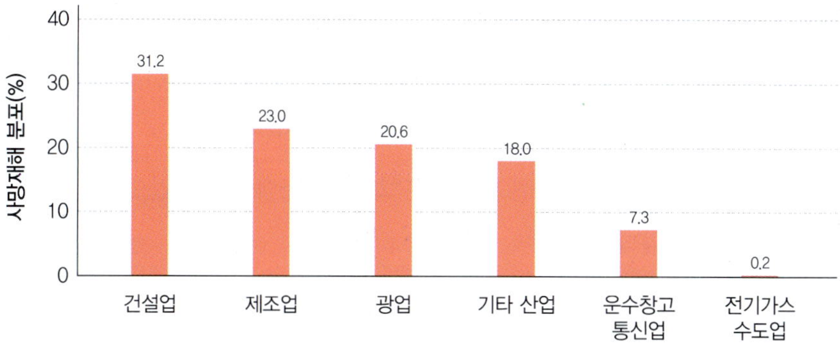

그림 11-2 2016년 산업별 사망재해 분포도

출처 : 한국산업안전보건공단. 2016년 산업재해현황 분석, 2017

※ 기타 산업은 임업, 어업, 농업, 금융보험업이 포함된 것이다.

표 11-3 2016년 업종별 산업재해 발생 현황

(단위: 명, %, ‰)

구분	근로자 수	재해자 수	사망자 수	재해율	사망만인율
총계	18,431,716	90,656	1,777	0.49	0.96
광업	11,153	1,534	364	13.75	326.37
제조업	4,236,653	26,142	408	0.62	0.96
전기·가스·증기 및 수도사업	72,940	103	3	0.14	0.41
건설업	3,152,859	26,570	554	0.84	1.76
운수창고통신업	836,471	4,114	129	0.49	1.54
임업	93,493	1,444	13	1.54	1.39
어업	5,591	43	0	0.77	0.00
농업	80,990	729	4	0.90	0.49
금융 및 보험업	761,187	285	9	0.04	0.12
기타	9,180,379	29,692	293	0.32	0.32

출처: 고용노동부, 2016년 산업재해 발생현황, 2017

※ 기타는 건물 등의 종합관리사업, 위생 및 유사서비스업, 해외파견자, 도소매 및 소비자용품 수리업, 부동산업 및 임대업, 보건 및 사회복지사업 등이 포함된 것이다.

저숙련·고위험 업종 근무, 잦은 이직 등으로 취약계층 근로자(여성, 고령자, 외국인 근로자 등)의 재해자 수도 매년 증가추세이다. 무엇보다 대기업의 재해자 수는 매년 감소추세이나 소규모 사업장의 재해자 수는 증가하고 있어 대기업과 중소기업간의 재해율 격차가 심화되고 있다.

(3) 산업재해로 인한 손실액

2016년도 산업재해보상보험법 적용사업장 245만 7,225개소에 종사하는 근로자 1,843만 1,716명을 기준으로 산업재해로 인한 직접손실액(산재보상금 지급액)은 4,280,055백만 원, 직·간접손실을 포함한 경제적 손실 추정액은 21,400,275백만 원이었으며, 근로손실일수는 4,703만 5,222일로 나타났다.

표 11-4 산업재해 현황

연도	적용사업장 수(개소)	대상 근로자 수(명)	경제적손실추정액(단위 : 백만 원)			근로손실일수[2] (일)
			계	산재보상금	간접손실액[1]	
2015년	2,367,186	17,968,931	20,395,540	4,079,108	16,316,432	47,538,877
2016년	2,457,225	18,431,716	21,400,275	4,280,055	17,120,220	47,035,222
증감(%)	90,039(3.80)	462,785(2.58)	1,004,735(4.93)	200,947(4.93)	803,788(4.93)	-503,655(-1.06)

1) 간접손실액 : 하인리히 방식에 의하여 직접손실액(산재보상금 지급액)의 4배로 계상
2) 근로손실일수 : 신체장해자의 등급별 손실일수+사망자 손실일수+부상자·업무상 질병요양자의 요양일수
출처 : 고용노동부. 2016년 산업재해 현황분석, 2017

(4) 산업재해의 원인과 대책

산업재해를 막기 위한 대책을 마련하려면 그 원인을 파악해야 한다. 산업재해의 원인별 대책은 표 11-5와 같다.

표 11-5 산업재해의 원인별 분류 및 대책

분류	원인	대책
기술적 원인	설계상 결함	설계 변경 및 반영
	장비의 불량	장비의 주기적 점검
	안전시설 미설치	안전시설 설치 및 점검
교육적 원인	안전교육 미실시	안전교육 강사 양성 및 교육교재 개발
	작업태도 불량	작업태도 개선
	작업방법 불량	작업방법 표준화
관리적 원인	안전관리 조직 미편성	안전관리조직 편성
	적성을 고려하지 않은 배치	적정작업 배치
	작업환경 불량	작업환경 개선

출처 : 한국산업안전보건공단. 산업재해의 원인별 분류 및 대책, 2008

향후 전 산업에 걸쳐 생산가능인구의 평균연령이 상승하고 핵심 근로계층(25~49세)이 감소할 것으로 예상되고 있다. 이에 따라 다양한 노동력과 고용구조의 특성을 반영한 대책 수립과 산업재해 예방활동 전개의 필요성이 높아지고 있다.

3) 직업병

(1) 직업병의 정의

국제노동기구와 세계보건기구는 직업병을 "직업에 의해 발생한 질병으로서 직업적 노출과 특정 질병 사이에 명확하거나 강한 인과관계가 있어야 하며, 일반적으로 단일요인에 의해 발병해야 한다."고 정의하였다. 직업병의 인정은 업무수행성과 업무기인성 여부에 따르고 있다. 업무수행성이란 근로자가 근로계약에 기초하여 사업주의 지배·관리하에 있는 상태를 말하며, 업무기인성은 작업장에서의 유해인자의 존재와 유해인자에의 폭로조건, 질병의 경과와 양태에 의해 판단한다.

(2) 직업병의 특징

① 임상적 또는 병리적 소견이 일반 질병과 구분하기 어렵다.

② 노출의 시작과 첫 증상이 나타나기까지 시간적인 차이가 크다. 수년에서 수십 년이 걸리기도 하며 이직한 후에 발생하는 경우도 있다.

③ 많은 직업성 요인이 비직업성 요인에 상승작용을 일으킨다.

④ 임상의사가 관심이 적어 이를 간과하거나 직업력을 소홀히 한다.

⑤ 인체에 대한 영향이 확인되지 않은 신물질이 많다.

⑥ 보상과 관련되어 있다. 직업병은 심한 질병인 경우에는 산재보상의 혜택이 크지만, 경미한 증상에서는 산재보험의 실익이 없다.

(3) 직업병의 발생요인

2014년 산업재해의 원인 조사에 따르면 유해인자별로 화학적 인자 61.9%, 물리적 인자 25.5%, 생물학적 인자 10.7% 등의 순으로 나타났다. 화학적 인자는 분진 95.2%, 특정 화학물질 2.1%, 상세정보 부족한 화학적 인자 1.1% 순이었으며, 물리적 인자는 소음 90.1%, 이상 기압 5.5%, 이상 온도 2.2% 순으로 나타났다. 생물학적 인자는 세균, 바이러스가

94.7%로 가장 많이 발생하였으며, 발진티푸스 39.5%, 기타 세균 및 바이러스 23.7%, 결핵 22.4% 등의 순으로 나타났다. 직업병의 원인을 인자별로 분류하면 다음과 같다.

① 화학적 인자

가스, 증기, 미스트, 흄fume, 분진dust 등의 형태로 작업장 내에 존재하면서 근로자의 건강에 영향을 주는 인자를 말한다. 분진은 입경의 크기에 따라 흡입성inhalable, 흉곽성 thoracic, 호흡성respirable 분진으로 구분한다.

흡입성 분진은 평균입경 100㎛로 코와 상기도까지 들어올 수 있다. 흉곽성 분진은 평균입경 10㎛로 하기도와 기관지까지 들어오는 입자이다. 호흡성 분진은 평균 입경 4㎛로 폐포까지 들어오는 미세입자를 말한다. 그 밖에 스모크smoke, 섬유상 입자, 스모그 smog 등의 형태로 다양한 인자들이 있다.

화학물질은 전 세계적으로 수백만 종이 존재하며 국내에는 약 4만 종이 취급되는 것으로 알려져 있다. 「산업안전보건법」에서 노출기준을 제정하고 있는 물질은 약 700종, 작업환경 측정 및 근로자 건강진단대상물질은 약 200종으로 극히 일부 물질에 대해서만 관리가 이루어지고 있다. 따라서 보건관리자는 근로자의 건강이상 증상과 화학물질의 인과관계에 대해 보다 세심한 관찰과 전문적 지식이 필요하며, 전문가의 조언을 얻어야 한다.

② 물리적 인자

에너지 형태로 작업환경 내에 존재하며 주요 인자로는 소음, 진동, 전리 및 비전리 방사선, 이상온도, 이상기압 등이 있다. 이 중 소음에 의한 소음성 난청 직업병자가 연간 200여 명이나 발생하고 있기 때문에 집중적 관리가 필요한 상황이다. 진동문제는 레이노증후군 Raynaud syndrome 등 근골격계 질환을 유발하고 있으나 작업환경 측정대상이 아닌 특수건강진단 대상으로 관리되고 있다.

③ 생물학적 인자

세균, 진균, 바이러스, 리케치아, 원생동물 등과 같은 살아 있는 생명체의 형태로 영향을 주는 인자를 말한다. 세균성 질환으로는 파상풍, 렙토스피라증 등이 있으며, 진균성 질환으로는 칸디다증, 백선, 무좀, 콕시디오이데스 등이 있다. 바이러스성 질환으로는 A 또는 B형 간염, 광견병, 후천성 면역결핍증HIV, 신증후군출혈열, 풍진 등이 있다. 특히 대중이용시설의 실내공기 오염원으로 미생물에 의한 건강장해가 많은 관심을 모으고 있으며, 의료기관 종사자의 경우에 주삿바늘 사고에 의한 감염성 질환이 많다.

④ 심리사회적 인자

심리사회적 요인들이 근로자에게 영향을 주는 글로벌 이슈로 부각되고 있다. 놀림이나 집단따돌림 같은 직장 내 인간관계뿐만 아니라 증대되는 직무 유연성과 고용의 불안정, 작업강도의 심화도 직무 관련 스트레스성 장애를 유발하는 요인들이다. 이러한 요인의 영향을 충분히 이해하기 위해서는 더 많은 연구가 필요하지만 일반적으로 그 요인들이 근로자의 건강, 결근 그리고 업무성과에 상당한 영향을 미치는 것으로 인식되고 있다.

직무 관련 스트레스는 장기적으로 근골격계 장애와 고혈압, 소화성궤양, 심혈관계 질환 등을 유발할 수 있으며, 직무대처 능력에 부정적인 영향을 줄 수도 있다. 우리나라는 심리사회적 인자에 의한 직업병 발생의 위험성 인식이 취약하며, 교대 및 야간 근무가 세계에서 가장 높은 편에 속한다. 사업장 보건관리자는 집단적 스트레스의 관리뿐 아니라 개인적 특성을 고려한 스트레스의 평가와 관리를 실시하는 것이 바람직하다.

⑤ 인간공학적 인자

최근 근골격계 질환의 발생빈도와 심각성이 증가하고 있다. 작업현장에서의 단순반복 작업, 기계화 등에 따른 빠른 작업속도, 부적절한 작업자세 등 잘못 설계된 작업장의 구조나 불편한 작업요인들이 장기간에 걸쳐 신체의 특정 부위(목·어깨·팔 등)에 작용하여 통증, 근력 약화, 유연성 감소 등의 이상증세를 보이게 된다. 과거에는 주로 생산직 근로자들에게서 발견되었으나 컴퓨터 사용이 보편화되고 장시간 의자에 앉아 일하게 되면서 사무직에서도 많이 발생하고 있다. 이러한 질환을 예방하기 위해서는 올바른 자세를 유지하고 적절한 운동으로 피로를 풀어 주는 등 작업 중에 신체의 부담을 줄여야 한다.

(4) 직업병의 종류

직업병을 발생부위별로 분류하면 표 11-6과 같다. 2014년 산업재해 발생현황에 따르면 전신성 질환 및 장애가 88.2%로 대부분이었으며, 감염성 및 기생충성 질환 9.4%, 외상성 손상 및 중독 1.7%, 신생물, 종양 및 암 0.7% 순으로 나타났다.

표 11-6 **발생부위별 직업병의 종류**

구분	질환
호흡기계 질환	진폐증, 천식, 폐암, 급성 또는 만성 기관지염, 호산구성 폐렴, 만성폐쇄성 질환, 폐기종
소화기계 질환	디메틸포름아미드, 사염화탄소, 트리클로로에틸렌에 의한 독성간염
순환기계 질환	부정맥, 고혈압, 관상동맥질환, 심실전도장해
조혈기계 질환	골수기능 억제(백혈구·혈소판·적혈구감소증), 재생불량성 빈혈, 백혈병, 다발성골수종, 골수이형성증후군, 골수섬유화증
신경계 질환	중추신경계 질환, 뇌의 탈수초성병변, 소뇌증후군, 파킨슨증후군, 말초신경염, 전신성 측삭경화증
정신 질환	우울증, 외상후증후군, 인격장해, 공황장애
피부 질환	알레르기 및 자극접촉피부염, 백반증, 스티븐스존슨증후군, 광선피부염, 건선의 악화
감염 질환	바이러스성 간염, 결핵, 쯔쯔가무시증, 렙토스피라증, 유행성 출혈열
요로생식계 질환	급성 독성신염, 만성 신부전, 방광암, 고환암, 신장암, 불임(난소와 정소의 기능 저하), 생식기능 저하, 선천성 기형
면역계 질환	전신성 경화증, 전신성 홍반성 루푸스의 악화
근골격계 질환	수근관증후군, 건초염, 회전근개건염, 외상과염, 결절종, 직업성 요통
직업성 암	폐암, 악성 중피종, 후두암, 비강암, 골수이형성증후군, 백혈병, 다발성골수종, 방광암, 고환암, 간암

출처 : 한국산업안전보건공단. 직업병의 종류와 인정, 2008

(5) 직업병의 발생현황

2014년에 건강검진을 받은 근로자 1,411,045명 중 이상소견 근로자는 521,292명으로 전체 근로자의 37%에 달하였다 그림 11-3. 그중 일반질병 요관찰자(건강주의)가 가장 많았으며, 직업병 요관찰자, 야간작업 요관찰자, 일반질병 유소견자의 순으로 나타났다.

직업병 유소견자의 질병분포를 보면 소음성 난청이 4,772명(93.8%)으로 가장 많았고, 다음으로 진폐증 등이 181명(3.6%), 금속·중금속 중독이 75명(1.5%), 유기화합물 중독이 35명(0.7%), 기타 질환(진동·이상기압·유해광선 등)이 22명(0.4%)으로 나타났다.

(6) 직업병의 원인과 예방대책

화학물질의 사용량은 1998년에 234톤, 2002년 249톤, 그리고 2006년에 364톤으로 지속적으로 증가하고 있다. 이는 근로자들이 유해한 화학물질에 더 많이 노출될 수 있음을 의미한다. 기술개발, 신규화학물질 등에 따른 새로운 유해·위험요인의 증가로 새로운 직업병이 계속 추가될 것으로 예상된다. 주요 직업병의 원인과 예방대책은 다음과 같다.

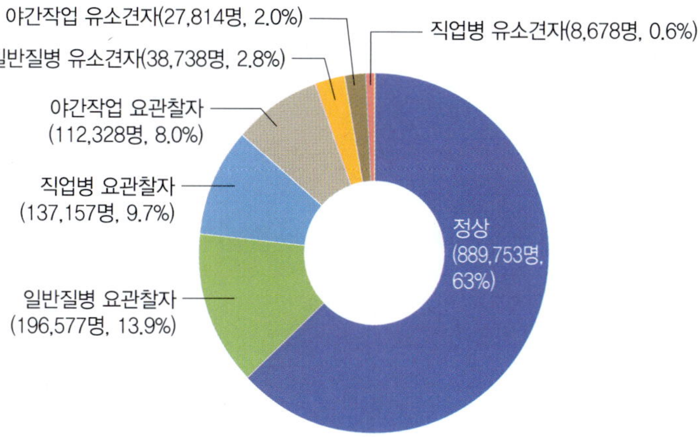

그림 11-3 2014년도 근로자 건강진단 실시결과 구성비율
출처 : 고용노동부, 2014년도 근로자 건강검진 실시결과, 2015

① 난청

직업성 난청에는 음향외상과 소음성 난청이 있다. 음향외상은 폭발사고 등 일시적인 강렬한 음이 원인이며, 소음성 난청은 오랜 기간 고소음에 노출되었을 때 발생한다. 소음성 난청은 초기에는 4,000Hz의 주파수 음역에서 시작하며 점차적으로 저주파 음역과 보다 높은 고주파 음역에서도 청력 저하를 유발한다.

소음과 충격소음(최대음압수준에 120dB 이상인 소음이 1초 이상의 간격으로 발생하는 것)은 각각 1일 노출시간 또는 1일 노출 횟수에 따라 작업장 내 허용기준이 설정되어 있다. 소음은 115dB을 초과하지 않아야 하며, 충격소음은 140dB을 초과하지 않아야 한다.

강렬한 소음작업 또는 충격소음작업 장소에 대해 기계·기구 등의 대체, 시설의 밀폐·흡음 또는 격리 등 소음 감소를 위한 조치를 시행해야 하며, 근로자에게는 청력보호구를 지급하여 착용하도록 해야 한다. 작업환경 측정 결과 소음수준이 90dB을 초과하거나 소음으로 인해 근로자에게 건강장애가 발생한 사업장에 대해 서는 청력보존 프로그램을 시행하도록 하고 있다.

② 진폐증

진폐증이란 분진을 흡입함으로써 폐에 병리학적 변화를 가져오는 질병을 말한 다. 「진폐의 예방과 진폐근로자의 보호 등에 관한 법률」에 따르면 분진작업은 토석·암석·광물을 채굴, 절단, 가공, 반출하는 작업을 말한다. 진폐증은 폭로된 원인분진에 따라 다음과 같이 분류한다.

- 규폐증silicosis : 실리카 등에 의한 진폐증
- 석면폐증asbestosis : 석면에 의한 진폐증
- 탄광부진폐증coal workers' pneumoconiosis : 탄분진에 의한 진폐증
- 기타 진폐증 : 기타 광물분진에 의한 진폐증

진폐증은 광산 근로자에게서 많이 발생했지만 최근에는 조선소, 요업, 유리제품 제조, 연탄 제조, 보석 가공, 전기제품 제조업 등의 분진작업장 근로자도 광물성 분진에 노출되기 때문에 제조업에서도 발병률이 증가하고 있다. 석탄분진이나 실리카분진 같은 호흡성 분진의 노출기준은 각각 1mg/m^{3}와 0.05mg/m^{3}이다.

진폐증을 예방하는 효과적인 방법은 분진이 발생하지 않도록 하는 것이지만 작업내용에 따라 불가능하거나 매우 어려운 실정이다. 따라서 작업장에서의 분진 흡입량을 감소시키기 위해 다음과 같은 방법들이 권고되고 있다.

- 작업공정의 밀폐, 격리, 자동화가 중요하며, 물을 자주 뿌리고 이동식 환기장치를 이용한다.
- 개인보호구 방진마스크를 철저히 착용한다.
- 작업장에서는 반드시 금연하고 음식물 섭취를 금한다.
- 작업종료 후에는 목욕을 하고 작업복의 세탁을 철저히 한다.

③ 중금속중독

근로자들 중에 납, 수은, 비소 등 중금속에 의한 직업병 환자가 증가하자 산업보건 분야에서 중금속중독에 대한 관심이 높아졌다. 이러한 중금속은 체내에 들어오면 몇십 년 동안 배출되지 않고 몸에 축적되어 각종 질병을 유발하는 것으로 알려져 있다.

- 납중독 : 납은 가공성이 뛰어나고 내식성이 강하며, 은백색의 광택이 있어 산업용으로 널리 사용되고 있다. 국내에서 유통되는 납과 납화합물은 2006년 기준으로 약 48만 톤 전후인 것으로 추정된다. 사업장에서의 납 흡수는 주로 호흡기를 통해 이루어지며, 무기납, 납산화물, 납염류의 먼지 또는 흄을 비산하는 업종인 축전지 제조,

자동차 제조, 페인트나 안료의 제조, 도자기 제조, 인쇄업 등에 종사하는 사람에게 발생하기 쉽다. 크리스털 유리, 광학 유리, 전자제품 유리가 납을 함유하며, 텔레비전과 컴퓨터 모니터의 브라운관 유리에도 납이 포함되어 있다. 납에 중독되면 빈혈, 위장장해(식욕부진·변비·복부팽만감 등), 신경장해(사지마비·관절통·근육통·두통·현기증 등), 중추신경장해(심한 흥분, 정신착란, 혼수, 경련 등)를 일으킨다.

납중독을 예방하기 위해서는 분진 발생을 가능한 한 억제시켜야 한다. 물을 뿌려 다량의 분진 발생을 방지하고 호흡기를 통한 노출을 줄이며, 납을 제련할 때는 바닥을 항상 축축하게 유지한다. 납광석은 입경이 큰 형태로 구입하여 투입하고, 납광석 분말에 2~3%의 수분이 함유되도록 조치하며 다른 공정과는 철저히 격리해야 한다. 분쇄설비 라인의 배관 틈새 등을 철저히 밀폐하고, 분쇄기 주변에 있는 퇴적분진을 주기적으로 청소해야 한다. 근로자는 반드시 개인보호구를 착용하고 작업장에서 식사와 흡연은 절대 금지해야 한다.

- 카드뮴중독 : 카드뮴은 금속광택에 청색을 띤 은백색의 부드러운 금속 또는 분말로서 통신기 재료와 도금에 사용된다. 주로 은, 구리, 니켈과 혼합하여 합금을 만드는 데 사용되며 납땜, 납, 치과용 아말감, 용접 모재, 전기도금제, 스프레이 도장제, 축전기 재료 등에도 이용된다. 작업장 내 카드뮴의 허용농도는 8시간 기준 0.03mg/m^3 이하이다.

카드뮴중독을 예방하려면 6개월에 1회 이상 작업장 카드뮴 노출수준을 파악하기 위해 작업환경을 측정해야 한다. 취급 근로자에게는 카드뮴이 인체에 미치는 영향, 취급 시 주의사항, 착용해야 할 보호구, 비상시 조치사항을 교육한다. 이와 함께 정기적인 건강검진을 통해 흉부 X-선 검사, 신기능 검사, 폐활량 검사 등을 실시한다. 카드뮴 취급 근로자는 설치된 환기시설을 상시 가동하여 작업하고, 적절한 호흡용 보호구 등 개인보호구를 반드시 착용해야 한다. 작업장 내에서 흡연이나 음식물의 섭취를 금지해야 한다.

- 수은중독 : 금속수은이나 그 화합물은 주로 수은온도계, 체온계, 알칼리망간건전지, 수은아말감, 금은의 정련, 수은등, 도금, 박제 제조, 도료, 안료, 인견 제조 등에 쓰인다. 수은중독의 위험이 가장 높은 직종은 수은 광산과 수은 추출작업이며, 수은증기

에 의해 호흡기로 노출된다. 수은중독의 증상으로는 구내염, 설사, 근육경련, 무뇨증, 피부염, 불면증, 우울, 졸음 등이 있다.

수은중독을 예방하기 위해서는 작업환경의 수은농도가 아릴수은은 0.1mg/m^3, 아릴과 알킬화합물을 제외한 모든 경우에는 0.025mg/m^{3}를 넘지 않아야 한다. 근로자는 호흡기 보호용 마스크를 착용해야 하며, 작업장에서는 국소배기장치를 설치하고 신발, 모자, 작업복 등을 매일 새것으로 공급해야 한다. 작업 후에는 반드시 목욕을 한 다음 외출복으로 갈아입고, 작업복과 외출복을 같은 공간에 보관하지 않도록 한다.

- 비소중독 : 금속비소는 주로 판유리 제조업에 사용되고, 합성수지와 플라스틱물질 제조업, 비철금속의 제련 및 정련 등에 사용된다. 삼산화비소의 경우 거의 대부분이 유리섬유와 광학 유리 제조업에 사용된다. 근로자는 주로 호흡기로 비소가 흡입되고, 일반인들은 경구섭취를 통해 비소에 노출된다. 흡수된 비소는 주로 뼈, 모발, 손톱에 축적된다. 중독증상으로는 피부점막 염증, 식욕부진, 구토, 설사, 호흡중추 마비, 색소침착, 피부탈색, 모세혈관의 확장, 혈관벽의 투과성 증대, 뇌장애 등이 있다. 하지를 비롯해 좌우 대칭의 다발성신경염도 특징적이며, 폐암을 유발할 수 있다고 알려져 있다.

  작업장에서 비소 및 가용성 화합물의 허용농도는 8시간 기준 0.01mg/m^3 이하이다. 피부접촉이나 호흡기를 통한 흡수를 막기 위해 가능하면 발생원을 밀폐하고 국소환기장치 등을 설치하며 호흡용 보호구, 보호안경, 보호장갑 등 개인보호구를 사용해야 한다. 근로자가 호흡이 없을 경우 인공호흡을 실시하고, 피부와 눈에 접촉하였을 때에는 적어도 15분 이상 세척해야 한다.

④ 유기화합물중독

유기용제는 용도가 매우 광범위하여 염료, 합성세제, 유기안료, 의약품, 농약, 방부제, 잉크, 접착제, 착색제 등으로 널리 사용되고 있다. 유기화합물은 실온에서는 액체상태로 존재하기 때문에 피부접촉에 의해 노출이 일어나며, 휘발성이 크기 때문에 호흡기로 흡입되기도 한다. 유기화합물에 노출되면 초기에는 눈과 피부 및 호흡기점막의 자극, 현기증, 두통, 구역질, 지남력 상실 등의 증상을 나타내며, 노출이 증폭되면 혼돈, 의식상실, 마비, 경련, 사망에 이르게 된다.

- 톨루엔중독 : 톨루엔은 코팅·인쇄·도장공정 등의 희석제, 도료·안료·특수잉크 등의 원료, 제재 및 목재 가공업에서 접착제 등으로 널리 사용되고 있다. 톨루엔은 주로 호흡기를 통해 흡입되며, 피부접촉으로 흡수되거나 경구 섭취되기도 한다. 톨루엔에 노출되면 두통, 불안, 언어곤란, 기억력 상실, 과도한 정서 변화, 의식상실 등의 중추신경계 장해를 일으킨다. 단기간 고농도에 노출되면 피로, 두통, 감각이상, 반사기능 저하, 시력 저하를 일으키고 심지어 사망에 이를 수 있다. 피부노출에 의해 피부염이 일어날 수도 있다.

  작업장 내 톨루엔의 허용농도는 8시간 기준 50ppm(188mg/m^3)이다. 작업장에서는 개인보호구로 유기가스용 방독마스크, 화학물질용 보호장갑과 보호의 등을 착용해야 한다. 국소배기시설을 설치하여 환기를 원활히 하고, 작업장 바닥은 불침투성 재료를 사용하여 청소하기 쉬운 구조를 갖춘다. 작업 중 또는 후에 근로자가 세면이나 목욕을 할 수 있는 시설을 설치하고, 작업장에서는 흡연과 취식을 금한다. 톨루엔 취급 근로자는 작업장에 배치되기 전에 건강진단을 받고, 배치 후 6개월 이내에 특수건강검진을 실시하여 건강이상 여부를 확인하도록 하고 있다.
- 벤젠중독 : 벤젠은 스티렌 및 페놀과 같은 화학물질 제조, 농약 및 약품 제조, 석유화학산업에서 많이 사용된다. 빈혈을 유발하고 골수의 조혈기능을 점차 감소시켜 재생불량성 빈혈로 진행시키기도 한다. 벤젠의 조혈기관장해가 알려진 1930년대 이후부터 생산과 사용이 규제되기 시작하였다. 벤젠의 허용농도는 8시간 기준 1ppm이다.
- 글리콜에테르중독 : 글리콜에테르는 래커, 수지, 잉크, 섬유염색, 부동액, 휘발유 첨가 등으로 널리 사용된다. 피부나 소화기를 통해 흡수되는 화합물로서 조혈기능장해, 신장장해, 생식기능장해를 유발한다.

⑤ 기타 중독

이상기온이나 이상기압의 환경에서 장시간 작업하는 근로자에게 발생할 수 있는 직업병은 표 11-7과 같다.

표 11-7 **이상기온이나 이상기압에 의한 직업병**

구분	원인	증상	응급처치
열경련	고온환경	경련, 단백뇨, 현기증, 이명, 두통, 구토	염분 보충, 휴식
열사병(일사병)	고온다습한 환경	현기증, 구토, 두통, 경련, 정신착란, 혼수	서늘한 곳에서 휴식, 수분 보충
열피로(열실신)	고열환경	말초혈관저류, 실신, 현기증, 급성피로감	휴식, 수분 보충
참호족	저온환경	모세혈관 손상, 부종, 소양감, 동통, 피부괴사	원활한 혈액순환을 위해 보온
침수족	저온환경과 습기 또는 냉수 유지		
레이노현상	한랭환경과 국소진동	손과 발가락의 감각마비, 청색증, 통증	보온, 혈관확장제 투여
잠함병(감압병)	고압에서 저압으로의 급격한 압력 변화	동통성 관절장애, 비감염성 골괴사, 마비	고압산소실에서 압력을 높였다가 다시 서서히 감압

(7) 유해물질의 노출기준

화학물질, 발암성 물질, 호흡성 분진으로 나누어 「산업안전보건법」에 노출기준이 고시되어 있다. 노출기준농도 이하의 작업환경은 모든 근로자에게 건강상 악영향을 미치지 않음을 의미한다. 노출기준은 TWAtime weighted average와 STELshort term exposure limit로 구분하여 명시되어 있다. TWA는 시간가중 평균농도로서 1일 8시간(주 40시간) 작업을 기준으로 하여 유해요인의 측정농도에 발생시간을 곱해 8시간으로 나눈 농도이며, STEL은 근로자가 1회에 15분간(1일 5회 이하) 유해요인에 노출되는 경우의 허용농도이다. 현재 노출기준이 고시된 화학물질은 698종이다.

4) 산업보건관리

(1) 작업환경관리

물리적·화학적·생물학적 인자는 유해인자가 대부분 작업에 의해 발생하여 작업장 내로 확산되며 근로자에게 노출된다. 이 과정에서의 노출경로를 차단하거나 관리하는 것이 중요하다. 작업환경관리는 공학적 개선engineering control을 포함하며 작업환경에 존재하는 유해인자를 제거하거나 제어하는 방법을 통틀어 말한다. 근로자의 직업병 예방을 위해 우선적으로 고려해야 하며, 위해평가 등 중요도를 고려하여 결정한다. 위해평가를 위해서는 작업장 내의 유해인자에 대한 근로자의 노출수준을 평가해야 한다.

작업환경관리대책은 노출수준 및 기술·경제적 실현 가능성 등을 고려하여 마련해야 한다. 작업환경에서 유해인자를 근원적으로 제거하기 위해서는 유해성이 없거나 낮은 것으로 바꾸는 대치, 유해인자의 확산을 억제하기 위한 밀폐, 유해물질의 노출경로를 차단하기 위해 근로자를 격리시키거나 방해물을 설치하여 차단하는 격리 및 차단, 유해물질을 작업장 밖으로 배기하거나 작업장 내에서 희석시키는 환기 등의 방법을 이용한다.

(2) 작업관리

근로자의 작업방법이나 조건 등을 변경하여 노출을 감소시키는 방법이다. 공학적 개선이 어려운 작업공정에 대해 효과적으로 실시할 수 있으며 작업자세나 방법 등을 표준화하여 관리하기 때문에 관리적 대책이라고 한다. 근로시간의 단축 또는 특정 업무에 대한 교대근무 등을 통해 근로자 개인별 누적 노출량을 줄일 수 있다.

공학적 개선이 어려운 공정이나 간헐적 또는 임시작업, 개선을 실시하고 있는 공정에서는 보호구의 사용이 필요하다. 개인보호구의 사용은 최후의 관리수단으로 간주되며, 단순히 비용감소의 목적으로 실시되어서는 안 된다.

(3) 건강관리

작업환경관리나 작업관리만으로는 유해물질에 대한 노출을 감소시키기 어렵다. 개인별 차이 또는 예상치 못한 노출(피부노출 등)에 의해 직업병이 발생할 수도 있다. 따라서 정기적 건강진단을 통한 증상 파악과 생물학적 모니터링(소변과 혈액시료 검사에 의한 간접적 노출평가)을 실시함으로써 직업병을 조기에 발견하여 건강악화를 예방해야 한다.

(4) 영양관리

작업에 따른 신체활동의 강도와 시간에 따라 영양소의 종류와 필요량이 달라지기 때문에 작업량에 따른 적절한 영양관리가 수반되어야 한다. 근로자의 영양관리는 단순한 영양소 공급만이 아닌 스트레스 완화, 유해물질에 대한 해독에도 도움이 된다. 근로현장에서 근로자들에게 적절한 영양을 공급하기 위해 영양학 등을 전공한 전문가의 교육과 지도가 필요하다.

(5) 정신건강관리

고용의 불안정, 임시직의 증가, 정보기술의 발달과 관련된 직장환경의 변화 등이 근로자의 스트레스를 가중시키고, 이러한 스트레스는 정신건강에 영향을 미친다. 최근 우리나라 근로자 10명 중 3명이 정신질환으로 발전할 수 있는 스트레스에 시달리고 있다는 연구결과가 보고되었다. 근로자의 정신건강관리는 근로현장에서의 생산성 향상을 위해 보다 조직적 차원의 예방 및 대처 프로그램의 개발이 절실히 요구되고 있다.

(6) 근로자의 참여 유도

직업병의 예방은 사업주 및 보건관리자의 활동과 근로자의 적극적인 참여가 필요하다. 그러나 근로자는 유해위험관리활동에 소극적일 수 있으므로 보건관리자는 근로자의 적극적인 참여를 이끌어 내야 한다. 근로자가 안전보건교육을 통해 작업장의 유해성과 위험성을 정확히 인식하여 규정된 작업방법에 의해 안전하게 작업하고 설치된 작업환경 개선시설을 가동하는 등 스스로를 보호할 수 있는 행동이 이루어질 수 있도록 보건관리자의 노력이 필요하다.

2. 정신보건

1) 정신보건의 개념

(1) 정신보건의 정의

정신보건은 정신장애인의 치료뿐만 아니라 국민정신건강의 향상을 도모하기 위해 생물학적, 의학적, 교육적, 사회적 측면에서 협력하여 보다 더 좋은 인간관계를 이룩하고자 하는 분야이다. 세계보건기구는 넓은 의미에서 건강이란 신체적, 정신적, 사회적으로 편안한 상태라고 정의하였다. 정신의학적으로 건강한 사람의 정의는 다음과 같다.

- 자기의 주체성을 가지고 인생의 목표를 자발적으로 추구하는 사람
- 현실과 환경의 변화를 잘 수용하여 적응하는 사람
- 상대방의 입장과 요구를 이해하여 대인관계를 지속적으로 유지하는 사람
- 만족스러운 이성관계를 유지하는 사람
- 본인 능력의 한계를 현실적으로 받아들이고, 직업생활을 통해 성취감을 얻으려는 사람

(2) 정신보건의 중요성

주요 정신질환들은 대개 초기 성인기에 발병하여 만성으로 진행되는 경우가 많아 환자들은 활동성이 가장 높은 인생주기를 투병으로 보내게 된다. 이는 개인과 가족뿐만 아니라 사회국가적으로도 엄청난 부담과 손실을 초래한다는 점에서 그 중요성이 부각되고 있다. 그러나 정신질환자는 병에 대한 지식이 없거나 스스로 치료받을 수 없는 경우가 많으며, 장기적인 치료와 관리가 필요하기 때문에 국가 차원의 정책적 지원이 있어야 한다.

세계보건기구는 세계인의 건강에 가장 큰 부담을 야기하는 10대 장애 중에 우울장애, 정신분열병, 양극성 장애, 알코올 남용, 강박장애 등 정신질환이 5개나 포함되어 있다고 하였다. 이러한 정신건강문제의 광범위함과 심각성을 경고하고 정신건강증진을 위한 각 국가의 노력을 강조하였다.

선진국의 정신질환에 의한 사회적 비용은 모든 암으로 인한 비용의 1.5배나 되며, 넓은 의미의 정신질환이라고 할 수 있는 알코올중독이나 약물중독을 포함하면 정신질환에 의한 사회적 부담은 국내총생산GDP의 5.7%에 달한다고 한다. 정신질환에 의한 생산성의 저하도 심각하여 1990년에 모든 장애에 의한 생산성 손실의 10%가 정신질환에 의한 것이라고 보고되었다.

2) 정신질환의 발생현황

우리나라에서 정신질환의 평생유병률(평생 동안 한 가지 이상의 정신질환에 한 번 이상 이환된 적이 있는 비율)은 약 30%에 이른다 표 11-8. 이는 국민의 1/3이 정신질환의 과거력을 가지고 있거나 현재 또는 미래의 환자임을 의미한다. 알코올과 약물 중독, 자살과 우울증

표 11-8 정신질환의 국제 비교

주요 정신질환	한국[1]	미국	유럽[2]	프랑스	뉴질랜드
알코올 의존·남용	16.2	18.6	5.2	5.7	15.4
주요 우울장애	5.6	16.6	12.8	21.4	16
불안장애	6.4	28.8	13.6	-	24.9

1) 2006년 정신질환 실태조사 결과
2) 2001~2003년에 세계정신건강역학연구의 일환으로 외국에서 실시된 유럽 정신장애 역학조사 결과
출처 : 보건복지부. 2010년 정신보건사업안내, 2011

등 정신질환과 관련된 사회문제도 지속적으로 증가하고 있다. 미국, 유럽 등의 선진국에서도 정신질환 발생률이 우리나라와 비슷하거나 더 높은 편이다.

2006년 정신질환실태 역학조사 결과를 보면, 정신질환 1년 유병률은 18세 이상 64세 이하 인구의 12.9%로 매년 약 412만 명이 정신질환에 이환되는 것으로 나타났다. 이 중 불안장애, 기분장애, 정신병적 장애의 1년 유병률은 8.3%(약 264만 명)이고, 알코올사용장애의 1년 유병률은 5.6%(약 179만 명)이었다.

표 11-9 **정신장애 일년유병률 및 추정환자 수(성과 연령별 보정)**

영역	남자		여자		전체	
	유병률 (%)	추정 환자수 (명)	유병률 (%)	추정 환자수 (명)	유병률 (%)	추정 환자수 (명)
알코올 사용장애	8.7	1,392,826	2.5	402,571	5.6	1,795,397
정신병적 장애	0.4	68,938	0.2	31,645	0.3	100,583
기분장애	2.1	340,596	3.9	611,584	3.0	952,180
불안장애	3.2	511,808	6.9	1,085,321	5.0	1,597,129
모든 건강장애* (나코틴 사용장애 제외)	13.0	2,085,508	12.9	2,035,576	12.9	4,121,084

*지난 1년 사이에 한 번이라도 정신장애를 앓은 적이 있는 대상자

출처: 보건복지부, 2011년도 정신보건사업 안내, 2012

3) 주요 정신질환

(1) 기분장애

기분장애는 생물학적, 유전적, 성격적, 정신사회적 요인이 복합적으로 작용하여 발생한다. 대표적 기분장애로는 우울증, 조울증 등이 있다. 우울증은 의욕 저하와 우울감을 주요 증상으로 하여 다양한 인지 및 정신적·신체적 증상을 일으켜 일상 기능의 저하를 가져오는 질환을 말한다. 연령에 따라 그 원인이 다르며, 여성이 남성보다 약 2배 정도 더 흔하게 나타난다. 이처럼 남녀에 차이가 나는 이유는 호르몬, 임신과 출산, 심리사회적 스트레스의 차이 때문이다.

국민건강보험공단의 2010년 진료비 자료의 인구 10만 명당 진료인원을 살펴보면 남성

은 전체 기분장애 중 우울증이 74%, 조울증이 10%를 차지하였으며, 여성은 전체 기분장애 중 우울증이 79%, 조울증이 7%로 나타났다.

① 자살

우울증의 가장 심각한 증상은 자살사고로, 우울증 환자의 3분의 2가 자살을 생각하며 그중 실제로 자살을 실행하는 사람은 10~15%로 보고되었다. 세계보건기구는 자살을 치명적인 결과에 대해 충분히 인지하거나 예견한 상태에서 한 개인이 의도적으로 시작하고 자행하는 행위로 정의한다. 자살은 이혼, 알코올과 마약의 남용, 실업, 임상적인 우울증, 기타 정신질환 등과 관련하여 공황상태에 있을 때 발생하기 쉽다. 이러한 이유로 자살은 한 인구집단의 정신건강 상태를 측정하는 대리지표로 종종 쓰인다. 자살은 OECD 국가의 주요 사망원인으로서 2006년에 14만 명이 이로 인해 사망한 것으로 보고되었다.

우리나라 자살에 의한 사망률은 인구 10만 명당 28.7명으로 OEDE 평균인 12.1명에 비해 16.6명 높다. 2009년까지 지속적으로 증가하다가 최근에는 감소하는 추세이나, OECD 회원국 중에서는 높은 수중니다 그림 11-4.

자살은 우리나라의 2016년 사망원인 중 5위에 해당하며, 생산가능인구의 사망원인 1~2위가 자살로 나타나 향후 국가경쟁력 저하의 한 원인으로 작용할 수 있는 상황이다 표

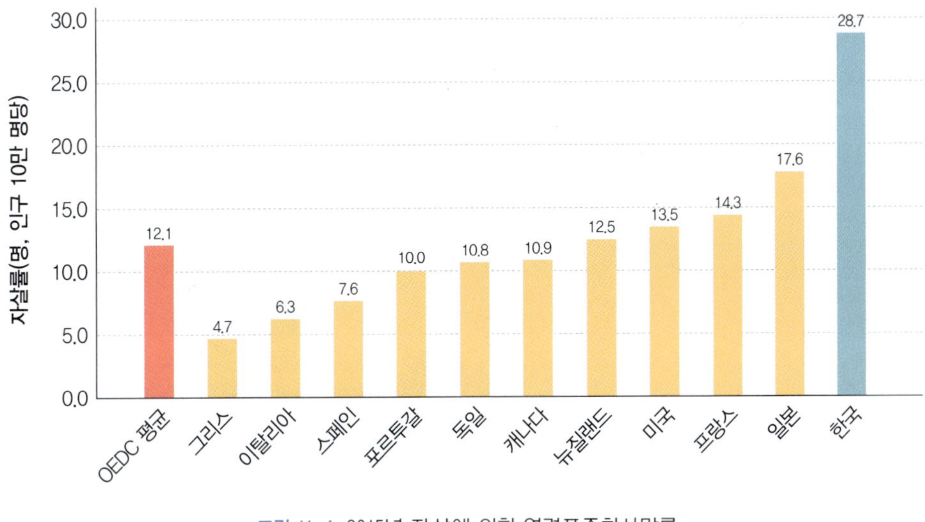

그림 11-4 2015년 자살에 의한 연령표준화사망률
출처 : 보건복지부/한국보건사회연구원, OECD Health Statistics 2017, 2017

표 11-10 연령별 사망순위

(단위 : %, 인구 10만 명당)

연령(세)	1위		2위	
	사망원인	사망률	사망원인	사망률
1~9	악성신생물	2.2	운수사고	1.5
10~19	고의적 자해(자살)	10.9	운수사고	3.0
20~29	고의적 자해(자살)	16.4	운수사고	5.7
30~39	고의적 자해(자살)	24.6	악성신생물	14.0
40~49	악성신생물	45.7	고의적 자해(자살)	29.6
50~59	악성신생물	133	고의적 자해(자살)	32.5
60~69	악성신생물	319.7	심장질환	65.3
70~79	악성신생물	771.7	심장질환	236.5
80 이상	악성신생물	1455.2	심장질환	1051.2

출처 : 통계청. 2016년 사망원인통계, 2017

11-10. 2016년 자살은 10대~30대까지 사망원인 1위, 40대와 50대 사망원인 2위를 차지하였다. 높은 자살률로 인한 사회경제적 손실액은 약 2조 4,150억 원에서 4조 9,664억 원에 이른다고 한다.

2010년 경찰청의 통계에 의하면 정신적 문제, 질병, 경제적 어려움이 자살의 주요 원인으로 나타났다 그림 11-5.

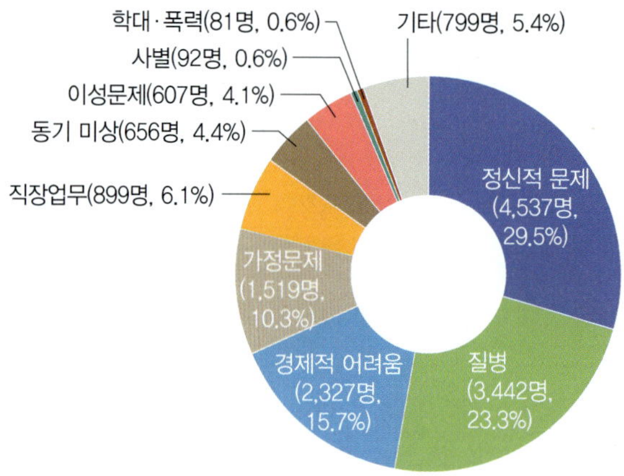

그림 11-5 자살동기별 자살사망률

출처 : 경찰청. 자살동기별 자살사망률, 2010

전 세계적으로 자살에 대한 관심이 높아지면서 많은 국가가 위험집단에 초점을 맞추어 정신건강을 강조하고 예방을 위한 전략을 마련하고 있다.

② 노인우울증

국민건강보험공단의 진료비 자료에 따르면 노인우울증 환자가 2004년 8만 9,000명에서 2009년 14만 8,000명으로 5년 동안 1.7배 증가하였다. 노인우울증의 원인은 사회적 요인과 관련이 깊으며, 이러한 요인으로 신체적 질병과 기능 상실, 사별 등 배우자 문제, 사회적 지지체계의 부재, 재정적 어려움 등을 들 수 있다. 노인우울증은 환각, 망상 등의 정신병적 양상을 보이는 경우가 많으며 망상의 주된 내용으로는 죄책감, 건강염려증, 허무주의, 피해망상, 질투망상 등이 있다.

③ 조울증

조울증은 감정이 격양되는 '조증'과 그에 대조되는 '울증'이 교대로 나타나는 양극성 장애이다. 최근 5년간(2006~2010) 조울증에 대한 진료인원은 2006년 4만 3,000명에서 2010년 5만 5,000명으로 5년간 약 1만 2,000명이 증가하였으며(28.8%), 연평균 증가율은 6.6%로 나타났다. 조울증 진료인원의 최근 5년간 연령별 구성을 보면 2010년을 기준으로 40대가 21.4%를 차지해 가장 높았으며, 30대(21.2%)와 50대(17.1%)의 순으로 나타났다.

높은 연령층에서 비율이 높은 우울증과 다르게 조울증은 비교적 젊은 연령층에서부터 많이 나타나는 것이 특징이다. 30~40대의 조울증 진료인원의 점유율은 42.6%로, 30.7%인 우울증 진료인원 점유율에 비해 12% 높게 나타났다. 특히 20대의 우울증 진료인원은 9.1%인 것에 비해 조울증 진료인원은 15.7%로 큰 차이를 보였다. 조울증의 발병연령이 주로 20대에서 40대인 이유는 정확히 밝혀지지 않았으나 취업문제, 결혼, 성공에 대한 욕구 등 사회생활에 대한 부담감과 같은 심리적 요인이 복합적으로 작용했기 때문으로 추정된다.

(2) 알코올성 정신장애

관대한 음주문화와 불건전한 음주습관은 알코올 사용장애로 인한 심각한 사회경제적 손실로 이어져 왔다. 최근 5년(2006~2010)의 건강보험진료비 지급자료를 분석한 결과, 알코올성 정신장애 환자가 1.2배 증가하였다. 남성이 여성보다 매년 4배 이상 많은 것으로 조사되었다 표 11-11.

표 11-11 **알코올성 정신장애 진료환자 수**

(단위 : 명)

구분	2006	2007	2008	2009	2010
전체	60,715	66,196	68,146	73,886	74,678
남성	49,494	53,767	55,062	60,127	60,581
여성	11,221	12,429	13,084	13,759	14,097

출처 : 국민건강보험공단 보도자료, 2011

2010년 인구 10만 명당 알코올성 정신장애 진료환자의 성별 분포를 보면 20대까지는 남녀의 비율이 비슷하나 점차 차이가 벌어져 50대 이상에서는 남성이 여성보다 약 10배 이상 많아졌다. 여성의 경우에는 40대에 가장 많았으나, 남성은 60대가 가장 많은 비중을 차지하였다 그림 11-6.

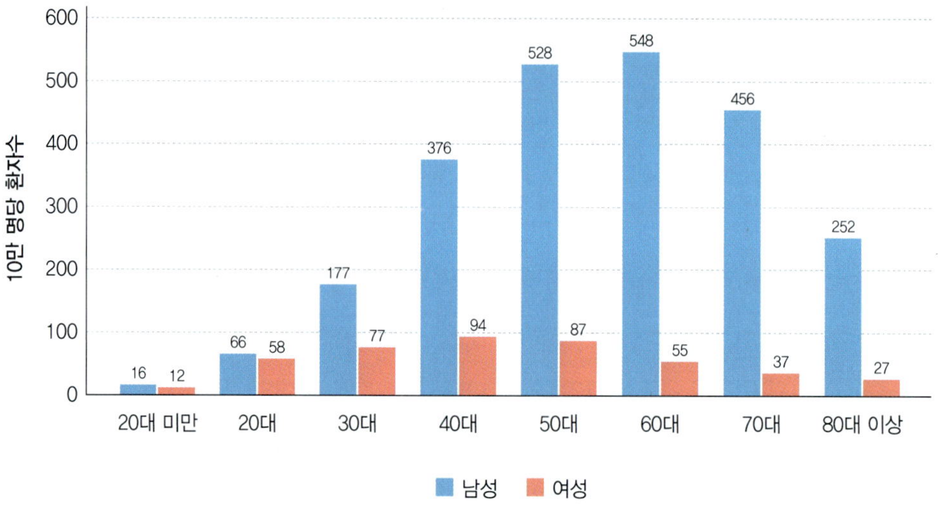

그림 11-6 2010년 성별·연령별 알코올성 정신장애 진료환자 수(인구 10만 명당)
출처 : 국민건강보험공단 보도자료, 2011

알코올성 정신장애로 인한 진료비는 2006년 925억 원에서 2010년 1,738억 원으로 약 2배 증가하였으며, 진료환자 수와 마찬가지로 남성의 진료비가 여성에 비해 약 9배 이상 높았다. 한편 2006년도 정신질환실태 역학조사 결과에 의하면 연간 18세 이상 64세 이하 인구 중 5.6%인 약 179만 명이 알코올에 의존하거나 남용하고 있는 것으로 나타났다. 음주로 인한 질병치료비, 생산성 감소 및 사망에 따른 손실, 사고로 인한 재산피해액 등 사회경제적 비용이 국내총생산GDP의 2.9%인 약 20조 원에 달하는 것으로 추정되고 있다.

(3) 치매

치매발병률은 2008년 8.4%였으나 점차 증가하여 2050년에는 13.2%에 이를 것으로 예상되고 있다. 65세 이상 노인 11명 중 한 명이 걸릴 정도로 노인에게 흔한 질병인 치매는 개인의 품위를 유지할 수 없을 수준으로 인격이 황폐화하고 독립적인 일상생활이 어려워 가정에도 부담이 크다. 2007년을 기점으로 65세 미만에서도 치매질환자 수가 가파르게 증가하고 있다.

4) 정신보건시설

정신보건시설은 다음과 같이 크게 3가지로 분류한다.

① 정신의료기관 : 「의료법」에 의한 정신병원, 정신과 의원 및 병원급 이상의 의료기관에 설치된 정신과

② 정신요양시설 : 정신의료기관에서 의뢰한 정신질환자와 만성 정신질환자를 입소시켜 요양과 사회복귀 촉진을 위한 훈련을 행하는 시설

③ 정신질환자 사회복귀시설 : 정신질환자를 정신의료기관에 입원시키거나 정신요양시설에 입소시키지 않고 사회복귀 촉진훈련을 행하는 시설

우리나라 정신보건 기관 및 시설의 현황은 표 11-12와 같다. 2016년 기준 광역형정신건강증진센터 16개소, 기초정신건강증진센터 210개소, 중독관리통합지원센터 50개소가 설치운영되고 있으며, 정신보건시설로는 정신의료기관 1,449개소 사회복귀시설 337개소, 정신요양시설 59개소가 운영되고 있다.

5) 정신보건정책

산업화, 도시화 등에 따른 급격한 사회경제적 환경의 변화로 인해 정신보건이 중요한 과제로 대두되고 있다. 이에 따라 국민의 정신건강문제를 더 이상 개인의 책임으로만 미

표 11-12 정신보건 관련 시설 현황(2016년 기준)

(단위: 개소)

구분		기관 수	주요 기능
계		2,116	
정신건강증진센터		225	• 지역사회 내 정신질환 예방, 정신질환자의 발견·상담·사회복귀훈련 및 사례관리 • 정신보건시설 간 연계체계 구축 등 지역사회 정신보건사업 기획·조정 ※ 기초 209(국비 184, 지방비 25), 광역형 16(국비 15, 지방비 1)
정신의료기관	국·공립	18	정신질환자 진료, 지역사회정신보건사업 지원
	민간	1,431	정신질환자 진료
정신요양시설		59	만성 정신질환자 요양·보호
사회복귀시설		333	병원 또는 시설에서 치료·요양 후 사회복귀 촉진을 위한 훈련 실시
중독관리통합지원센터		50	중독 예방, 중독자 상담·재활훈련

출처 : 보건복지부. 2017년 정신건강사업 안내, 2017

룰 수 없으며, 사회적 문제로서 국가 차원의 정책적 개입을 필요로 하게 되었다.

1985년에 「정신보건법」 법안이 국회에 처음 상정되었으나 정신질환자의 인권보호에 대한 논란 속에 대폭 수정·보완되어 1995년 12월에 제정되었다. 「정신보건법」은 정신질환의 예방과 정신질환자의 의료 및 사회복귀에 관하여 필요한 사항을 규정함으로써 국민의 정신보건증진에 이바지함을 목적으로 한다.

1990년대 초반까지 우리나라의 정신보건정책은 정신분열병 등 만성 중증 정신질환자를 정신의료기관이나 시설에 격리하여 치료하는 데 치중하였다. 그러나 1995년 「정신보건법」의 제정으로 기존의 장기입원 중심의 정신보건서비스 제공체계에서 벗어나 지역사회 정신보건사업을 활성화하는 방향으로 정책적 전환이 이루어졌다.

이에 따라 지역사회 내에서 정신질환자를 조기에 발견하여 상담, 치료, 재활, 사회복귀를 지원하는 등 사회로부터 소외되어 왔던 환자에게 필요한 정신보건서비스를 효율적으로 제공하고 있다. 또한 그동안 우리 사회에 깊이 박혀 있던 정신질환에 대한 편견을 해소하고 정신질환자의 인권을 보호하는 한편 정신보건센터, 사회복귀시설 확충 등을 통해 지역사회 정신보건사업 수행을 위한 전달체계를 마련하고 있다.

이렇듯 정신보건의 패러다임이 지역사회 중심으로 전환되면서 지역사회 내의 정신보건사업을 담당할 전문인력의 체계적인 양성이 필요해졌다. 1995년 정신보건법 제정 후 제7

조에 의해 정신보건전문요원의 직종의 근거가 생기고 1997년부터 정신보건전문요원 수련제도가 시행되었다. 정신보건전문요원의 수련제도의 법적 근거가 마련되면서 정신보건간호사, 정신보건사회복지사, 정신보건임상심리사의 3개의 지역으로 나눠서 시행되고 있다. 2015년 3월 기준으로 16,600여 명의 정신보건전문요원이 배출되는 등 양적 성장을 이루어오고 있다.

급격한 사회 변화에 따라 국민의 정신건강 수준이 악화되고 정신질환자의 사회지지 체계가 약화되는 상황에서 보다 전문적이고 효과적인 정신보건사업을 수행하기 위하여 정신보건사업지원단, 중앙자살예방센터, 광역·기초정신건강증진센터, 중독관리통합지원센터 등을 설치·운영하고 있다.

CHAPTER

12

보건통계

1. 보건통계의 개념 ı 2. 보건통계의 이용 ı 3. 모집단과 표본
4. 측정척도 ı 5. 통계자료의 정리 ı 6. 보건지표

CHAPTER

12

생각해보기

인간의 생명과 관련이 깊은 보건이라는 학문의 제반현상을 연구하기 위해서는 그 현상의 결과를 반드시 통계처리로 분석하고 확률과 유의성을 검정하는 과정이 필요하다. 단지 수치의 높고 낮음만으로는 해당 현상을 과학적으로 해석할 수 없으므로 통계과정을 거쳐야만 그 의미가 확실히 입증된다고 할 수 있다.

1. 보건통계의 개념

통계학은 학자에 따라 다양하게 정의되는데, 대표적으로 레밍턴Remington이 정의한 "자료를 수집, 분류, 종합, 분석하여 과학적으로 추계하는 방법이며 그 과정을 연구하는 학문"의 뜻으로 통용되고 있다.

보건통계health statistics란 인구, 출생, 질병, 사망, 혼인 그리고 보건과 관련된 여러 자료를 수집, 정리, 종합, 분석, 추론하는 방법이라 할 수 있다. 통계는 방법에 따라 기술통계descriptive statistics와 추측통계inductive statistics로 나눈다. 기술통계는 대상집단의 자료를 수집·분류하여 도표 또는 표로 나타내거나 수량적인 계산으로 측정값의 여러 의미를 알아보는 것이며, 추측통계는 표본의 통계치를 가지고 모집단의 불확실한 사실을 추론하는 것으로서 추계통계 또는 추론통계라고도 한다.

2. 보건통계의 이용

보건통계는 인간집단이나 지역사회의 질병관리, 보건향상 등을 위한 여러 연구와 조사 및 분석의 기초가 되며, 보건사업의 기초자료 등으로 다양하게 활용된다.

보건통계는 일반적으로 다음과 같이 이용된다.

① 지역사회나 국가의 보건수준과 보건상태를 평가하고 비교하는 데 이용된다.

② 보건사업의 필요성을 판단하기 위한 자료로 이용된다.

③ 사업의 기획, 과정, 결과의 평가 등에 이용된다.

④ 보건사업에 대한 국가의 지원 또는 보건 관련 입법을 촉구하는 데 이용된다.

⑤ 보건사업의 우선순위를 결정하여 보건사업 수행상의 지휘와 관제에 이용되고 보건사업의 기술발전, 규정, 절차, 분류, 기술의 발전에 유용하다.

⑥ 보건사업의 행정활동지침으로 이용된다.

⑦ 보건사업의 방향을 정하는 기초자료로 활용되며 사업을 결정하고 수행하는 데 과학적 근거를 제시한다.

3. 모집단과 표본

1) 용어의 정리

(1) 모집단

모집단population이란 조사연구의 대상이 되는 전체 집단을 말한다. 모집단에는 모집단의 크기와 관계없이 구성단위가 한정된 유한모집단finite population과 구성단위가 무한한 무한모집단infinite population이 있다.

(2) 표본

통계자료를 수집할 때에는 모집단 전체를 대상으로 조사하는 전수조사complete survey가 가장 좋은 방법이나 시간적, 경제적 제약으로 인해 현실적으로 어렵거나 불가능한 경우가 많다. 이 경우 모집단의 일부를 추출하여 조사하게 되는데 이때 그 일부 집단을 표본sample이라 하며, 표본을 이용하여 조사하는 것을 표본조사sample survey라고 한다. 표본조사는 전수조사에 비해 비용, 시간, 노력이 절약되고 비표본오차non-sampling error를 줄일 수 있으며 순간적인 모집단의 특성을 파악할 수 있다. 표본통계량으로부터 모수의 추정이 가능한 장점도 있다.

2) 표본추출방법

표본추출이란 모집단에서 그 집단의 특성을 대표할 수 있는 표본을 뽑아내는 것이다. 표본추출에는 비확률표본추출법purposive sampling과 확률표본추출법random sampling이 있다. 비확률표본추출은 모집단에 그 결과를 적용할 수 없고 확률표본추출은 개인의 편견을 배제할 수 있기 때문에 통계에서는 주로 확률표본추출방법을 이용한다.

확률을 추출하는 방법으로는 단순확률추출법simple random sampling, 계통추출법systematic sampling, 층화확률추출법stratified random sampling, 집락추출법cluster sampling 등이 있다.

① 단순확률추출법

유한모집단 N개에서 표본 n개를 뽑을 때 사용하는 모집단에 일련번호를 부여하고 각

개체가 뽑힐 확률은 모두 n/N이 되도록 하여 추출하는 방법이다.

② 계통추출법

모집단 N개에 일련번호를 부여하고 표본추출간격(N/n=k)을 정한 후 단순확률추출법에 의해 최초의 표본(A)을 뽑은 다음 여기에 추출간격(k)을 더하여 n개의 표본이 될 때까지 추출하는 방법이다.

③ 층화확률추출법

모집단의 개체를 특성에 따라 층으로 구분하고 각층에서 표본을 추출하는 방법이다.

④ 집락추출법

모집단의 구성단위를 몇 개의 집락으로 나눈 다음에 무작위로 필요한 집락을 추출하는 방법이다.

4. 측정척도

1) 변수

변수variable는 나이, 성별, 체중 등과 같이 사람이나 사물의 변화가 가능한 상태나 특성으로, 언제나 일정한 상수와 달리 변화하는 수를 말한다.

2) 측정척도

변수의 값은 척도로 잰 내용을 수량적으로 표시한 것이며, 조사대상의 특성을 숫자나 기호로 나타낸 것이 척도이다. 측정척도에는 다음과 같은 것들이 있다.

① 명목척도nominal scale

측정대상자의 특성을 나타내는 척도로서 인종, 성별, 종교, 혈액형 등이 있다. 명목자료는 숫자로 표시하기가 어렵지만 통계분석 시 '여자=1, 남자=2'와 같이 숫자로 표시한다.

② 서열척도ordinal scale

측정대상자 특성의 상대적 크기에 따라 순서대로 측정대상을 구분할 수 있는 척도로서 대, 중, 소 또는 좋음, 보통, 싫음 등과 같이 서열을 정하는 것이며, 서열 간의 간격은 알 수 없다. 순위척도ranking scale 또는 순서척도라고도 하며 계급, 석차, 경제상태 등이 대표적인 예이다.

③ 간격척도interval scale

순서를 정할 수 있는 구분 외에 서로 이웃하는 순서 간의 간격을 알 수 있는 척도로서 등간척도 또는 구간척도라고도 한다. 간격척도에서 0은 임의로 정한 수이기 때문에 비교하기는 어려우며, 체온과 온도가 대표적인 예이다.

④ 비율척도ratio scale

비율척도는 측정값의 간격과 서열뿐 아니라 절대영점이 있어 측정값의 비교, 즉 '50m의 2배는 100m이다.'와 같이 비교를 할 수 있다.

5. 통계자료의 정리

1) 도수분포표

도수분포표frequency distribution table는 조사된 자료의 값이 나타나는 발생빈도frequency와 자료에 따른 규칙성 여부를 알아보기 위해 수집된 자료를 정리하여 한눈에 알기 쉽게 작성하는 순서 그림 12-1와 그 순서대로 작성한 예이다 표 12-1.

특정 집단의 연령, 신장, 체중 등을 조사할 때 개인의 측정값으로서 그 자료의 특성 정도를 나타내는 것을 변수라 하고, 변수의 범위를 몇 개의 계급class으로 나눈 각 계급의 최댓값과 최솟값의 합계의 평균값을 중앙값이라 하며, 각 계급에 속하는 개수를 도수라고 한다. 도수의 누적치를 누적도수, 계급의 도수 대신 도수집단의 총 개수에 대한 백분율을 누적상대도수라고 한다.

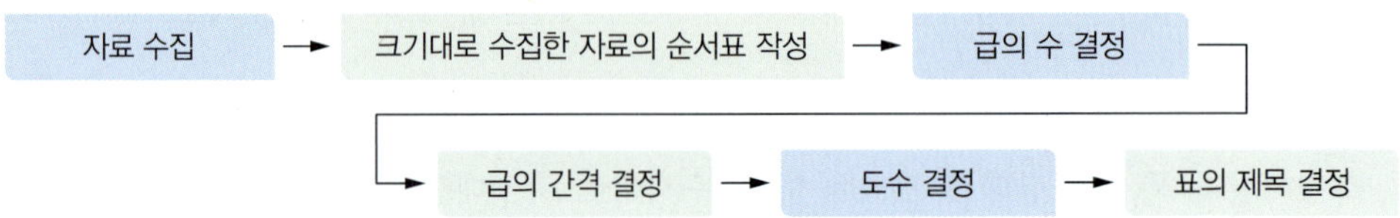

그림 12-1 도수분포표의 작성 순서

표 12-1 **도수분포표의 예(신생아의 체중)**

체중(kg)	도수	누적도수	상대도수(%)	누적상대도수(%)
1.0~1.9	5	5	10.0	10.0
2.0~2.9	12	17	24.0	34.0
3.0~3.9	23	40	46.0	80.0
4.0~4.9	7	47	14.0	94.0
5.0~5.9	3	50	6.0	100.0
계	50	-	100.0	-

2) 그래프

그래프graph는 수집된 자료를 빠르고 쉽게 이해할 수 있도록 시각적으로 분석내용을 표현하는 방법이다.

① 막대그래프

막대그래프bar graph는 평면의 직교좌표를 이용하여 측정된 변수들의 도수나 상대도수를 동일한 폭을 갖는 막대나 선의 길이로 표현한 도표이다. 측정값의 빈도 크기로 표시되는 모양을 쉽게 이해할 수 있다.

② 히스토그램

히스토그램histogram은 측정된 변수들을 도표로 표현하는 방법으로서 가로축에는 변수의 계급구간을 표시하고, 세로축에는 각 계급구간에 해당하는 도수에 비례하는 높이의 직사각형 막대를 그린 것이다. 중심위치, 산포도, 치우침의 정도 등을 알 수 있으며 막대그래프와 달리 막대들이 계급경계에서 서로 연결되어 있다.

③ 원그래프

원그래프pie graph는 원의 중심으로부터 일정 각도 속에 포함되는 면적으로 측정값의 크기를 나타내는 도표이다.

④ 점선그래프

점선그래프frequency polygram는 가로축에 변수의 값을 표시하고 세로축에는 측정값의 빈도수를 나타내는 높이에 점을 찍은 다음 이 점들을 직선으로 연결한 것이다. 꺾은선그래프라고도 한다.

⑤ 점그래프

점그래프dot graph에는 변수가 하나일 때 사용하는 1차원 점그래프와 변수가 2개일 때 사용하는 2차원 점그래프가 있다. 1차원 점그래프는 모든 측정자료를 수평선 위에 점으로 표시한 것이다. 즉 수평선을 긋고 그 위에 모든 자료의 값이 표시될 수 있도록 눈금을 정한 후 각 측정값을 해당되는 눈금 위치에 한 점으로 나타낸다.

3) 대푯값

대푯값representative value이란 평균값, 중앙값, 최빈값 등과 같이 측정값이 어떤 값을 중심으로 분포되어 있는지를 나타내는, 즉 자료 전체의 경향을 대표하는 값을 말한다. 대푯값은 측정값을 객관적으로 대표할 수 있는 척도로 이용되며 평균값과 중앙값을 주로 사용한다.

(1) 평균

① 산술평균

산술평균arithmetic mean, M은 가장 널리 사용하는 평균값이다. 산술평균은 측정값을 모두 더하여 측정값의 총 개수 N으로 나눈 값이며, 다음과 같이 계산한다.

$$M = \frac{X_1 + X_2 + X_3 + \cdots + X_n}{N}$$

② 기하평균

기하평균geometrical mean, G은 n개의 측정값을 모두 곱한 것의 n 제곱근이다. 기하평균은 주로 중앙값이 한쪽으로 기울어 분포가 비대칭일 때 사용하며, 다음과 같이 계산한다.

$$G = \sqrt[n]{X_1 \cdot X_2 \cdot X_3 \cdot X_4 \cdots X_n}$$

③ 조화평균

조화평균harmonic mean, H의 역수는 각 측정값의 역수에 대한 산술평균과 같다. 즉 조화평균은 측정값의 역수의 산술평균의 역수를 말하며, 평균속도를 구하는 것과 같이 평규적인 변화율을 구할 때 사용한다. 조화평균은 다음과 같이 계산한다.

$$H = \frac{n}{\frac{1}{X_1}+\frac{1}{X_2}+\frac{1}{X_3}+\cdots+\frac{1}{X_n}}$$

$$\frac{1}{H} = \frac{1}{n}\left(\frac{1}{X_1}+\frac{1}{X_2}+\frac{1}{X_3}+\cdots+\frac{1}{X_n}\right)$$

(2) 중앙값

중앙값median은 측정값을 크기 순서로 나열했을 때 중앙에 오는 값으로, 중앙치 또는 중위수라고도 한다. 중앙값은 표본의 수가 작고 측정값 중에 극단값이 포함되어 있을 때 그 표본을 잘 나타내 주며, 평균값에 비해 주관적인 측정값의 영향을 받지 않는 장점이 있다. 측정값의 개수가 홀수일 때는 $(n+1)/2$번째의 측정값이 중앙값이며, 짝수일 때는 n/2번째의 측정값과 $1+(n/2)$번째의 측정값의 산술평균을 중앙값으로 한다.

(3) 최빈값

최빈값mode은 가장 빈도가 높은 측정값이며 최빈치 또는 유행치라고도 한다. 최빈값을 이용하면 자료의 중앙집중성을 가장 쉽게 파악할 수 있다.

4) 산포도

대푯값은 측정값의 분산 정도를 파악하는 데 충분하지 않으므로 산포도dispersion를 이용한다. 산포도란 측정값이 중심을 향해 얼마나 밀집되어 있는지, 얼마나 흩어져 있는지를 나타내는 것으로 범위, 분산, 평균편차, 표준편차, 변이계수 등이 있으며 이 중 표준편차를 가장 많이 사용한다.

(1) 범위

범위range, *R*란 산포도를 파악하는 가장 간단한 방법으로, 측정값 중 최댓값maximum과 최솟값minimum의 차이를 말한다.

$$R = \text{최댓값} - \text{최솟값}$$

(2) 평균편차

평균편차mean deviation, MD는 측정값들과 평균값과의 편차에 대한 절댓값의 평균이다. 편차deviation란 측정값에서 평균값을 뺀 값인데, 편차의 합은 항상 0이 되기 때문에 편차에 절댓값을 사용하여 거리개념으로 나타낸다.

$$MD = \frac{\sum |X_i - M|}{N}$$

(3) 분산

분산variance은 편차의 제곱을 평균한 값이며, 다음과 같이 계산한다.

$$\text{모분산}(\sigma^2) = \frac{\sum (X_i - M)^2}{N} \qquad \text{표본분산}(S^2) = \frac{(x_i - \bar{x})^2}{n-1}$$

(4) 표준편차

표준편차standard deviation는 분산의 제곱근으로 나타낸다. 표준편차는 산포도에서 가장 중요한 만큼 가장 많이 사용하며, 다음과 같이 계산한다.

$$\text{모표준편차}(\sigma) = \sqrt{\frac{\sum (X_i - \mu)^2}{N}} \qquad \text{표본표준편차}(S) = \sqrt{\frac{\sum (x_i - \bar{x})^2}{n-1}}$$

(5) 변이계수

변이계수coefficient of variation는 상대적 산포도이므로 2개 이상의 산포도를 비교할 때 주로 사용하며, 측정값의 크기에 큰 차이가 있거나 단위가 같지 않을 때도 쓰인다. 변이계수는 표준편차를 평균값으로 나누어 평균값에 대한 비나 백분율로 나타내며, 다음과 같이 계산한다.

$$\text{변이계수}(CV) = \frac{SD}{M} \times 100$$

6. 보건지표

보건지표는 지역주민이나 국민의 건강수준과 보건수준을 측정 및 비교하는 데 이용되며, 보건정책의 결정 그리고 이와 관련된 의사결정 시 필요한 자료를 제공한다. 세계보건기구에서는 사람의 건강상태나 삶의 질을 측정하고 보건관리에 관련된 여러 사항을 평가하는 보건지표를 개발하여 사용할 것을 제안하고 있다. 대표적으로 종합건강지표로서 비례사망지수, 평균여명, 조사망률 등을, 특수건강지표로서 영아사망률, 전염병사망률, 의료봉사지수, 병상 수 등을 이용하도록 제시하였다.

1) 인구통계에 사용되는 보건지표

(1) 출산통계

① 조출생률

조출생률crude birth rate, CBR은 보통출생률이라고도 하며, 특정 인구집단의 출산수준을 나타내는 기본적인 지표이다. 조출생률은 1년간의 총 출생아 수를 당해 연도의 연앙인구로 나눈 값을 1,000명당으로 나타낸 것이다. 이때 출생이란 사산은 포함하지 않으며 정상출산만을 말한다. 사산아를 포함할 때는 출산이라고 한다.

$$\text{조출생률} = \frac{\text{연간 총출생아 수}}{\text{당해 연도의 연앙인구}} \times 1{,}000$$

연앙인구年央人口

출생률과 사망률을 산출할 때 1년 인구 중 해당 연도의 중간일인 7월 1일을 기준으로 하는데, 이때의 인구수를 연앙인구라고 한다.

② 일반출생률

일반출생률general fertility rate, GFR은 가임여성인구 1,000명당 출생률로서 가임여성인구의 출생률을 나타낸다. 나라에 따라 가임연령에 차이가 있으므로 국가간 비교를 할 때는 유의해야 한다. 즉 가임연령은 우리나라를 비롯한 대부분의 나라는 15~49세이지만 미국은 15~44세이다.

$$\text{일반출생률} = \frac{\text{연간 총출생아 수}}{\text{당해 연도의 가임연령 여성인구}} \times 1{,}000$$

③ 연령별 출산율

연령별 출산율age-specific fertility rate, ASFR은 특정 연도에 특정 연령의 여성인구 1,000명당 같은 연령의 여자가 출산한 총출생아 수이다. 연령별 출산율은 20대 후반에 최고에 도달한 후 서서히 감소하여 50세를 전후로 0이 된다.

$$\text{연령별 출산율} = \frac{\text{X세 여성인구가 그 해에 낳은 총출생아 수}}{\text{당해 연도의 X세 여성인구}} \times 1{,}000$$

(2) 재생산통계

인구의 재생산통계는 현재의 출산력과 사망현상이 그대로 지속된다고 가정할 경우 다음 세대에 발생할 인구의 증가와 감소를 비교할 때 이용하는 통계지표이다.

① 합계출산율

합계출산율total fertility rate, TFR은 가임여성이 출산한 출생아 수를 말하며, 합계생산율이라고도 한다. 가임기간 동안 연령별 출산율을 합하여 산출하며, 한 여성이 일생 동안 낳는 아이의 수를 나타내는 지표이다.

② 총재생산율

총재생산율gross reproduction rate, GRR이란 한 여성이 현재의 출생력이 지속된다는 가정하에 가임기간(15~49세) 동안 출산한 딸의 총수이다. 즉 한 여성이 가임기간 동안 낳는 여아의 수를 나타낸다.

③ 순재생산율

총재생산율은 가임여성 모두 재생산에 참여한다는 가정하에 산출되는 재생산율인 반면 순재생산율net reproduction rate은 각 연령에서의 사망률을 고려하여 계산하는 재생산율이다. 따라서 순재생산율은 총재생산율보다 낮다. 순재생산율이 1.0 이하이면 축소재생산으로 다음 세대에 인구가 감소함을 나타내며, 1.0 이상이면 확대재생산으로 다음 세대에 인구가 증가함을 의미한다. 순재생산율이 1.0이면 인구의 증감이 없음을 뜻한다.

(3) 사망통계

① 보통사망률

보통사망률crude death rate, CDR은 사망수준을 나타내는 가장 기본적인 지표로 조사망률이라고도 하며, 인구 1,000명당 1년간 발생한 총사망자 수로 표시한다.

$$보통사망률 = \frac{연간\ 총사망자\ 수}{당해\ 연도의\ 연앙인구} \times 1,000$$

② 영아사망률

영아사망률infant mortality rate, IMR은 연간 총출생아 1,000명당 당해 연도의 총영아사망 수로 나타낸다. 영아는 0세, 즉 생후 1년 미만의 아이를 말하며 영아기는 성인에 비해 환경위생 불량, 질병관리, 모자보건수준과 밀접한 관계가 있으므로 국가나 지역사회의 보건수준을 나타내는 지표로 큰 의미를 갖는다.

$$영아사망률 = \frac{연간\ 총영아사망\ 수}{당해\ 연도의\ 총출생아\ 수} \times 1,000$$

③ 신생아사망률

신생아는 생후 28일 미만의 영아를 말하며, 신생아사망의 주된 원인으로는 신생아 고유의 질환, 분만사고, 조산 등이 있다. 신생아사망률neonatal mortality rate, NMR은 연간 총출생아 1,000명당 당해 연도의 총신생아사망 수로 나타낸다.

$$신생아사망률 = \frac{연간\ 총신생아사망\ 수}{당해\ 연도의\ 총출생아\ 수} \times 1,000$$

영아기를 신생아기와 그 이후의 시기로 나누어 관찰하는 지표로는 α-index가 사용된다. α-index는 당해 연도의 영아사망 수를 신생아사망 수로 나눈 비율로 나타낸다. 신생아기의 사망은 대부분 산모 체내에서의 이상이나 유전적 이상 등에 의해 발생하므로 이 시기의 사망을 일정 수준 이하로 낮추는 것은 곤란하다.

$$\alpha\text{-index} = \frac{연간\ 총영아사망\ 수}{당해\ 연도의\ 총신생아사망\ 수} \times 1,000$$

④ 모성사망률

모성사망률maternal mortality rate, MMR은 당해 연도의 가임기여성 100,000명당 모성사망자 수로 표시한다. 모성사망이란 기간이나 부위와 관계없이 임신이나 그 관리에 관련되거나 그로 인해 악화된 원인으로 임신 중 또는 분만 후 42일 이내에 발생한 산모사망을 말한다. 임신 중의 전염병 감염, 교통사고 등에 의한 사망은 모성사망에 포함되지 않는다.

$$\text{모성사망률} = \frac{\text{연간 총모성사망자 수}}{\text{가임기 여성(19～49세) 수}} \times 100{,}000$$

$$\text{모성사망비} = \frac{\text{모성사망자 수}}{\text{출생아 수}} \times 100{,}000$$

⑤ 사산율

사산율fetal death rate, stillbirth rate은 연간 총출산아 1,000명당 해당 연도의 총사산아 수를 나타낸 것이다. 이때 출산아 수는 출생아 수와 사산아 수를 합하여 구한다. 사산은 일반적으로 출생 시 1,000g 이상 또는 임신 28주 이상으로 출산 시 또는 출산 도중의 태아 사망을 의미한다. 국가에 따라 사산에 대한 규정이 다소 차이를 보이는데, 선진국에서는 세계보건기구의 규정에 따라 임신 20주 이후의 사태아 분만을 사산으로 정의하고 있다.

$$\text{사산율} = \frac{\text{연간 총 사산아 수}}{\text{당해 연도의 총 출산아 수(연간 총 출생아 수}+\text{연간 총 사산아 수)}} \times 1{,}000$$

한편 해당 연도의 정상출생아 1,000명당 연간 총사산아 수는 사산비fetal death ratio라고 하여 다음과 같이 계산한다.

$$\text{사산비} = \frac{\text{연간 총사산아 수}}{\text{당해 연도의 정상출생아 수}} \times 1{,}000$$

⑥ 주산기사망률

주산기사망률perinatal mortality rate, PMR은 임신 28주 이후의 사산아 수와 생후 7일 미만의 신생아사망 수가 그해의 총 출산아 수에서 차지하는 비율이다. 이때 사산이나 사망의 원인은 주로 임신중독, 출생 시의 손상, 난산, 조산아, 무산소증 및 저산소증, 조기파수 등으로 사망요인의 공통성이 인정되므로 이 시기의 사망을 주산기 사망이라고 한다.

$$\text{주산기사망률} = \frac{\text{임신 28주 이후의 사산아 수} + \text{생후 1주 이내의 사망자 수}}{\text{연간 총출생아 수} + \text{28주 이후의 사산아 수}} \times 1{,}000$$

⑦ 유아사망률

선진국에서 유아(1~4세) 사망의 주원인은 사고이며 비교적 낮은 비율을 보인다. 반면 보건수준이 낮은 나라는 감염증, 영양실조 등이 유아사망의 주원인이며 선진국에 비해 사망률도 높다.

$$\text{유아사망률} = \frac{\text{연간 유아사망자 수}}{\text{해당 연도의 유아인구}} \times 1{,}000$$

⑧ 연령별 사망률

보통사망률은 전체 인구에 대한 사망수준을 나타낸 것이어서 인구의 연령구조별 변화를 파악할 수 없기 때문에 연령별 사망률이 필요하다. 연령별 사망률은 연령별로 사망수준을 나타내는 지표이며, 남녀의 연령별 사망률 모형이 서로 다르므로 일반적으로 남녀를 구분하여 산출한다. 연령별 사망률은 해당 연령계층의 연앙인구 100,000명당 특정 연령계층의 연간 총 사망자 수로 표시한다.

$$\text{연령별 사망률} = \frac{\text{특정 연령계층의 연간 총사망자 수}}{\text{해당 연령계층의 연앙인구}} \times 100{,}000$$

⑨ 사인별 사망률

사인별 사망률cause-specific death rate은 해당 연도의 연앙인구 100,000명당 특정 사망원인에 의한 연간 총사망자 수를 나타낸 것이다. 이 사망률은 사망원인별로 사망수준을 나타내는 지표로 사용한다.

$$\text{사인별 사망률} = \frac{\text{특정 사인에 의한 연간 총사망자 수}}{\text{해당 연도의 연앙인구}} \times 100{,}000$$

⑩ 비례사망지수

비례사망지수proportional mortality indicator, PMI는 해당 연도의 총 사망자 수에 대한 50세 이상의 연간 총사망자 수의 비를 백분율로 나타낸 것이다. 비례사망지수는 국가 간의 건강수준을 비교하는 지표와 평균수명이나 보통사망률의 보정지표로 사용한다. 비례사망률proportional mortality rate(ratio)은 해당 연도의 총사망자 수에 대한 특정 원인에 의한 총사망자 수의 비를 백분율로 나타낸 것이다.

$$비례사망지수 = \frac{50세\ 이상의\ 연간\ 총사망자\ 수}{해당\ 연도의\ 총사망자\ 수} \times 100$$

$$비례사망률 = \frac{특정\ 원인에\ 의한\ 총사망자\ 수}{해당\ 연도의\ 총사망자\ 수} \times 100$$

⑪ 치명률

치명률case fatality rate, CFR은 특정 질병의 위험도를 나타내는 지표로서 병의 중증도를 알려 준다. 치명률은 특정 질병에 걸린 환자 중에서 일정 기간 동안 그 질병으로 사망한 수를 백분율로 표시한다.

$$치명률 = \frac{그\ 기간\ 동안\ 동일\ 질병에\ 의한\ 총사망자\ 수}{일정\ 기간\ 동안\ 특정\ 질병이\ 발생한\ 총환자\ 수} \times 100$$

사망률, 발생률, 치명률 간에는 다음과 같은 관계가 있다. 즉 특정 질병에 대한 발생률과 치명률을 알면 그 질병의 사망률을 산출할 수 있다.

$$사망률 = 발생률 \times 치명률$$

2) 질병통계에 사용되는 보건지표

질병의 발생, 유병상태 등과 관련된 여러 지수를 총칭하는 것을 이환율morbidity rate이라고 한다. 이환율에는 다음과 같은 것들이 있다.

(1) 발생률

발생률incidence rate은 연앙인구 100,000명당 특정 질병의 발생 수를 나타내며, 특정 질병에 걸릴 확률이나 위험도를 알려 준다.

$$발생률 = \frac{특정\ 질병의\ 총환자발생\ 수}{연앙인구} \times 100,000$$

(2) 발병률

발병률attack rate은 일종의 발생률로서 식중독이나 전염병과 같이 특수한 유행이나 사건이 발생한 경우에 사용한다. 즉 어떤 집단이 일정한 기간에 특정 질병에 걸릴 위험에 노출되었을 때 그 기간 중에 새로 발병한 총환자 수의 비율을 발병률이라고 한다.

$$\text{발병률} = \frac{\text{새로 발병한 총환자 수}}{\text{위험에 폭로된 인구}} \times 1{,}000$$

환자와 접촉하여 2차적으로 감염되는 상태는 2차 발병률secondary attack rate로 나타낸다. 2차 발병률은 최초 환자와 접촉한 경험이 있는 총 접촉자 수에 대해 접촉에 의해 2차적으로 발병한 환자 수의 비를 백분율로 표시한 것이다. 2차 발병률은 전염성 질환을 일으키는 병원체의 감염력과 전염력을 나타내는 간접적 지표로 이용된다.

$$\text{2차 발병률} = \frac{\text{총발병자 수}}{\text{총접촉자 수}} \times 100$$

(3) 유병률

유병률prevalence rate은 질병의 발생시기를 불문하고 일정 시점 또는 일정 기간 동안 인구집단 내에 특정 질병을 앓고 있는 총 환자 수의 비율을 말한다.

$$\text{시점(기간)유병률} = \frac{\text{그 시점(기간)의 총환자 수}}{\text{어느 시점(기간)의 인구}} \times 100$$

CHAPTER

13

보건행정과 사회보장

1. 보건행정의 개념 ı 2. 보건행정의 역사 ı 3. 보건행정기관 ı 4. 사회보장

CHAPTER

13

생각해보기

공중보건은 개인적인 관심이나 주의도 필요하지만 국가적으로 체계적인 관리가 이루어지지 않으면 그 목적을 달성할 수 없는 영역이다. 따라서 중앙정부나 지방자치의 차원에서 진행되는 보건행정과 사회보장제도를 잘 이해하여 국가에서 제공하는 혜택을 충분히 활용하고 국가는 국민의 안녕을 위해 다양한 보건행정을 수행해 나가야 한다.

1. 보건행정의 개념

1) 보건행정의 의미

보건행정이란 "공적 또는 사적인 기관이 사회복지를 위해 공중보건의 원리와 기법을 응용하는 것"으로 정의된다. 보건행정의 목적은 지역사회 주민의 건강증진으로서 그들의 욕구와 수요를 반영하고 시대와 환경의 변화에 부응해야 한다. 즉 국가나 지방자치단체가 주도적으로 업무를 관장하고 관리적 측면에서 보건의료사업을 기획, 집행, 통제함으로써 국민의 건강증진을 달성하는 것이다. 보건행정의 범위는 기관과 기준에 따라 다소 다르며, 주요 내용은 그림 13-1과 같다.

표 13-1 **보건행정의 범위**

구분	내용
세계보건기구	보건 관련 여러 기록의 보존, 보건교육, 보건간호, 모자보건, 환경위생, 전염병 관리, 의료서비스 제공
미국보건협회	건강자료의 기록과 보존, 보건교육과 홍보, 환경위생, 개인보건서비스산업, 보건시설 운영, 여러 사업과 자원 간의 조정과 감독 및 통제
에머슨Emerson	보건통계, 보건교육, 모자보건, 환경위생, 감염병 관리, 만성 전염병 관리, 보건검사 제공
헨론Hanlon	음식물 관리, 환경오염 관리, 구충과 구서, 감염병 관리, 연구와 평가, 의료인력 관리, 자원과 시설의 효율적 이용

출처 : 김미혜, 전미순. 공중보건학. 백산출판사, 2007

2) 보건행정의 수립

보건행정의 과정 중 최우선적 사항은 그 지역의 현황과 문제점을 파악하는 것으로서 보건사업을 수립할 때에는 ① 인력, ② 시설과 장비, ③ 재정, ④ 조직을 고려해야 한다. 보건행정이 일반행정과 다른 점은 일반행정의 4대 요소(조직·인사·예산·법규)와 함께 보건학 및 의학 등 전문지식과 기술을 접목하는 기술적 행정이라는 것이다.

보건사업을 정부의 책임하에 수행하는 이유는 지역사회의 활동만으로는 달성할 수 없는 부분이 많고 관권과 법적 규제가 필수적인 보건사업도 많기 때문이다. 그 외에도 정부기관이 일반적인 조직과 인원, 안정성과 지속성을 필요로 하는 분야가 많으며 사업의 중첩을 피해야 하는 등의 이유 때문에 정부의 책임이 필요하다. 이로 인해 보건행정이 지역사회의 특성에 맞는 보건사업을 펼치지 못하는 한계가 발생하기도 한다. 보건행정의 사회경제적 특징은 다음과 같다.

- 불균형하고 예측 불가능한 발생결과를 낳는다.
- 소비는 투자적 성격이 있다.
- 비영리적인 동기가 있다.
- 외부효과가 있다. 즉 개인의 행동이 타인에게 영향을 미친다.
- 인간에게 필수적이다.
- 요구자(대상자)들이 보건의료에 대한 제반 지식이 부족하다(일방적이다).

2. 보건행정의 역사

1) 세계 보건행정의 역사

인류의 보건행정의 역사는 고대(기원전~500년) ⇒ 중세(치료의학, 500~1500년) ⇒ 여명기(요람기, 사회의학, 1500~1850년) ⇒ 확립기(예방의학, 1850~1900년) ⇒ 발전기(포괄의료, 1900년~현재)로 진행되었다.

(1) 고대

고대의 시기는 보건행정에서 의성이라 불리는 히포크라테스Hippocrates, 시저Ceasar, 비톨비우스Vitolvius, 갈레누스Galenus, 장기설이 등장한 시기이다. 장기설은 인간과 환경의 관계를 연구하는 계기가 되었다.

(2) 중세

전염병이 유행하여 치료의학의 개념이 생겨났으며, 페스트로 인해 검역제도가 도입되었다.

(3) 여명기

여명기는 보건행정의 요람기로서 프랑스혁명과 산업혁명으로 공중보건학의 사상이 싹트고 기초적인 업적이 실현된 시기이다. 프라카스토리우스Fracastorius는 미세종을, 레벤

후크Leuwenhoek는 현미경을 발명하여 미생물의 존재를 확인할 수 있는 보건학상의 획기적인 역사를 이루었다. 라마치니Ramazzini는 직업병에 관한 저서를 통해 산업보건의 기초를 세웠다. 독일의 프랑크Frank는 국민의 건강을 확보하는 것은 국가의 책임(위생행정)이라는 말을 통해 보건에서 국가의 중요성을 인식시킨 계기를 마련하였다. 영국의 그랜트Graunt에 의해 보건통계가 문을 열었으며 제너Jenner는 우두종두법을 개발하였다.

(4) 확립기

보건행정의 확립기는 산업혁명 이후인 근대의 중후반기로서 비스마르크Bismarck가 세계 최초로 「근로자보호법」(사회보장제도의 기초)을 제정하였다. 영국의 라스본Rothbone은 보건소 제도의 효시가 되었으며, 스노우Snow는 콜레라에 관한 역학조사 보고서를 통해 미아스마설miasma theory을 뒤집고 전염병 감염설을 입증하는 동기를 제공하였다. 페텐코퍼Pettenkofer는 환경위생학 교실을 개설하여 환경위생학의 시조가 되었으며, 섀턱Shattuck은 매사추세츠위생위원회의 보고서를 통해 미국 공중보건학의 기초를 닦았다.

채드윅Chadwick은 열병환자 조사Fever report를 계기로 대영제국의 노동인구에 관한 위생조건을 바탕으로 세계 최초의 「공중보건법(1848)」을 제정하여 공중보건국과 지방보건국, 보건부(1919)를 발전시키는 기초를 마련하였다.

건열, 고압증기, 저온살균 연구의 선구자인 파스퇴르Pasteur는 가금콜레라, 탄저, 광견병의 백신을 개발하였으며, 코흐Koch는 승홍수 소독, 고열 유통증기 소독, 파상풍균·결핵균·탄저균 사멸의 연구에 기여하였다. 리스터Lister는 석탄산살균법, 기계·기구·의복의 고온멸균법을 개발하였다.

(5) 발전기

보건행정의 발전기는 지역사회보건학이 확대·보급된 시기로 ① 공중보건학과 치료의학의 조화, ② 사회보장제도와 유전공학의 발전, ③ 보건소제도와 국제보건기구의 발족이 이루어졌다. 보건소제도는 영국에서 최초로 실시되었는데, 영국에서는 의학적 상담의 주축이 되었고 미국에서는 보건행정의 말단 행정기관에 자리하게 되었다. 보건요원제도는 의료비 절감, 의료혜택의 지역적 편재, 의사부족 등을 해결하기 위해 비의사에게 일정기간 교육을 실시하여 간단한 치료행위와 보건교육을 담당하게 하였다. 시던스트라이커

Sydenstricker는 『건강과 환경』을 통해 건강에서 환경의 중요성을 역설하였으며, 시에게리스트Siegerist와 고든Gordon은 지렛대이론lever theory(다병인복합설)을 주창하였다.

미국의 보건학 발전을 살펴보면 1910년 미국공중보건협회 사회의학 도입, 1913년 하버드보건대학 설립, 1920년 윈슬로우Winslow의 공중보건학 정의 발전, 1965년 「사회보장법」 개정medicare·medicaid, 1966년 포괄적 건강계획comprehensive health planning 수립의 과정을 거쳐 왔다. 메디케어medicare란 65세 이상 노인과 신체장애자를 대상으로 한 연방정부 주관하의 보건의료제도이며, 메디케이드medicaid는 저소득 국민을 대상으로 한 의료보장제도(의료보호)로 주정부의 관리하에 시행되었다.

2) 우리나라 보건행정의 역사

우리나라의 보건행정은 고대(삼국) ⇒ 중세(고려) ⇒ 조선 ⇒ 일제 ⇒ 군정 ⇒ 정부 수립 ⇒ 현대로 진행되었다.

① 삼국 시대

고구려에는 『신농본초경』에 인삼재배 기록이 있으며, 백제에는 의박사, 채약사, 주금사(약사주)라는 직책이 있었다. 신라에는 승의僧醫활동이라는 것이 존재하였다. 우리나라 최초의 의료서적은 고구려 평원왕(561) 때 의총이 오나라에서 들여왔다고 전해진다.

② 고려 시대

성종이 의박사를 지방에 파견하여 의육醫育을 시행하였으며, 대의원이라는 의약관청이 운영되었다. 상약국은 궁내 의학, 혜민국은 서민의료, 대비원은 빈민의료를 담당하였다.

③ 조선 시대

초기에 태종이 의녀제도를 두었으며, 후기인 선조 때는 허준이 『동의보감』을 저술하여 의학 발전에 공헌하였다. 행정기관으로는 전의감이 보건행정을(일반의료행정+의과고시), 내의원이 왕실의료를(고려 시대의 상약국), 혜민서가 서민의료를(고려시대의 혜민국), 활인서가 전염병 환자를, 전형사가 의약을 담당하였다.

④ 근현대

근대와 현대로 내려오면서 보건행정기관이 더욱 세분화되었으며, 그 내용은 표 13-2와 같다.

표 13-2 **근대와 현대 보건행정의 역사**

구분	내용
1886	선교사 알렌Allen이 최초의 서양식 병원인 광혜원 설립
1894(갑오경장)	내부에 위생국 설치
1899	경성의학교 설립
1910(일제 시대)	조선총독부 경찰국 내 위생과 신설(일제 : 경찰위생행정)
1945(미군정 시대)	• 가장 광범위한 공중보건사업(15국 47과, 제64호) 실시 • 위생국 ⇒ 보건후생국 ⇒ 보건후생부
1946	서울에 시범보건소 설치(최초의 보건소)
1947(과도정부)	보건후생부 ⇒ 기구 축소(7국으로 감소)
1948(정부 수립)	사회부 산하 보건, 노동, 후생, 부녀, 주택 및 비서실로 5국 1실 구성
1949	보건국에서 보건부 독립(1실 3국 11과)
1955	보건부와 사회부가 통합하여 보건사회부로 명칭 변경
1963	노동국 폐지와 노동청 신설
1980	환경청 신설(2개의 외청 존재 : 환경청과 노동청)
1981	노동청이 노동부로 독립
1985	1청 1실 7국(보건·의정·약정·위생·사회·사회보건·가정복지)
1987	1청 1실 8국 1개 외청
2018.2	보건복지부(4실 6국)

3. 보건행정기관

1) 중앙행정기관

보건행정을 담당하는 중앙행정기관으로는 보건복지부(일반보건행정·사회보건행정 담당), 환경부(환경보건행정 담당), 고용노동부(산업보건행정 담당), 교육부(학교보건행정 담당) 등이 있다.

(1) 보건복지부

보건복지부는 2018년 현재 4실 6국으로 유지되고 있다 그림 13-1.

보건복지부의 보건의료정책실에서 담당하는 자세한 업무는 다음과 같다.

- 보건의료정책에 관한 종합계획의 수립 및 조정
- 보건의료재정의 조달 및 지속가능성에 관한 사항
- 의료분쟁의 조정에 관한 사항
- 보건의료인력 수급계획 수립 및 관리에 관한 사항
- 의료시설·장비 등 보건의료자원의 실태조사, 관리 및 수급계획 조정에 관한 사항
- 의료법령 운영, 의료법인 관리 및 의료자원 지도·감독에 관한 사항
- 의료기관 평가·인증 및 신의료기술 평가에 관한 사항
  - 한국보건의료연구원 육성·지원에 관한 사항
- 의약품정책에 관한 종합계획의 수립·조정(보건복지부 소관으로 한정한다)
- 의약품·의료기기의 유통정책 수립·조정(보건복지부 소관으로 한정한다)
- 정보통신기술 기반 의료 관련 정책의 수립·운영 등에 관한 사항
- 보건의료정보의 표준화 및 활용 등에 관한 제도의 수립·운영에 관한 사항
- 감염 질환 관련 정책에 관한 사항
- 심혈관 질환, 뇌혈관 질환 등 만성 질환의 관리에 관한 종합계획의 수립 및 조정
- 기후변화 및 환경 관련 국민 건강대책의 수립 및 조정
- 희귀 난치성 질환자 및 원폭 피해자의 지원
- 한센인 피해사건 진상규명 및 피해자 지원 업무
- 국가 암관리종합계획의 수립, 암 관련 법령의 관리 및 연구개발사업
- 국립암센터 및 지역암센터의 지원·육성
- 완화의료緩和醫療의 활성화 및 암생존자 재활 지원
- 국가 암검진사업의 추진과 질 관리 및 암환자 의료비 지원사업의 추진
- 응급 의료정책의 수립 및 응급 의료기금의 운영
- 공공 보건의료정책의 수립·조정
- 국립중앙의료원·지방의료원·적십자병원 및 대한적십자사에 대한 지원 및 관리

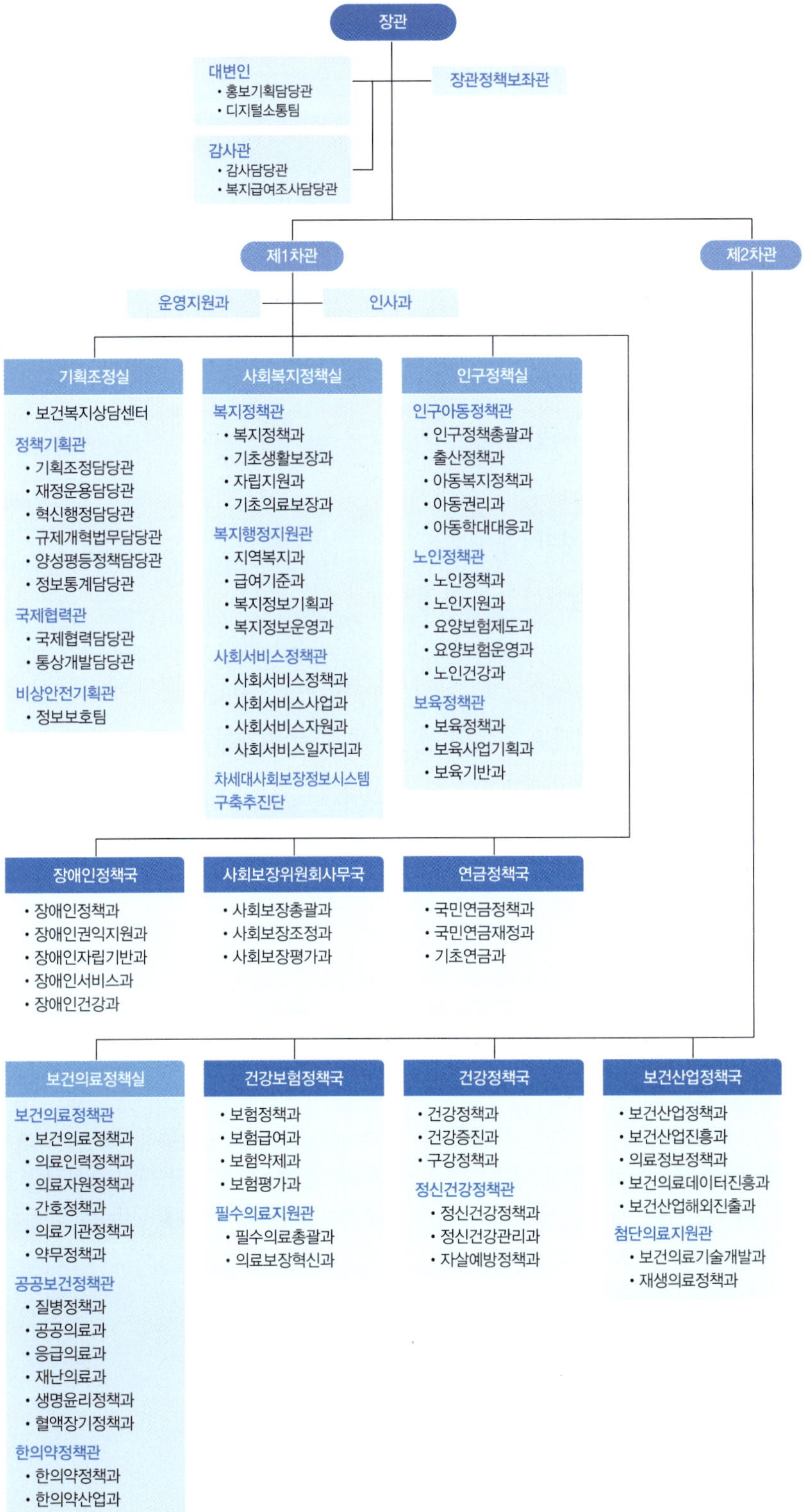
장관
대변인
• 홍보기획담당관
• 디지털소통팀
장관정책보좌관
감사관
• 감사담당관
• 복지급여조사담당관
제1차관
제2차관
운영지원과
인사과
기획조정실
• 보건복지상담센터
정책기획관
• 기획조정담당관
• 재정운용담당관
• 혁신행정담당관
• 규제개혁법무담당관
• 양성평등정책담당관
• 정보통계담당관
국제협력관
• 국제협력담당관
• 통상개발담당관
비상안전기획관
• 정보보호팀
사회복지정책실
복지정책관
• 복지정책과
• 기초생활보장과
• 자립지원과
• 기초의료보장과
복지행정지원관
• 지역복지과
• 급여기준과
• 복지정보기획과
• 복지정보운영과
사회서비스정책관
• 사회서비스정책과
• 사회서비스사업과
• 사회서비스자원과
• 사회서비스일자리과
차세대사회보장정보시스템 구축추진단
인구정책실
인구아동정책관
• 인구정책총괄과
• 출산정책과
• 아동복지정책과
• 아동권리과
• 아동학대대응과
노인정책관
• 노인정책과
• 노인지원과
• 요양보험제도과
• 요양보험운영과
• 노인건강과
보육정책관
• 보육정책과
• 보육사업기획과
• 보육기반과
장애인정책국
• 장애인정책과
• 장애인권익지원과
• 장애인자립기반과
• 장애인서비스과
• 장애인건강과
사회보장위원회사무국
• 사회보장총괄과
• 사회보장조정과
• 사회보장평가과
연금정책국
• 국민연금정책과
• 국민연금재정과
• 기초연금과
보건의료정책실
보건의료정책관
• 보건의료정책과
• 의료인력정책과
• 의료자원정책과
• 간호정책과
• 의료기관정책과
• 약무정책과
공공보건정책관
• 질병정책과
• 공공의료과
• 응급의료과
• 재난의료과
• 생명윤리정책과
• 혈액장기정책과
한의약정책관
• 한의약정책과
• 한의약산업과
건강보험정책국
• 보험정책과
• 보험급여과
• 보험약제과
• 보험평가과
필수의료지원관
• 필수의료총괄과
• 의료보장혁신과
건강정책국
• 건강정책과
• 건강증진과
• 구강정책과
정신건강정책관
• 정신건강정책과
• 정신건강관리과
• 자살예방정책과
보건산업정책국
• 보건산업정책과
• 보건산업진흥과
• 의료정보정책과
• 보건의료데이터진흥과
• 보건산업해외진출과
첨단의료지원관
• 보건의료기술개발과
• 재생의료정책과

그림 13-1 보건복지부의 조직도
출처 : 보건복지부 홈페이지(2023.1. 현재)

- 생명윤리 및 안전에 관한 법령의 제정·개정 및 정책의 수립·조정
- 연명치료중단 등의 제도화와 관련된 사항
- 인체유래생물자원 종합계획의 수립·조정 및 지원
- 생물안전관리 종합계획의 수립·시행
- 혈액·제대혈臍帶血·조혈모세포造血母細胞 정책의 수립·조정
- 장기·인체조직의 기증 및 이식에 관한 정책의 수립·조정

• 한의약 관련 정책의 수립·조정
• 한의약의 연구·개발 및 지원
• 한의약 인력의 양성·지도
• 한의약공공보건사업의 지원
• 한약의 유통관리와 한의약산업 진흥정책의 수립·조정

(2) 보건복지부 관련 단체

보건복지부의 주요 소속기관은 국립정신건강센터, 국립재활원, 등이 있고 산하공공기관에는 국립건강보험공단, 국민연금공단 등이 있다.

그 외 식품의약품안전처는 우리나라의 먹을거리와 의료제품의 안전관리를 책임지고 있으며 조직도는 그림 13-2와 같다.

식품의약품안전처 핵심전략

1. 소비자가 더 건강해지는 먹거리 안전
   • 어린이 먹거리 안전수준을 높이겠습니다.
   • 식품의 생산·유통과정을 혁신하겠습니다.
   • 소비자의 건강한 식생활을 지원하겠습니다.
2. 환자가 안심할 수 있는 약, 의료기기
   • 환자 중심 관리체계로 전환하겠습니다.
   • 의약품 등 허가제도를 혁신하겠습니다.
   • 유통 제품은 더욱 철저히 점검하겠습니다.
3. 공감과 혁신을 더한 식의약 안전
   • 소통하고 협력하겠습니다.
   • 규제혁신으로 혁신성장을 지원하겠습니다.
   • 식의약 안전 글로벌 강국으로 도입하겠습니다.
   • 선제적 연구개발로 미래를 준비하겠습니다.

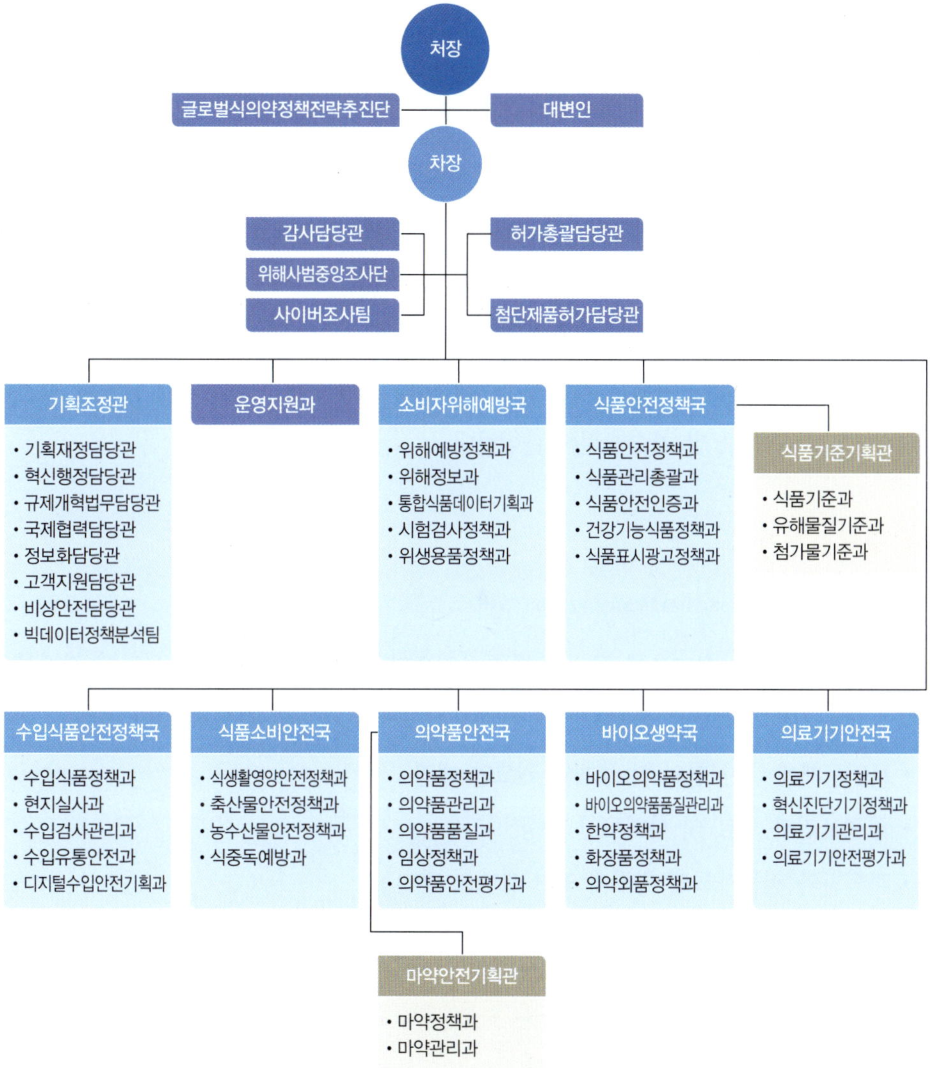

그림 13-2 식품의약품안전처 조직도
출처 : 식품의약품안전처 홈페이지(2023.1. 현재)

2) 지방행정기관

국내 보건행정의 지방행정기관은 보건소로서 보건사업을 수행하는 기관이다. 보건소장의 지휘와 감독은 시장과 군수의 책임으로 규정되어 있다.

최초의 보건소는 1859년 영국의 라스본William Rathbone에 의해 설립되었다. 라스본은 공중위생간호활동의 아버지로 불린다. 1859년에 병든 아내를 위해 간호사를 고용하였고, 간호의 중요함을 깨달아 아내 사후에도 좋은 간호를 다른 사람에게 전해 주고자 하였다. 영국 리버풀 빈민가에 순회간호를 시작하게 되면서 오늘날에 이르고 있다.

우리나라의 보건소는 미군정 시 1946년에 시범보건소 형태로 운영되다가 실질적인 보건소 업무는 1962년 9월부터 시행되었다. 보건소는 보건행정의 말단 사업수행기관이다. 보건소 최초의 명칭은 시범보건소로 하였다가(1946. 10) 국립보건원으로 개칭하였다(1959. 12).

「보건소법」은 1956년 12월 13일에 제정되었으며, 2004년 이후 현재 246개 보건소가 운영되고 있다. 보건환경연구원은 시(특별시·광역시)와 도에 1개씩 설치되어 있으며 보건환경에 관한 검사·연구 및 기술훈련에 관여한다.

3) 국제보건기구

(1) 세계보건기구world health organization, WHO

1946년 「UN헌장」 제57조를 근거로 발족하였으며, 1948년에 효력이 발생하여 경제사회이사회 전문기관의 하나로 출범하였다. 세계보건기구의 기능은 다음과 같다.

- 보건문제에 대한 협의 및 규제와 권고안 제정
- 공중보건과 의료 및 사회보장 향상
- 과학자와 전문가들의 협력에 의한 과학의 발전
- 국제 검역
- 모자보건 향상
- 보건요원의 훈련과 기술협력
- 보건통계자료의 수집과 의학적 조사·연구
- 식품 및 약물과 생물학적 제제에 대한 국제적 표준화
- 재해 예방
- 감염병 관리
- 정신보건 향상
- 진단검사기준 확립
- 환경위생과 산업보건 개선

- 회원국의 요청에 따른 의료봉사

4. 사회보장

1) 사회보장의 정의

사회보장social security이란 국민 각자의 생활을 전체 국민의 입장에서 수호하고 개인소득으로만 생활할 수 없는 국민에 대해 국민 전체의 소득을 분배하여 그 생활을 지켜주는 것이라고 할 수 있다. 사회보장은 인간다운 생활 보장, 사회복지 증진, 소득 재분배의 기능을 가지고 있다. 사회보장을 뜻하는 영어 social security에서 security의 어원은 se(=without, 해방)+cura(=care, 근심 또는 괴로워하는 것)에서 비롯된 것으로 '불안을 없게 하다'라는 뜻이다. 즉 social security는 사회적 불안요소를 제거한다는 의미와 평온한 삶을 사회가 보장한다는 뜻을 나타내며, 질병이나 분만, 실업, 폐질廢疾, 직업상의 상해, 노령 및 사망에 의한 소득의 상실이나 감소 등에 따른 경제적 곤궁에서 유래하는 근심을 해결함으로써 사회의 평화를 도모하기 위한 것이다. 우리나라의 「사회보장기본법」의 목적은 사회보장에 관한 국민의 권리와 국가 및 지방자치단체의 책임을 정하고 사회보장정책의 수립·추진과 관련 제도에 관한 기본적인 사항을 규정함으로써 국민의 복지증진에 이바지하는 것을 목적으로 한다.

사회보장 기본법의 용어 정의

1. "사회보장"이란 출산, 양육, 실업, 노령, 장애, 질병, 빈곤 및 사망 등의 사회적 위험으로부터 모든 국민을 보호하고 국민 삶의 질을 향상시키는 데 필요한 소득·서비스를 보장하는 사회보험, 공공부조, 사회서비스를 말한다.
2. "사회보험"이란 국민에게 발생하는 사회적 위험을 보험의 방식으로 대처함으로써 국민의 건강과 소득을 보장하는 제도를 말한다.
3. "공공부조(公共扶助)"란 국가와 지방자치단체의 책임 하에 생활 유지 능력이 없거나 생활이 어려운 국민의 최저생활을 보장하고 자립을 지원하는 제도를 말한다.
4. "사회서비스"란 국가·지방자치단체 및 민간부문의 도움이 필요한 모든 국민에게 복지, 보건의료, 교육, 고용, 주거, 문화, 환경 등의 분야에서 인간다운 생활을 보장하고 상담, 재활, 돌봄, 정보의 제공, 관련 시설의 이용, 역량개발, 사회참여 지원 등을 통하여 국민의 삶의 질이 향상되도록 지원하는 제도를 말한다.
5. "평생사회안전망"이란 생애주기에 걸쳐 보편적으로 충족되어야 하는 기본욕구와 특정한 사회위험에 의하여 발생하는 특수욕구를 동시에 고려하여 소득·서비스를 보장하는 맞춤형 사회보장제도를 말한다.

2) 사회보장의 분류와 기능

사회보장은 사회보험, 공공부조, 사회복지서비스, 관련 복지제도로 분류하며 이들은 비슷해 보이지만 각기 다른 기능과 특징을 가지고 있다. 공공부조는 보험료를 내지 않지만 사회보험은 보험료를 지불해야 한다. 사회보장의 분류와 각각의 특징은 그림 13-3 및 표 13-3과 같다.

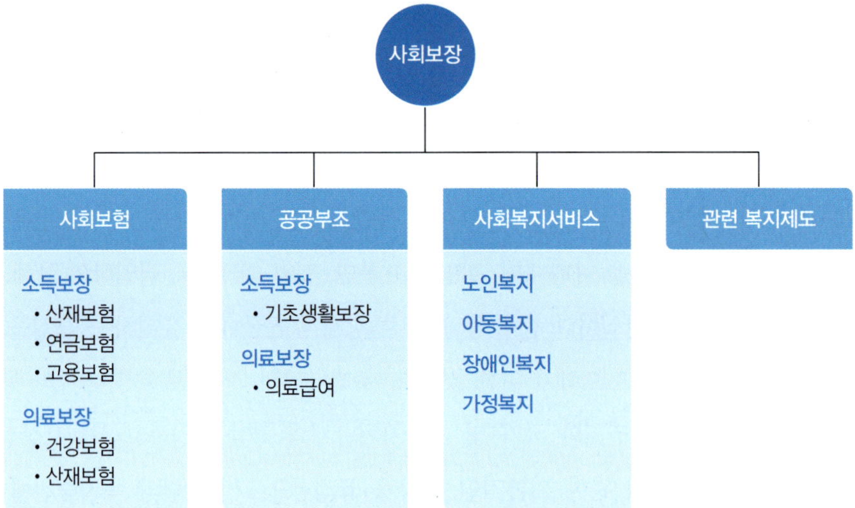

그림 13-3 사회보장의 분류

(1) 사회보험

사회보험은 근로자나 그 가족을 상해, 질병, 노령, 실업, 사망 등의 위협으로부터 보호하기 위해 실시하며 개인보험처럼 자유의사에 의해 가입하는 것은 아니고 보험료도 개인, 국가, 기업이 서로 부담하는 것이 원칙이다. 보험료의 계산도 위험의 정도보다는 소득에 비례한 분담을 원칙으로 하여 소득의 재분배기능을 수행하고 있으며, 소요자금의 일부 또는 전부를 보험에 의존하는 연금보험, 고용보험, 건강보험, 산재보험이 있다.

① 4대 사회보험

사회보험제도는 국민에게 발생한 사회적 위험(질병·장애·노령·실업·사망)을 보험방식에

표 13-3 **사회보장의 분류별 기능**

구분	내용
사회보험	국민을 대상으로 하여 질병, 사망, 노령, 실업, 기타 신체장애 등에 따른 활동능력의 상실과 소득의 감소가 발생하였을 때 보험방식에 의해 그것을 보장하는 제도로서 폐질·사망·노령 등에 대한 국민연금, 질병과 부상에 대한 건강보험, 실업에 대한 고용보험, 업무상의 재해에 대한 산업재해보상보험(산재보험)이 있으며 이를 4대 사회보험이라고 한다.
공공부조	국가 또는 지방자치단체의 책임으로 국민의 최저생활을 보장하고 자립을 지원하는 제도로서 극빈자, 불구자, 실업자 또는 저소득 국민과 같이 스스로 생계를 영위할 수 없는 계층의 생활을 그들이 자립할 수 있을 때까지 국가가 재정기금으로 보호해 주는 일종의 구빈제도이다.
사회복지서비스	국가, 지방자치단체 및 민간부문의 도움을 필요로 하는 모든 국민에게 상담, 자활, 직업 소개 및 지도, 사회복지시설 이용 등의 혜택을 제공하여 정상적인 사회생활이 가능하도록 지원하는 제도로서 사회복지사업법, 모자보건법, 아동복지법, 장애인복지법, 노인복지법에 의해 부녀자복지, 아동복지, 장애인복지의 증진을 도모하고 있다.
관련 복지제도	보건, 주거, 교육, 고용 등의 분야에서 인간다운 생활이 보장될 수 있도록 지원하는 각종 복지제도이다.

출처 : 4대보험 정보연계센터

의해 대처함으로써 건강과 소득을 보장하는 제도이다. 사회적 위험은 사회 구성원 본인은 물론 부양가족의 경제생활을 불안하게 하는 요인이 된다. 따라서 사회보험제도는 사회적 위험을 예상하고 이에 대비함으로써 국민의 경제생활을 보장하려는 소득보장제도라고 할 수 있다. 우리나라는 4대 사회보험으로 폐질·사망·노령 등에 대한 국민연금, 질병과 부상에 대한 건강보험, 실업에 대한 고용보험, 업무상의 재해에 대한 산업재해보상보험(산재보험)이 있다 표 13-4.

② 건강보험(의료보험)과 의료급여(의료보호)

건강보험과 의료급여는 서로 다른 의미이다. 건강보험에서 진료비를 지불하는 방식은 포괄수가제, 행위별 수가제, 인두제, 총액예산제, 차등수가제가 있다. 행위별수가제와 포괄수가제 설명은 건강보험수가제를 참고한다. 건강보험의 구성유형은 강제적 보험과 비강제적(임의) 보험으로 나뉘며, 급여 형태로는 현금급여와 현물급여가 있다. 관리기관은 국민건강보험공단(2000. 7. 1. 통합)이다.

의료급여는 1994년에 의료부조가 폐지되면서 생긴 것으로 「국민기초생활 보장법」에 의한 생활무능력자와 일정 수준 이하의 저소득층을 대상으로 선정한다. 수급권자는 외래와 입원 모두 전액 무료이며 수급자 중 근로능력이 없는 자, 국가유공자 및 그 가족, 중

표 13-4 우리나라의 4대 사회보험

구분	국민연금	건강보험	고용보험	산재보험
시행 연도	1988년	1977년(노인장기요양보험 2008. 7. 1. 실시)	1995년	1964년
기본 성격	소득보장 장기보험	의료보장 단기보험	실업고용 중기보험	산재보상 단기보험
급여방식	현금급여 소득비례	현물급여 균등급여	현금급여 소득비례	현물-균등급여 현금-소득비례
재정 및 관리	수정적립방식 전체일괄관리	부과방식 이원화(직장·지역) 관리	수정적립방식	순부과방식
관리단위	개인별 관리	사업장·세대별 관리	사업	사업장
보험료 관장	보건복지부장관	보건복지부장관	고용노동부장관	고용노동부장관
자격관리방식	직장·지역 통합관리	직장·지역 통합관리	사업별 관리 가입자 관리	사업별 관리 가입자 관리
보험료 부과단위	사업장, 지역(개인별)	사업장, 지역(세대별)	사업장	사업장

국민건강보험공단이 하는 일

공단은 다음 각 호의 업무를 관장한다. 〈개정 2017.2.8.〉

1. 가입자 및 피부양자의 자격 관리
2. 보험료와 그 밖에 이 법에 따른 징수금의 부과·징수
3. 보험급여의 관리
4. 가입자 및 피부양자의 질병의 조기발견·예방 및 건강관리를 위하여 요양급여 실시 현황과 건강검진 결과 등을 활용하여 실시하는 예방사업으로서 대통령령으로 정하는 사업
5. 보험급여 비용의 지급
6. 자산의 관리·운영 및 증식사업
7. 의료시설의 운영
8. 건강보험에 관한 교육훈련 및 홍보
9. 건강보험에 관한 조사연구 및 국제협력
10. 이 법에서 공단의 업무로 정하고 있는 사항
11. 「국민연금법」, 「고용보험 및 산업재해보상보험의 보험료징수 등에 관한 법률」, 「임금채권보장법」 및 「석면피해구제법」(이하 "징수위탁근거법"이라 한다)에 따라 위탁받은 업무
12. 그 밖에 이 법 또는 다른 법령에 따라 위탁받은 업무
13. 그 밖에 건강보험과 관련하여 보건복지부장관이 필요하다고 인정한 업무

출처 : 법제처 국제법령정보센터. 국민건강보험법 제14조제1항

요무형문화재 보유자 및 그 가족, 이재민, 북한 이탈 주민, 의상자 및 의사자의 유족, 행려환자, 광주민주화운동 관련 보상자 및 그 가족을 1종 보호대상자로 하여 국가에서 의료급여를 부담하고 있다. 그 대상과 비용 내용은 '국민건강보험공단' 홈페이지 중 건강보험 안내 영역에서 자세히 안내하고 있다.

우리나라의 「의료보험법」은 1963년 12월, 「의료보호법」은 1977년 12월에 제정되었으며, 의료보험은 1977년 7월 1일에 최초로, 의료보호제도는 1977년 1월에 실시되었다. 전국민을 대상으로 하는 의료보험은 1989년 7월 1일부터 시행되었다.

③ 고용보험, 산재보험, 국민연금

산재보험은 근로자의 재해보상을 보장하기 위한 제도로서 요양급여, 휴업급여, 장해급여(14등급), 간병급여, 유족급여, 상병보상연금, 장의비 등이 있다. 국민연금은 1988년부터 상시 10인 이상 사업장(당연적용사업장)의 경우 의무적으로 반드시 가입해야 하며, 1995년에는 농어촌연금이 실시되었다. 국민연금 급여의 종류로는 노령연금, 장애연금, 유족연금, 반환일시금이 있다. 고용보험과 산재보험은 근로복지공단의 관리하에, 국민연금은 국민연금공단이 관리하고 있다.

(2) 공공부조

스스로 생활유지 능력이 없는 국민에게 국가나 지방자치단체가 인간다운 생활을 영위할 수 있도록 지원하는 사회보장제도의 하나로 「사회보장기본법」에 따라 국가와 지방자치단체의 책임하에 시행함을 원칙으로 하고 있다. 따라서 공공부조는 조세를 중심으로 한 일반재정 수입에 의존하며 건강보험료를 내지 않는 무료배급, 의료보호, 취로사업 등 영세민생계보호사업, 수용소구호, 재해구호, 보훈사업 등이 있다.

(3) 사회복지서비스

소득에 관계없이 국가나 지방자치단체가 제공하는 서비스로서 노인복지서비스, 아동복지서비스, 장애인복지서비스, 모자복지서비스가 있다. 노령연금과 장애자연금, 환경위생사업, 위생적인 급수사업, 전염병관리사업 등을 포함한다.

3) 진료기관(의료전달체계)

보건의료의 기본 요소는 국민, 의료인 등의 인적 요소와 의료시설 및 장비, 재정 등의 물적 요소, 그리고 인적·물적 요소의 원활한 합의체인 사회조직요소로 이루어진다. 양질의 의료요소(마이어스myers)는 ① 접근성, ② 질, ③ 지속성, ④ 효율성이 모두 갖추어질 때 가능하다.

지역사회의학의 기본원리는 지역사회의 중심성, 주민의 자율성, 효율성, 종합성이라고 할 수 있다. 즉 지역사회를 중심으로 주민의 자율에 의해 효율적으로 이용되어야 한다. 의료수요를 결정하는 요인으로는 교육수준과 선호도, 시각적 요인, 경제적 요인, 사회문화적 요인이 있다. 현재 의료수요가 늘어나는 데는 의료기대의 증가, 질병개념의 증가, 건강권 및 의료권의 인식, 노인인구의 증가(평균수명 연장) 등이 원인으로 작용하고 있다. 따라서 이러한 경향은 차후 지속될 것으로 전망된다.

우리나라의 진료기관은 1차, 2차, 3차 진료기관으로 분류되어 운영 중에 있다. 현대의 병원은 진료기능, 연구기능, 교육기능, 공중보건업무기능의 4대 기능을 수행하고 있는데, 1차 진료기관이 진료기능에 치중한다면 3차 진료기관은 진료 외에도 연구와 교육의 기능이 수반되어 보다 대형화하고 복잡한 업무를 담당하고 있으며, 이러한 추세는 더욱 뚜렷해질 것으로 보인다. 현재 우리 국민이 당면한 현대 의료의 가장 큰 문제점이 있다면 의료비의 급격한 상승을 지적할 수 있다.

의료급여기관의 분류

1. 1차 의료급여기관 : 시장, 군수, 구청장에게 개설 신고한 의원, 치과의원, 한의원, 조산원과 보건소, 보건의료원, 보건지소와 보건진료소 및 약국
2. 2차 의료급여기관 : 시·도지사가 개설 허가한 병원, 치과병원, 한방병원, 요양병원, 종합병원
3. 3차 의료급여기관 : 2차 의료급여기관 중 보건복지부장관이 지정하는 의료기관

4) 건강보험 수가제도

건강보험의 행위별 수가제fee-for-service는 의료기관에서 의료인이 제공한 의료서비스(행위·약제·치료재료 등)에 대해 서비스별로 가격(수가)을 정하여 사용량과 그 가격에 의해 진료비를 지불하는 제도로서 우리나라는 의료보험 도입 당시부터 채택하고 있다. 행위별

수가제를 보완하고 의료자원을 효율적으로 활용하기 위해 질병군별 포괄수가제DRG와 정액수가제(요양병원·보건기관 등)도 병행하고 있다.

포괄수가제와 행위별 수가제

1. 포괄수가제diagnosis related group, DRG : 입원환자를 수술, 처치명, 연령, 진료결과 등에 따라 유사한 환자군으로 분류하여 사전에 정해진 진료비를 지급하는 제도
2. 행위별 수가제fee-for-service : 의사가 환자를 진료할 때마다 그 횟수에 따라 진료비를 지급하는 제도

5) 건강보험제도

건강보험은 "국민의 질병·부상에 대한 예방·진단·치료·재활과 출산·사망 및 건강증진에 대해 보험급여를 실시함으로써 국민보건을 향상시키고 사회보장을 증진함을 목적으로 하는 제도"이다(국민건강보험법 제1조). 이는 건강보험제도가 단순히 질병 등을 치료하는 데 필요한 금전적 지원에 그치는 것이 아니라 질병을 예방하고 건강을 증진하는 적극적인 의미를 내포하고 있음을 뜻한다. 종전의 「의료보험법」에 규정된 목적에서는 '질병·부상·분만 또는 사망 등'에 대한 보험급여로 명시하였으나, 2000년부터 시행한 「국민건강보험법」에서는 예방, 진단, 재활 등도 적용대상으로 정하고 있어 의료비보험Health Care CostInsurance이라는 측면보다는 국민의 건강 자체를 보장하려는 의도를 담고 있다 그림 13-4. 「국민건강보험법」은 건강보험심사평가원과 국민건강보험공단의 관리하에 체계적으로 시행되고 있다. 건강보험은 사회보장제도로서 그 보호되는 위험을 건강보험의 보험사고인 주요 급여대상으로 하여 질병, 부상, 사망, 출산 및 건강증진 등 5가지로 규정하고 있다.

6) 의약분업제도

의약분업제도는 의약품을 전문가의 지도·감독이 필요한 전문의약품과 안정성이 확보된 일반의약품으로 분류하여 전문의약품은 소비자가 의사의 처방에 의해 약국에서 조제·투약 받을 수 있도록 하는 제도이다. 이 제도의 시행으로 의사는 처방전을 발행하고 약사는 처방전에 따라서만 의약품을 조제하게 함으로써 의사와 약사의 역할을 명확히 구분하였으며, 진료와 처방은 의사가, 조제와 투약은 약사가 각각 담당하여 보다 전문적

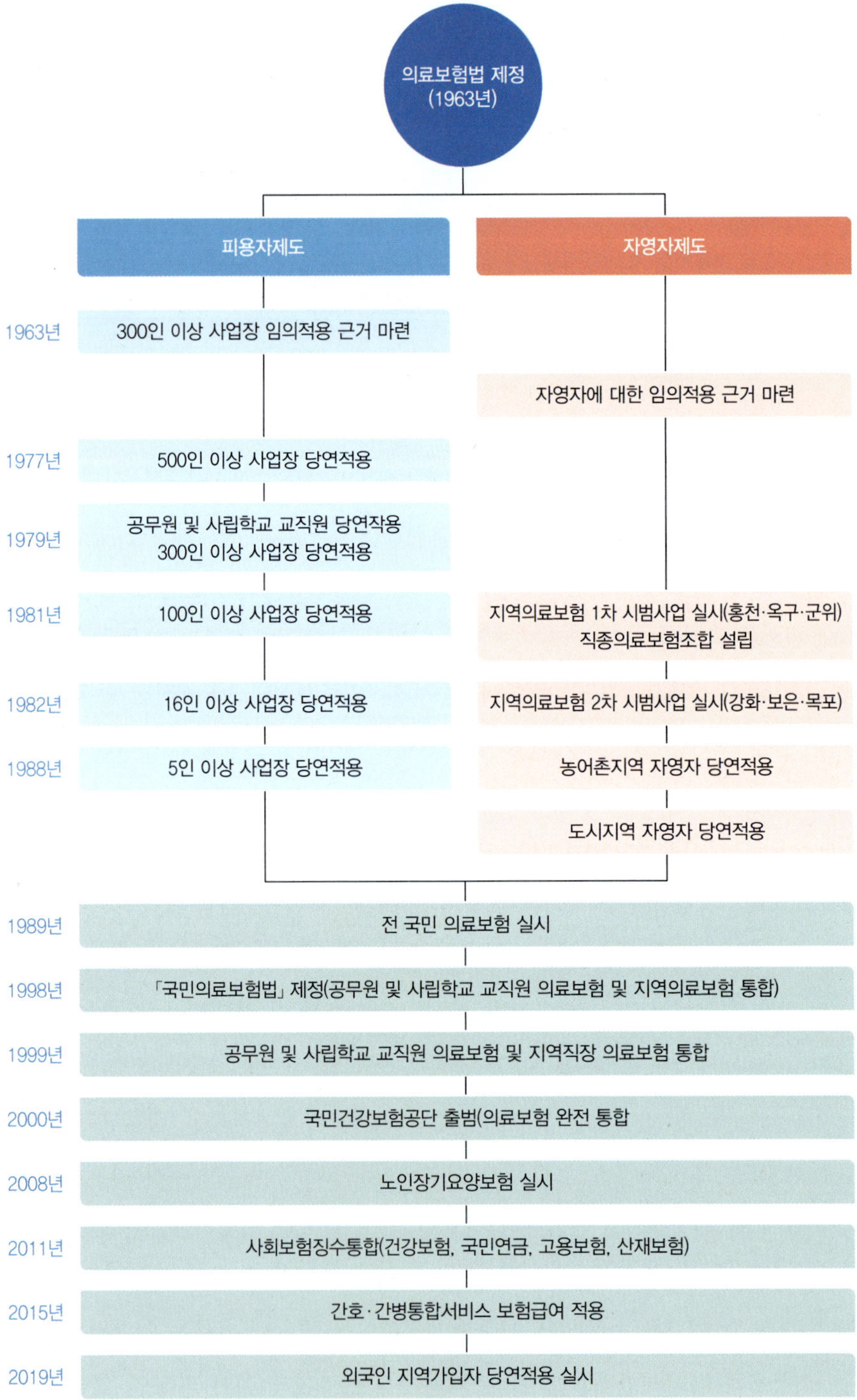

그림 13-4 건강보험제도의 발전

출처 : 국민건강보험공단 홈페이지(www.nhis.or.kr)

인 보건의료서비스의 혜택을 누릴 수 있게 되었다.

이 제도에 따라 의사는 의약품을 처방하고 약사는 그 처방전대로 의약품을 조제해야 한다. 의사는 외래 환자에 대해 원외처방전을 발행하며, 약국의 약사만이 원외처방전에 의한 조제를 할 수 있다. 약국 개설자는 의사의 처방전에 의해 조제하는 경우를 제외하고는 전문의약품을 판매할 수 없으나 일반의약품은 의사의 처방전에 의하지 않고 판매할 수 있다. 이 제도는 처방과 조제에 대한 이중점검과 소비자의 의약품 직접구매를 제한함으로써 의약품의 오남용을 제도적으로 예방하여 국민건강을 보호하는 기능이 있으며, 의약품 과잉투약을 방지하고 불필요한 의약품 소비를 감소시켜 약제비를 절감할 수 있다. 처방전이 공개되고 의약품의 포장마다 제조업소명과 제품명이 표시되어 환자가 복약하는 약에 대한 정보를 공유함으로써 환자의 알 권리를 충족시키는 데에도 기여하고 있다.

참고로 건강보험심사평가원에서는 환자가 여러 의사에게 진료 받을 경우 의사와 약사는 환자가 복용하고 있는 약을 알지 못하고 처방·조제하여 환자가 약물 부작용에 노출될 가능성 있으므로 의약품 처방·조제 시 병용금기 등 의약품 안전성 관련 정보를 실시간으로 제공하여 부적절한 약물사용을 사전에 점검할 수 있도록 의사 및 약사에게 의약품 안전 정보를 제공하는 'DURDrug Utilization Review' 또는 '의약품안전사용서비스'를 실시하고 있다.

참고문헌

강공언, 김신무, 정정근, 홍성노. 공중보건학. 고려의학, 2005

고용노동부. 2009년도 근로자 건강검진 실시결과, 2011

고용노동부. 2010년도 산재보험 사업연보, 2011

고용노동부. 2010년판 고용노동백서, 2010

고용노동부. 산업재해현황 분석, 2011

교육부. 2011 학교보건급식 기본 방향 보고서, 2010

구난숙, 김완수, 이경애, 김미정. 식품위생학. 파워북, 2010

구재옥, 김정희, 변기원, 손정민, 이정원, 이종현, 최영선. 생활주기영양학. 파워북, 2011

국민건강보험공단. 'ADHD 환자수 2003년에 비해 6년 만에 238% 증가' 보도자료, 2010

국민건강보험공단. 건강보험통계연보, 2011

권명진, 권춘숙, 김승철, 김인섭, 김정선. 공중보건학. 서원미디어, 2009

권수열, 박동욱, 윤병준, 한선기. 환경보건학개론. 한국방송통신대학교 출판부, 2007

권훈정, 김정원, 유화충, 정현정. 식품위생학. 교문사, 2011

김문주, 소영진, 송인영, 송황순, 임진숙. 공중보건학. 훈민사, 2011

김미혜, 전미순. 공중보건학. 백산출판사, 2007

김성미, 김유정, 문효정, 유용호, 이석일. 공중보건학. 현문사, 2010

김종오, 고인호, 김경근, 김영진, 김원진, 어윤국, 이광성, 이상복, 이정경, 정용택. 공중보건학. 청구문화사, 2007

남철현, 김태열, 박명준, 박상태, 안연준, 위광복, 이재홍, 이정경, 정성옥, 차병준. 공중보건학. 계축문화사, 2009

남철현, 하태욱. 환경보건학. 계축문화사, 2010

노동부. 제3차 산재예방 5개년 계획('10～'14), 2010

노동부. 화학물질 및 물리적 인자의 노출기준 개정, 2007

대한예방의학회. 예방의학과 공중보건학. 계축문화사, 2011

문범수, 김성환. 식품위생학. 신광출판사, 2006

문창규, 박민경, 박영서, 박영현, 송은성, 이숙경, 이효구, 장영상, 조영희, 홍재훈. 식품위생학. 보문각, 2007

민정기, 문상식, 신은영, 여생규, 오순덕, 이석민. 생활건강 공중보건학. 수학사, 2008

방두연, 김광진, 김형진, 박상곤, 이규성, 정동옥. 최신 공중보건학. 도서출판 동화기술, 2008

보건복지부, 보건사회연구원. 저출산 원인 및 종합대책 연구, 2005

보건복지부. 2008년 치매노인유병률 조사, 2009

보건복지부. 2009 보건복지가족통계연보, 2010

보건복지부. 2009 OECD 사회통계지표, 2011

보건복지부. 2009년 국민의료비 및 국민보건통계, 2011

보건복지부. 2010 보건복지백서, 2011

보건복지부. 2010년 정신보건사업 안내, 2011

보건복지부. 2011 노인복지사업 안내, 2011

보건복지부. 2012년 정신보건사업 안내, 2012

보건복지부. 2020 한국인 영양소 섭취기준, 2020

보건복지부. 2021 보건복지백서, 2022

보건복지부. 제2차 저출산고령사회 기본 계획, 2008

보건복지부. 제3차 국민건강증진종합계획, 2011

보건복지부. 총인구와 인구성장률, 2011

보건복지부. 한눈에 보는 OECD 보건지표, 2010

손부순, 박종안, 양원호, 양재경, 장봉기, 최철호, 최한영. 환경보건학. 도서출판 동화기술, 2010

송형익, 채기수, 김영만, 손규목, 이용수, 하상철. 현대 식품위생학. 지구문화사, 2006

안용근, 김승겸, 박상곤, 김현정, 송황순. Public Health. 도서출판 효일, 2011

우세홍, 김정환, 김중배, 정동옥, 장재권, 정현채, 황상용. 최신 식품위생학. 신광문화사, 2006

이영근, 김정혜, 이종경, 이수경. 뉴밀레니엄 공중보건학. 청구문화사, 2006

인구보건복지협회. 2010 세계인구현황보고서 한국어판, 2010

장 클로드 세네. 인구학 입문. 경연사, 2008

장동석, 신동화, 정덕화, 우건조, 이인선. 자세히 쓴 식품위생학. 정문각, 2006

조경진, 강진석, 강치환, 김미경, 박신영, 백춘선, 송현제, 신두만, 신재호, 최현주. 공중보건학. 이퍼블릭, 2010

질병관리본부. 질병정보

질병관리본부. parasiteworld

최혜미, 김경원, 김창임, 김희선, 손정민, 최경숙, 현태선. 지역사회영양학. 파워북, 2011

통계청. 생명표

통계청. 통계지표의 이해

통계청. 2009 고령자통계, 2010

통계청. 2010년 국제인구이동통계, 2011

통계청. 2010년 사망원인통계 결과, 2011

통계청. 2019년 인구동태통계연보(총괄·출생·사망편), 2020

통계청. 세계 및 한국의 인구현황, 2005

통계청. 인구동태통계연보, 2010

통계청. 장래인구추계, 2006

한국건강증진개발원. 2019년 영양플러스사업 추진성과자료집, 2022

한국대학식품영양관련학과교수협의회. 최신 식품위생관계법규. 문운당, 2006

한국산업안전보건공단. 2010년 산업재해현황 분석, 2011

한국산업안전보건공단. 사업장 보건관리 실무, 2008

한국환경보건학회. 환경보건학. 신광출판사, 2008

한성현, 장봉기. 사례 중심으로 쉽게 풀어 쓴 보건통계의 이론과 실제. 보문각, 2007

한성현, 지선하, 신동천. 역학의 이해. 계축문화사, 2007

OECD. Health Data, 2011

WHO. World Health Report

WHO. World Health Statistics, 2009

교육부 홈페이지(http://www.mest.go.kr)

국가통계포털 홈페이지(http://kosis.kr)

대전광역시 상수도사업본부 홈페이지(http://www.waterworks.daejeon.kr)

대전광역시 시설관리공단 홈페이지(http://www.djsiseol.or.kr)

법제처 국가법령정보센터 홈페이지(http://www.law.go.kr)

보건복지부 홈페이지(http://www.mw.go.kr)

식품의약품안전처 홈페이지(http://www.mfds.go.kr)

예방접종도우미 홈페이지(http://nip.cdc.go.kr)

질병관리청 홈페이지(https://www.kdca.go.kr/)

통계청 홈페이지(http://kostat.go.kr)

환경부 홈페이지(http://www.me.go.kr)

찾아보기

ㅂ

저자 소개

구난숙
서울대학교 생활과학대학 식품영양학과 졸업
미국 플로리다주립대학교 식품영양학과 PhD
현재 대전대학교 식품영양학과 명예교수

김완수
서울대학교 생활과학대학 식품영양학과 졸업
미국 캔자스주립대학교 곡류학과 PhD
현재 호남대학교 외식조리학과 명예교수

이경애
서울대학교 생활과학대학 식품영양학과 졸업
일본 동경대학교 농예화학과 농학박사
현재 순천향대학교 식품영양학과 교수

김미정
서울대학교 생활과학대학 식품영양학과 졸업
서울대학교 대학원 식품영양학과 이학박사
현재 동국대학교 가정교육과 겸임교수

고은미
서울대학교 생활과학대학 식품영양학과 졸업
서울대학교 대학원 식품영양학과 생활과학박사
현재 서울여자대학교 식품영양학과 교수

개정판
공중보건학

2012년 3월 5일 초 판 발행
2023년 3월 3일 개정4쇄 발행

지은이 | 구난숙·김완수·이경애·김미정·고은미
발행인 | 유제구
발행처 | 파워북
주 소 | 경기도 고양시 일산동구 호수로 358-25
동문타워 2차 529호
전 화 | (02) 730-1412
팩 스 | (031) 908-1410
등 록 | 1997. 1. 31. 제2014-000067호

정 가 24,000원
ISBN 978-89-8160-356-4 (93590)

잘못된 책은 바꿔드립니다.